Les Soins

à Domicile :

Guide Pratique

pour

les Aides-Soignants

MARTIN STERLING

Table des matières

Introduction — 19

Le rôle de l'aide-soignant dans les soins à domicile — 20

- Évolution des soins à domicile et leur importance dans la société actuelle. — 20
- La spécificité du travail de l'aide-soignant à domicile par rapport à l'hôpital. — 22
- Les qualités humaines et professionnelles nécessaires pour exercer cette profession. — 24

Chapitre 1 : Comprendre le cadre des soins à domicile — 29

Définition des soins à domicile — 30

- Différence entre soins à domicile et autres types de soins (hospitaliers, en établissement). — 30
- Les principales pathologies et situations nécessitant des soins à domicile (gériatrie, maladies chroniques, soins palliatifs). — 34

Le cadre légal et réglementaire 37

- ○ Règles professionnelles et déontologiques. 37
- ○ Le cadre législatif spécifique des soins à domicile (droits des patients, protection de la vie privée). 41
- ○ Responsabilités de l'aide-soignant : limites d'intervention et travail en équipe avec les autres professionnels de santé. 45

Chapitre 2 : L'évaluation des besoins du patient à domicile 49

L'importance de l'évaluation initiale 50

- ○ Comprendre le contexte de vie du patient (environnement familial, économique, social). 50
- ○ Le rôle de l'aide-soignant dans l'évaluation (observation, écoute, entretiens avec le patient et la famille). 54

Plan de soins individualisé 57

- ○ Collaboration avec l'infirmier coordinateur. 57
- ○ Adapter les soins en fonction de l'autonomie du patient (grille AGGIR, évaluation des capacités motrices et cognitives). 61

Chapitre 3 : Les soins techniques et quotidiens à domicile — 67

Les soins d'hygiène et de confort — 68

- Toilette, habillage, et soins corporels en respectant l'intimité du patient. — 68
- Gestion de l'incontinence et prévention des escarres. — 71

Les soins techniques sous la supervision de l'infirmier — 75

- Surveillance des paramètres vitaux (température, pouls, pression artérielle). — 75
- Prélèvements, pansements, gestion des dispositifs médicaux (sondes, perfusions). — 79
- Administration de médicaments (suivant prescription). — 83

La gestion de la douleur — 88

- Techniques non-médicamenteuses (positionnement, relaxation). — 88
- Observation et signalement des signes de douleur (échelle de douleur, manifestations comportementales). — 92

Chapitre 4 : La relation d'aide et l'accompagnement psychologique — 97

Écouter et soutenir le patient et ses proches — 98

- Importance de l'écoute active et empathique. — 98
- Créer une relation de confiance avec le patient et la famille. — 101

Gérer l'isolement et la solitude — 106
- L'impact de la solitude chez les patients à domicile (surtout les personnes âgées). — 106
- Le rôle de l'aide-soignant dans la socialisation du patient. — 110

L'accompagnement en fin de vie — 114
- Les soins palliatifs à domicile : respect des souhaits du patient. — 114
- Soutien émotionnel pour le patient et les proches en période de deuil. — 119

Chapitre 5 : Les défis pratiques du travail à domicile — 125

L'organisation du temps et des déplacements — 126
- Planifier efficacement sa journée : gestion des soins à domicile dans différents lieux. — 126
- Gérer la fatigue liée aux déplacements et à la multiplicité des tâches. — 130

Adapter les soins à l'environnement du patient — 135

○	Intervenir dans des espaces de vie différents (domicile non médicalisé, espace restreint, conditions sanitaires variées).	135
○	Adapter les soins en fonction du matériel disponible à domicile.	140

Gestion des situations d'urgence   144

○	Identifier et gérer les urgences à domicile (chutes, aggravation des symptômes, détresse respiratoire).	144
○	Coordination avec les services d'urgence et suivi.	148

Chapitre 6 : Travailler en collaboration interdisciplinaire   153

Le rôle de l'aide-soignant au sein de l'équipe médicale   154

○	Collaboration avec les infirmiers, médecins, kinésithérapeutes, et autres professionnels de santé.	154
○	Communication des observations et ajustement des soins en équipe.	158

L'importance des réunions de coordination   163

○	Échanges sur l'évolution des patients.	163
○	Ajustement des protocoles de soins en fonction de l'évolution de la santé du patient.	167

Travailler avec la famille et les proches aidants   172

- Intégrer les proches dans le plan de soins : explication et démonstration des gestes. — 172
- Soutien aux proches aidants : reconnaître leurs difficultés et proposer des solutions de répit. — 177

Chapitre 7 : Les technologies et innovations dans les soins à domicile — 183

Les dispositifs médicaux à domicile — 184
- Nouveaux équipements et leur utilisation (moniteurs de santé à distance, dispositifs intelligents pour la mobilité). — 184
- Formation continue aux nouvelles technologies pour les aides-soignants. — 188

Le télé-soin et la télémédecine — 193
- Utilisation des outils numériques pour améliorer la coordination et le suivi des soins. — 193
- Avantages et limites des nouvelles technologies pour l'aide-soignant. — 198

Chapitre 8 : L'accompagnement des pathologies spécifiques à domicile — 205

Soins gériatriques à domicile — 206

- o Particularités du vieillissement (fragilité, poly-pathologies, soins de fin de vie).   206
- o Intervenir face à la perte d'autonomie et accompagner la famille dans ce processus.   210

Les soins pour patients atteints de maladies neurodégénératives   214

- o Alzheimer, Parkinson et autres démences : Comment adapter les soins, gérer les troubles cognitifs, et aider le patient à maintenir son autonomie.   214
- o Stratégies pour minimiser les comportements d'agitation ou de confusion.   220

Soins pour patients atteints de maladies chroniques (diabète, insuffisance cardiaque, etc.)   224

- o Gestion des traitements de longue durée à domicile (régimes, surveillance de l'état de santé).   224
- o Identifier et prévenir les complications.   230

Chapitre 9 : La communication avec les autres acteurs du soin et les autorités   237

Les relations avec les médecins traitants   238

- o Transmettre les informations pertinentes de manière efficace : gestion des dossiers patients, observance des prescriptions. ... 238
- o Savoir quand et comment alerter les médecins sur l'évolution de l'état de santé du patient. ... 243

La communication avec les services sociaux ... 249

- o Connaitre les aides disponibles pour les patients (APA, aides financières, assistance sociale) et comment en informer les familles. ... 249
- o Collaborer avec les travailleurs sociaux pour assurer une prise en charge complète. ... 255

Coordination avec les structures hospitalières et de rééducation ... 260

- o Assurer la continuité des soins après une hospitalisation ou un séjour en rééducation. ... 260
- o Faciliter le transfert d'informations entre les structures hospitalières et le domicile. ... 267

Chapitre 10 : Éthique et décisions complexes en soins à domicile ... 275

La gestion des soins en situation de vulnérabilité sociale ... 276

- o Intervenir dans des foyers avec des conditions précaires (manque de ressources, précarité énergétique, logements insalubres). — 276
- o Repérer les signes de maltraitance ou de négligence familiale et savoir comment réagir. — 282

Accompagner la prise de décision médicale à domicile — 288

- o L'aide à la décision en fin de vie (directives anticipées, respect des volontés du patient en fin de vie). — 288
- o Collaboration avec les équipes de soins palliatifs pour offrir une approche humaine et personnalisée. — 294

Chapitre 11 : L'aide-soignant entrepreneur : travailler en libéral — 301

S'installer comme aide-soignant libéral — 302

- o Les démarches administratives et légales pour devenir aide-soignant indépendant. — 302
- o Avantages et inconvénients de l'exercice en libéral (autonomie, charge de travail, gestion des patients). — 308

La gestion d'une petite entreprise de soins à domicile — 314

- o Gestion administrative et comptable (facturation, déclaration de revenus). — 314
- o Développer un réseau de patients et collaborer avec des infirmiers libéraux. — 320

L'importance du marketing relationnel et de la qualité des soins — 326

- o Fidélisation des patients à travers un service de qualité. — 326
- o Développer une relation de confiance pour pérenniser son activité en libéral. — 331

Chapitre 12 : La prise en charge des patients en situation de handicap à domicile — 339

Soins auprès des personnes en situation de handicap moteur — 340

- o Aides techniques et ergonomiques pour faciliter la vie quotidienne du patient. — 340
- o Encourager l'autonomie tout en assurant des soins adaptés (mobilisation, prévention des escarres). — 346

Les soins pour patients atteints de handicaps sensoriels et cognitifs — 353

- o   Adaptations spécifiques pour les personnes souffrant de déficience visuelle ou auditive.   353
- o   Techniques de communication adaptées pour les personnes atteintes de troubles cognitifs (autisme, retard mental).   359

Assistance et accompagnement vers l'intégration sociale   365

- o   Aider à la réinsertion sociale des personnes handicapées (activités sociales, sorties encadrées).   365
- o   Travailler avec des ergothérapeutes pour adapter l'environnement domestique.   372

Conclusion approfondie : Réflexions sur l'avenir des soins à domicile et le rôle de l'aide-soignant   379

- **Une réflexion sur l'évolution du secteur**   380
  - o   Vers une prise en charge encore plus personnalisée et technologique.   380
  - o   Le rôle central de l'aide-soignant dans la gestion des défis sociétaux (vieillissement de la population, soins chroniques).   385
- **Les soins à domicile : un métier d'avenir, un métier de cœur**   390

o	Pourquoi les étudiants et novices devraient envisager cette carrière.	390
o	L'importance d'être un professionnel à la fois technique et humain, et le sens profond de ce métier.	394
o	Mot de remerciement et encouragement aux lecteurs : l'aide-soignant, un pilier essentiel du soin humain.	399

Idées annexes supplémentaires : 400

1. **Un journal de bord pratique pour l'aide-soignant** : intégrer un modèle de carnet de suivi des soins à domicile. 400

« Les soins à domicile ne sont pas simplement une réponse médicale, mais un acte profondément humain. L'aide-soignant, à travers ses gestes quotidiens, incarne la continuité du soin et du lien social, en apportant réconfort, dignité et soutien à ceux qui souhaitent vieillir ou guérir dans le cocon de leur foyer. »

Introduction

Le rôle de l'aide-soignant dans les soins à domicile
   o   Évolution des soins à domicile et leur importance dans la société actuelle.

L'évolution des soins à domicile s'inscrit dans une transformation profonde des pratiques médicales et sociales, portée par les changements démographiques, les avancées technologiques et une prise de conscience croissante des besoins individuels en matière de santé. Autrefois marginalisés par rapport aux soins hospitaliers, les soins à domicile sont aujourd'hui reconnus comme un pilier essentiel de notre système de santé. Cette évolution s'explique en grande partie par le vieillissement de la population et l'augmentation des maladies chroniques, qui rendent les besoins en soins de longue durée plus complexes et plus fréquents.

Les progrès de la médecine ont permis d'améliorer la prise en charge de nombreuses pathologies, mais cela s'accompagne souvent de la nécessité d'assurer une continuité des soins au-delà du cadre hospitalier. Les patients sont désormais capables de vivre plus longtemps avec des maladies chroniques ou des incapacités, et beaucoup préfèrent rester chez eux, dans un environnement familier et rassurant. Cela répond à un besoin fondamental d'autonomie et de qualité de vie, deux éléments que l'hospitalisation prolongée ne peut souvent pas garantir. Les soins à domicile s'inscrivent alors dans une logique de maintien à domicile, visant à offrir aux personnes âgées ou fragiles un cadre de vie sécurisé et adapté, tout en leur permettant de conserver une certaine indépendance.

En parallèle, la demande pour des soins à domicile a aussi été renforcée par la saturation des hôpitaux et le coût élevé des séjours hospitaliers. De plus en plus, le système de santé s'oriente vers une rationalisation des ressources, où l'hospitalisation est réservée aux cas les plus aigus, tandis que les soins chroniques ou de suivi sont délégués à des services de soins à domicile. Ce transfert des soins hors des établissements hospitaliers est non seulement plus économique, mais il est aussi souvent mieux adapté aux besoins des patients. Les progrès technologiques, tels que la télémédecine, les dispositifs médicaux portables, et les systèmes de surveillance à distance, ont joué un rôle crucial dans cette transformation, rendant les soins à domicile plus efficaces et plus sûrs.

L'importance des soins à domicile dans la société actuelle dépasse toutefois les seules considérations économiques et médicales. Ces soins répondent à une aspiration sociale croissante : celle de mourir chez soi, entouré des siens, dans un environnement apaisant. Les soins palliatifs à domicile, en particulier, permettent de préserver la dignité des patients en fin de vie, tout en leur offrant une prise en charge globale, qui ne se limite pas aux traitements médicaux, mais englobe également un soutien émotionnel et psychologique. Ce type d'accompagnement, personnalisé et humain, correspond aux attentes contemporaines en matière de santé.

Enfin, l'évolution des soins à domicile reflète un changement plus large dans la conception même du soin. De plus en plus, le soin est perçu non pas comme une série d'actes techniques, mais comme un processus continu, qui inclut une dimension relationnelle et émotionnelle forte. L'aide-soignant, acteur clé de ces soins, joue un rôle crucial dans ce lien, non seulement en apportant un soutien médical, mais en créant une véritable relation de confiance avec le patient et sa famille. C'est cette approche holistique qui confère aux soins à domicile une place centrale dans le parcours de santé aujourd'hui, en répondant aux besoins non seulement physiques, mais aussi sociaux et psychologiques des personnes fragiles.

En résumé, les soins à domicile sont devenus un maillon incontournable de notre système de santé, non seulement parce qu'ils permettent de répondre aux défis du vieillissement et des maladies chroniques, mais aussi parce qu'ils sont porteurs d'une approche plus humaine et plus respectueuse des attentes des patients. Ils symbolisent une évolution vers des soins de proximité, personnalisés et intégrés dans le quotidien des patients, où la dignité et l'autonomie priment sur l'approche strictement hospitalière.

- La spécificité du travail de l'aide-soignant à domicile par rapport à l'hôpital.

Le travail de l'aide-soignant à domicile se distingue fondamentalement de celui exercé en milieu hospitalier par sa nature même, son cadre d'intervention et les relations qu'il permet d'établir avec le patient. Si les compétences techniques de base restent les mêmes, le contexte dans lequel elles sont mises en œuvre transforme profondément la pratique. À domicile, l'aide-soignant évolue dans un environnement beaucoup plus personnel, intime, où les repères ne sont pas ceux d'une structure médicale organisée et standardisée, mais bien ceux du quotidien du patient. Cette différence impose non seulement une grande capacité d'adaptation, mais également une autonomie et une flexibilité accrues.

À l'hôpital, l'aide-soignant intervient dans un cadre structuré et hiérarchisé, où les tâches sont réparties entre différents professionnels de santé et où chaque intervention est souvent minutieusement planifiée. Les soins sont effectués dans des espaces adaptés aux besoins médicaux : chambres équipées, matériel accessible, soutien direct d'autres professionnels de santé. L'environnement est neutre, standardisé, et les gestes techniques sont souvent répétitifs, correspondant à des protocoles précis, avec peu de marge d'ajustement.

En revanche, à domicile, l'aide-soignant doit composer avec un environnement qui n'est pas conçu pour les soins médicaux, mais pour la vie privée du patient. Chaque intervention nécessite une observation fine et une capacité à adapter les soins aux contraintes du lieu : une salle de bain exiguë, un lit inadapté, des ressources limitées en termes de matériel médical. L'aide-soignant doit parfois improviser des solutions pour rendre les gestes techniques possibles dans ces conditions. Cette capacité à trouver des solutions adaptées fait partie des compétences spécifiques qui différencient le travail à domicile.

Le lien humain est également au cœur de cette spécificité. Contrairement à l'hôpital, où le patient est dans un cadre impersonnel, souvent entouré de plusieurs soignants, à domicile, l'aide-soignant est souvent seul avec le patient. Cette relation, plus directe et plus personnelle, nécessite une grande sensibilité. L'aide-soignant devient un repère pour le patient, une présence régulière et rassurante, qui doit non seulement répondre aux besoins physiques, mais aussi veiller au bien-être émotionnel et psychologique. Les échanges sont plus intimes, plus fréquents, et la frontière entre soins techniques et soutien affectif est souvent plus fine. Le patient, se trouvant dans son environnement familier, exprime plus librement ses besoins, ses angoisses, et l'aide-soignant doit être capable de répondre à cette dimension humaine, tout en conservant la rigueur professionnelle attendue.

Cette proximité avec le patient s'étend également à la famille. À l'hôpital, les interactions avec les proches sont souvent limitées ou cadrées par les horaires de visite et les protocoles. À domicile, l'aide-soignant est souvent en contact direct avec la famille, qui peut jouer un rôle actif dans le quotidien du patient. Il doit alors non seulement coordonner ses actions avec celles des proches aidants, mais aussi les conseiller, les soutenir, voire les former à certains gestes techniques. Ce rôle d'accompagnant des familles, qui peut aller jusqu'à une véritable médiation dans des situations difficiles, fait partie intégrante de la mission de l'aide-soignant à domicile et le distingue de ses fonctions en milieu hospitalier.

Par ailleurs, l'aide-soignant à domicile dispose d'une plus grande autonomie dans la gestion de son temps et de son travail. À l'hôpital, les soins sont souvent effectués dans le cadre d'un planning strict, sous la supervision directe de l'équipe soignante. À domicile, l'aide-soignant doit organiser ses interventions en fonction des besoins individuels des patients, tout en tenant compte des contraintes liées aux déplacements entre les domiciles. Cette autonomie implique une gestion rigoureuse du temps, mais aussi une prise de décision rapide en cas de situation imprévue ou d'urgence. Là où l'hôpital offre un cadre structuré pour gérer les urgences, à domicile, l'aide-soignant est parfois seul à devoir évaluer la situation et agir en conséquence, que ce soit en contactant un médecin, en prenant des mesures immédiates pour stabiliser un patient, ou en alertant les services d'urgence.

Enfin, à domicile, l'aide-soignant a une vision plus globale de la vie du patient. À l'hôpital, les soins sont focalisés sur l'aspect médical et les besoins immédiats. À domicile, l'aide-soignant est témoin du quotidien du patient, de ses habitudes de vie, de son environnement familial, de ses conditions matérielles. Il ne s'agit pas seulement de prodiguer des soins techniques, mais d'accompagner le patient dans son quotidien, d'évaluer l'ensemble des facteurs qui peuvent influencer sa santé : alimentation, hygiène, sécurité domestique, isolement social. Cela lui confère un rôle de veilleur, capable d'anticiper des problèmes avant qu'ils ne deviennent critiques, en observant attentivement l'évolution de l'état physique et psychologique du patient.

- Les qualités humaines et professionnelles nécessaires pour exercer cette profession.

Exercer la profession d'aide-soignant à domicile exige bien plus que des compétences techniques. Au cœur de ce métier se trouvent des qualités humaines profondes et un engagement envers le bien-être des autres. Les soins à domicile impliquent une proximité intime avec le patient, une responsabilité quotidienne dans la prise en charge de personnes souvent vulnérables et un rôle pivot au sein d'une équipe de soins. Ainsi, les qualités humaines et professionnelles requises pour exceller dans cette profession sont diverses et étroitement imbriquées.

L'empathie et l'écoute active : la base des soins humains

L'empathie est sans doute la qualité la plus essentielle pour un aide-soignant à domicile. Travailler au chevet de patients malades, fragiles ou en fin de vie demande une capacité à comprendre et à ressentir leurs émotions, leurs douleurs et leurs angoisses. Être capable de se mettre à leur place, de les écouter sans jugement, et de répondre à leurs besoins avec bienveillance est fondamental. À domicile, le patient est souvent seul, dans un environnement qui peut accentuer son isolement. L'aide-soignant devient alors une présence réconfortante, une personne à qui le patient peut se confier. L'écoute active permet d'établir cette relation de confiance, d'entendre non seulement ce que le patient exprime verbalement, mais aussi de percevoir ce qu'il ne dit pas : des signes d'anxiété, de fatigue ou de douleur. Cette qualité permet de personnaliser les soins et d'offrir un soutien émotionnel adapté.

La patience et la tolérance : savoir respecter le rythme de l'autre

Dans les soins à domicile, chaque patient évolue à son propre rythme. Certaines personnes âgées, atteintes de maladies chroniques ou en perte d'autonomie, peuvent être lentes à accomplir des tâches simples ou réagir avec frustration face à leur situation. L'aide-soignant doit faire preuve d'une patience infinie, comprendre que chaque progrès est une victoire et que les obstacles font partie du chemin. Cette patience se traduit par une tolérance à l'égard des comportements parfois imprévisibles, voire agressifs, de certains patients, notamment ceux souffrant de troubles cognitifs comme la démence. Savoir rester calme, flexible, et apporter des réponses adaptées sans jamais se laisser déstabiliser est une qualité qui permet de maintenir une relation apaisée et bienveillante.

L'autonomie et la capacité d'adaptation : travailler dans un cadre imprévisible

L'aide-soignant à domicile intervient dans des contextes très variés, que ce soit un appartement exigu, une maison mal adaptée aux soins, ou encore un domicile dans un environnement rural isolé. L'autonomie est donc une qualité indispensable, car contrairement à l'hôpital où tout est standardisé et où le soutien d'une équipe est constant, à domicile, l'aide-soignant est souvent seul face à des situations imprévues. Il doit être capable de gérer ses interventions de manière autonome, organiser son temps efficacement et s'adapter à des conditions de travail qui peuvent être loin d'être idéales. Cela nécessite une capacité à prendre des décisions rapidement en fonction des besoins du patient, à adapter les soins à l'environnement disponible, et parfois à improviser des solutions pratiques en cas de manque de matériel médical adapté.

Le sens des responsabilités et la rigueur professionnelle

Travailler seul à domicile implique une grande prise de responsabilité. L'aide-soignant est souvent le premier à remarquer les changements dans l'état de santé du patient et doit savoir évaluer la situation, prendre des mesures immédiates et, si nécessaire, alerter les autres professionnels de santé ou les familles. Cette autonomie implique une rigueur professionnelle irréprochable : respecter les protocoles de soins, assurer une hygiène parfaite, et gérer correctement les documents médicaux. Les soins à domicile nécessitent de rester vigilant à tout moment, car le bien-être et parfois la survie du patient dépendent de la précision des actes réalisés. Chaque geste compte et peut avoir un impact significatif sur la santé du patient.

L'adaptabilité relationnelle : une communication fluide avec le patient et sa famille

Au-delà de la relation directe avec le patient, l'aide-soignant doit souvent collaborer étroitement avec la famille et les proches aidants. Ce travail en collaboration demande une grande habileté relationnelle et une capacité à comprendre les dynamiques familiales parfois complexes. Il peut s'agir de familles très impliquées qui nécessitent des conseils et un soutien technique pour prendre le relais des soins, ou au contraire, de familles qui peuvent être distantes ou même en conflit face à la situation de dépendance du patient. L'aide-soignant doit alors faire preuve de diplomatie, de pédagogie et savoir instaurer une atmosphère de confiance pour faciliter le travail en équipe. La capacité à expliquer de manière claire les gestes techniques, les raisons des soins effectués, ou encore à apaiser des tensions familiales fait partie des qualités relationnelles essentielles dans ce contexte.

La discrétion et le respect de l'intimité

Entrer dans l'intimité d'une personne, être présent dans son quotidien, dans son espace privé, exige une discrétion et un respect absolu de la vie privée du patient. L'aide-soignant doit faire preuve d'une retenue délicate, comprendre où placer la limite entre soin et intrusion, et respecter les habitudes de vie du patient sans jamais porter de jugement. La capacité à se faire discret tout en étant présent est une qualité essentielle dans ce métier, car elle permet au patient de se sentir à l'aise et respecté dans son propre environnement, ce qui est fondamental pour préserver sa dignité, surtout lorsqu'il est en situation de vulnérabilité.

L'engagement émotionnel contrôlé : savoir prendre du recul

Travailler au quotidien avec des patients gravement malades ou en fin de vie implique un engagement émotionnel fort. Pourtant, il est essentiel pour l'aide-soignant de savoir préserver une certaine distance émotionnelle afin de ne pas être submergé par la souffrance qu'il côtoie. L'attachement au patient est inévitable, surtout lorsqu'une relation de confiance s'établit au fil du temps. Cependant, la profession demande un équilibre subtil : être présent, compatissant, mais sans laisser cette charge émotionnelle envahir la sphère personnelle. La capacité à prendre du recul, à gérer ses propres émotions et à décompresser en dehors du travail est indispensable pour prévenir l'épuisement professionnel.

La résilience face aux situations difficiles

Les soins à domicile confrontent souvent l'aide-soignant à des réalités dures : voir la dégradation progressive de l'état de santé d'un patient, accompagner des familles dans la douleur, ou encore être témoin de la solitude et de la détresse des personnes âgées. La résilience, cette capacité à rebondir malgré les difficultés et à rester motivé, est une qualité essentielle pour persévérer dans cette profession. Elle permet à l'aide-soignant de faire face aux épreuves sans perdre son sens du devoir ni son empathie, tout en préservant sa propre santé mentale.

Chapitre 1

Comprendre le cadre des soins à domicile

Définition des soins à domicile

- Différence entre soins à domicile et autres types de soins (hospitaliers, en établissement).

La différence entre les soins à domicile et les autres types de soins, comme ceux prodigués en milieu hospitalier ou en établissement, est profonde et se manifeste à plusieurs niveaux, tant dans l'organisation des soins que dans l'expérience du patient. Chaque cadre de soins répond à des besoins spécifiques, mais les soins à domicile se distinguent par leur approche personnalisée et centrée sur l'environnement quotidien du patient, tandis que les soins hospitaliers et en établissement sont structurés de manière standardisée et collective.

Le cadre d'intervention : un environnement personnalisé contre un espace standardisé

L'une des différences les plus marquantes réside dans le cadre même où les soins sont prodigués. En milieu hospitalier ou en établissement, le patient est pris en charge dans un environnement médicalisé, pensé pour optimiser la gestion des soins. Les chambres, les équipements, et même les protocoles sont conçus pour garantir une efficacité maximale dans un espace contrôlé. Les soins sont dispensés dans un environnement neutre, impersonnel, où chaque geste est guidé par des règles et des standards. Le patient y est un hôte temporaire, déconnecté de son quotidien habituel.

À domicile, au contraire, le soin s'intègre dans la vie du patient, dans un environnement qui lui est familier. La maison ou l'appartement devient le lieu des soins, et l'aide-soignant doit s'adapter aux spécificités de cet espace. Cela peut être une chambre à coucher transformée en lieu de soin, une salle de bain inadaptée ou encore un salon qui doit accueillir du matériel médical. Contrairement à l'hôpital, où l'espace est optimisé pour les soins, l'aide-soignant à domicile doit souvent composer avec des contraintes logistiques, tout en respectant l'intimité du lieu. Cette immersion dans l'environnement personnel du patient ajoute une dimension humaine forte, où le soin ne se réduit pas à un acte technique, mais s'inscrit dans le quotidien du patient, en respectant ses habitudes, son mode de vie et ses préférences.

La relation soignant-soigné : proximité personnelle contre interaction fonctionnelle

Dans les établissements hospitaliers ou de soins de longue durée, la relation entre le soignant et le patient est souvent plus fonctionnelle et formelle. Les équipes de soins sont nombreuses, avec une rotation régulière du personnel, ce qui limite la continuité dans la prise en charge. Chaque soignant s'occupe de plusieurs patients à la fois, répartis dans différents services, avec des horaires fixes et des protocoles standardisés à respecter. Les échanges sont donc généralement courts et ciblés, centrés sur l'exécution des soins requis. Cette approche, bien qu'efficace, peut parfois créer une distance entre le soignant et le patient, en raison du rythme soutenu et de la rotation des équipes.

À domicile, l'aide-soignant développe une relation beaucoup plus proche avec le patient. Travaillant souvent avec les mêmes personnes sur une longue durée, l'aide-soignant devient une présence régulière, un repère dans la vie du patient. Cette proximité permet de nouer une relation plus personnelle, basée sur la confiance et la connaissance mutuelle. L'aide-soignant est non seulement témoin de l'état de santé du patient, mais aussi de son quotidien, de ses habitudes de vie, de ses moments de faiblesse ou de joie. Ce lien profond permet d'adapter les soins de manière plus individualisée, en tenant compte des particularités de chaque patient, tant sur le plan médical que psychologique et émotionnel.

L'autonomie du patient : un rôle actif à domicile contre un rôle passif en établissement

Un autre point fondamental qui distingue les soins à domicile des autres types de soins est la place du patient dans son propre traitement. En milieu hospitalier ou en établissement, le patient adopte souvent un rôle passif. Pris en charge par une équipe de professionnels, il est guidé par les protocoles de soin et doit se conformer à des règles strictes : horaires de repas, visites médicales, traitements administrés à des moments précis. Cette organisation collective, bien que nécessaire pour une gestion efficace des soins, tend à limiter la capacité du patient à influer sur son propre parcours de santé.

À domicile, le patient est au cœur de la prise de décision. Il conserve une grande autonomie dans l'organisation de sa vie quotidienne et peut participer activement aux soins qu'il reçoit. L'aide-soignant s'adapte au rythme du patient, respecte ses préférences, et sollicite sa collaboration dans les gestes du quotidien, comme l'hygiène ou les repas. Cette autonomie renforcée contribue au bien-être psychologique du patient, en lui permettant de conserver un certain contrôle sur sa vie, malgré la maladie ou la dépendance. Cela est particulièrement important pour les personnes âgées ou en fin de vie, qui préfèrent souvent rester chez elles, entourées de leurs objets personnels et de leurs proches, plutôt que dans un cadre institutionnel où elles se sentent parfois dépossédées de leur intimité et de leur liberté.

La nature des soins : continuité à domicile contre soins intensifs en milieu hospitalier

Les soins prodigués à domicile diffèrent également dans leur intensité et leur nature par rapport aux soins hospitaliers. Les hôpitaux et les établissements de soins spécialisés sont conçus pour offrir des soins intensifs, traiter des situations médicales complexes, et répondre aux urgences avec une rapidité et une technicité élevées. En milieu hospitalier, l'accent est mis sur la guérison ou la stabilisation rapide du patient, avec des interventions médicales lourdes, nécessitant un plateau technique sophistiqué (chirurgie, réanimation, examens complexes). Une fois la situation stabilisée, les patients sont souvent transférés dans d'autres structures ou renvoyés chez eux pour poursuivre leur convalescence.

À domicile, les soins se concentrent davantage sur la gestion à long terme des pathologies chroniques, le maintien de l'autonomie, et la prévention des complications. Il s'agit de soins plus légers sur le plan technique, mais qui nécessitent une grande régularité et une attention minutieuse. L'aide-soignant surveille quotidiennement l'état de santé du patient, effectue des soins d'hygiène, gère la prise des médicaments, et veille au confort du patient. Il n'y a pas d'intervention lourde ou d'urgence technique possible à domicile, mais cette continuité des soins, dans un cadre familial, permet souvent de prévenir les hospitalisations en détectant tôt les signes de dégradation de l'état du patient.

Le soutien émotionnel : un accompagnement continu à domicile contre un soutien ponctuel en établissement

Enfin, l'un des aspects souvent négligés mais essentiels des soins à domicile est l'accompagnement émotionnel. En établissement, les soignants se concentrent principalement sur l'aspect médical du soin, avec peu de temps pour un soutien psychologique approfondi, en raison du nombre de patients et du rythme soutenu des journées. Le cadre institutionnel n'encourage pas toujours l'expression des émotions, et le patient peut se sentir isolé malgré la présence d'une équipe soignante.

À domicile, l'aide-soignant joue un rôle clé dans le soutien émotionnel et psychologique du patient. En étant seul avec le patient pendant une période prolongée, il devient un confident, un soutien moral face aux difficultés quotidiennes. Que ce soit dans le cadre d'une maladie chronique, d'un accompagnement en fin de vie, ou pour soulager l'isolement des personnes âgées, cet aspect humain est central dans les soins à domicile. L'aide-soignant, par sa présence régulière et son écoute active, aide le patient à surmonter les moments de doute ou de tristesse, contribuant ainsi à son bien-être global, au-delà du simple soin médical.

- Les principales pathologies et situations nécessitant des soins à domicile (gériatrie, maladies chroniques, soins palliatifs).

Les soins à domicile sont devenus essentiels pour répondre aux besoins d'un grand nombre de patients souffrant de pathologies diverses. Ce type de prise en charge se concentre principalement sur trois grands groupes de situations : la gériatrie, les maladies chroniques, et les soins palliatifs. Ces domaines représentent des défis spécifiques qui nécessitent une approche à la fois médicale et humaine, adaptée à la réalité de chaque patient dans son environnement quotidien. L'évolution de la médecine, la tendance au vieillissement de la population, ainsi que la volonté croissante des patients de rester chez eux aussi longtemps que possible ont fait des soins à domicile un pilier essentiel du système de santé. Chaque pathologie ou situation impose des soins particuliers, tout en réaffirmant l'importance d'un suivi attentif et régulier.

La gériatrie : prendre soin des personnes âgées et dépendantes

Le vieillissement de la population est l'un des phénomènes démographiques les plus marquants de notre époque. En conséquence, les soins à domicile sont de plus en plus sollicités pour accompagner les personnes âgées en perte d'autonomie. La gériatrie, qui traite spécifiquement des maladies et des situations liées à l'âge avancé, recouvre une large variété de pathologies. À domicile, il s'agit souvent de prendre en charge des personnes souffrant de multiples affections liées à l'âge, comme l'arthrose, l'ostéoporose, les troubles de la mobilité, ou encore des pathologies cardiaques et respiratoires.

Ces patients nécessitent un soutien constant pour les actes quotidiens : hygiène, alimentation, habillage, et parfois aide à la mobilité. La surveillance des paramètres vitaux devient cruciale pour détecter toute dégradation de leur état de santé. En outre, la prévention des complications liées à la perte de mobilité, telles que les escarres ou les infections respiratoires, est un aspect clé de ces soins. Le vieillissement s'accompagne souvent de troubles cognitifs, comme la maladie d'Alzheimer ou d'autres formes de démence, qui rendent la prise en charge encore plus délicate. Dans ces situations, l'aide-soignant à domicile doit non seulement assurer des soins techniques, mais aussi fournir un soutien psychologique, à la fois au patient et à sa famille, souvent déstabilisée par la perte progressive de l'autonomie.

La gériatrie à domicile nécessite une approche globalement holistique, qui prend en compte non seulement la santé physique, mais aussi l'état mental et émotionnel des personnes âgées. La solitude, l'isolement, et la perte de repères sont des problèmes fréquents auxquels l'aide-soignant est confronté. Son rôle est donc aussi de maintenir un lien social et d'aider les personnes âgées à préserver une qualité de vie aussi élevée que possible dans un cadre familier et rassurant.

Les maladies chroniques : gérer des affections au long cours

Les maladies chroniques sont un autre domaine central des soins à domicile. Avec les progrès de la médecine, de nombreuses affections autrefois rapidement mortelles sont devenues des pathologies gérables sur le long terme. Cependant, leur gestion quotidienne requiert souvent des soins constants qui peuvent difficilement être prodigués en milieu hospitalier. Les patients souffrant de maladies comme le diabète, l'insuffisance cardiaque, les maladies respiratoires chroniques (comme la BPCO), ou encore certaines affections neurologiques, ont besoin d'un suivi régulier à domicile pour éviter les complications.

Les soins à domicile pour ces patients impliquent souvent la gestion de traitements complexes, comme l'administration de médicaments, la surveillance des signes cliniques d'aggravation, ou encore la réalisation de gestes techniques tels que la surveillance de la glycémie pour les diabétiques, ou la gestion d'un appareillage respiratoire pour les personnes atteintes de maladies pulmonaires. Les soins incluent aussi des conseils d'hygiène de vie, comme la gestion de l'alimentation et l'activité physique, essentiels pour prévenir l'aggravation de la maladie.

L'aide-soignant devient ici un acteur clé de la prévention des hospitalisations. Il intervient régulièrement pour assurer que le patient respecte son traitement, qu'il soit bien hydraté, qu'il suive un régime alimentaire adapté à sa pathologie, et qu'il soit capable de signaler tout signe avant-coureur de complication. Il joue également un rôle de soutien psychologique, car vivre avec une maladie chronique peut générer beaucoup d'angoisse et de frustration. Le patient peut ressentir un sentiment d'impuissance face à une affection qui l'accompagne jour après jour. À domicile, l'aide-soignant aide à transformer cette expérience en un processus plus maîtrisé, où le patient apprend à vivre avec sa maladie sans se sentir diminué ou isolé.

Les soins palliatifs : accompagner en fin de vie dans la dignité

Les soins palliatifs, quant à eux, s'adressent aux patients en phase terminale d'une maladie incurable, souvent cancéreuse, mais aussi pour des affections évolutives sévères comme la maladie de Charcot ou certaines formes avancées de maladies cardiaques ou pulmonaires. L'objectif des soins palliatifs est de soulager la douleur et les autres symptômes invalidants, tout en assurant un confort physique, psychologique et spirituel au patient. Le maintien à domicile, dans ces situations, est souvent le choix privilégié par les patients et leurs familles, car il permet de vivre ses derniers moments dans un environnement familier, entouré de ses proches, loin de la froideur impersonnelle de l'hôpital.

Le rôle de l'aide-soignant dans ce cadre est fondamental. Il doit surveiller attentivement l'état physique du patient, en administrant les traitements analgésiques et en veillant à la bonne gestion de la douleur. Mais son travail va au-delà de la simple gestion des symptômes. L'aide-soignant doit aussi s'assurer que le patient conserve autant de confort que possible : l'hygiène, la prévention des escarres, la gestion de la fatigue et des nausées font partie des soins quotidiens.

En soins palliatifs, l'aide-soignant devient un véritable soutien moral, non seulement pour le patient, mais aussi pour la famille. Il est souvent le témoin de la détresse émotionnelle des proches et doit savoir les accompagner avec douceur, tout en respectant les volontés du patient concernant ses derniers moments. Son rôle est délicat, exigeant à la fois une grande humanité et une profonde maîtrise technique, car chaque intervention doit être mesurée et respectueuse des souhaits du patient.

La dimension psychologique est ici particulièrement importante. L'aide-soignant doit savoir gérer des situations émotionnellement lourdes, comme les discussions autour de la fin de vie, et être capable d'offrir une présence apaisante. La mort à domicile, lorsqu'elle est bien accompagnée, peut être vécue de manière plus sereine par le patient et sa famille, et l'aide-soignant joue un rôle central dans cette transition.

Le cadre légal et réglementaire

    ○   Règles professionnelles et déontologiques.

Les règles professionnelles et déontologiques qui encadrent le métier d'aide-soignant, particulièrement dans le cadre des soins à domicile, sont d'une importance capitale. Elles guident les actions quotidiennes des soignants et garantissent à la fois la qualité des soins prodigués et le respect des droits fondamentaux des patients. En tant que professionnels de la santé, les aides-soignants sont tenus de respecter un ensemble de principes éthiques et juridiques qui définissent la manière dont ils interagissent avec les patients, leurs familles, et le reste de l'équipe médicale. Ces règles déontologiques, ancrées dans la responsabilité professionnelle, assurent que chaque intervention s'inscrit dans un cadre rigoureux, humaniste, et respectueux de la dignité du patient.

Le respect de la dignité et de l'autonomie du patient

L'un des principes fondamentaux de la déontologie des soins est le respect de la dignité du patient. Que ce soit à l'hôpital ou à domicile, l'aide-soignant intervient auprès de personnes souvent en situation de grande vulnérabilité : malades, âgées, ou en fin de vie. Ce respect se manifeste à travers chaque geste, chaque parole, et chaque interaction. L'aide-soignant doit veiller à préserver l'intégrité physique et morale de la personne soignée, quel que soit son état de santé. Cela inclut le respect de l'intimité du patient, notamment lors des soins d'hygiène, où l'aide-soignant doit faire preuve de délicatesse et de pudeur, afin de ne pas accentuer le sentiment de dépendance ou de fragilité.

L'autonomie du patient est également un pilier de cette déontologie. Même en situation de dépendance, le patient conserve le droit de faire des choix concernant sa vie et sa santé. L'aide-soignant doit donc veiller à respecter les décisions et les préférences du patient, en l'impliquant autant que possible dans la gestion de ses soins. Cela peut inclure des aspects simples comme le choix de l'heure des soins, ou des décisions plus complexes comme l'acceptation ou le refus de certains traitements. Ce respect de l'autonomie est essentiel pour maintenir la dignité du patient et lui permettre de conserver une forme de contrôle sur son existence, même dans des moments de grande vulnérabilité.

La confidentialité et le respect de la vie privée

Un autre aspect essentiel de la déontologie de l'aide-soignant est l'obligation de confidentialité. Le respect du secret professionnel est un principe incontournable. L'aide-soignant, au cours de ses interventions, a accès à une grande quantité d'informations personnelles et médicales sur le patient : son état de santé, son histoire médicale, mais aussi des aspects plus intimes de sa vie quotidienne. Il est de sa responsabilité de protéger ces informations et de ne les divulguer à aucun tiers, sauf aux professionnels de santé directement impliqués dans le traitement du patient, et ce, uniquement lorsque cela est nécessaire pour la bonne prise en charge. La confidentialité renforce la confiance entre le patient et l'aide-soignant, car le patient sait que ses informations personnelles sont protégées et qu'il peut s'ouvrir sans crainte de jugement ou de divulgation.

Le respect de la vie privée s'étend également au cadre même du domicile. Lorsque l'aide-soignant entre dans la maison d'un patient, il entre dans son espace de vie personnel. Il est donc impératif de respecter cet environnement, de ne pas s'immiscer dans des aspects non médicaux de la vie du patient, et de toujours intervenir avec discrétion. Le domicile est un lieu intime, et l'aide-soignant doit veiller à ne jamais franchir les limites que le patient impose. Cette discrétion est une forme de respect qui fait partie intégrante des règles déontologiques.

Le devoir de compétence et de formation continue

L'aide-soignant est tenu d'assurer des soins de qualité, conformes aux protocoles médicaux et aux besoins spécifiques de chaque patient. Cela implique un devoir de compétence qui repose sur une formation solide, mais également sur une obligation de formation continue. La médecine évolue constamment, et avec elle, les techniques de soins, les outils utilisés, ou encore les connaissances sur les pathologies. L'aide-soignant doit donc régulièrement mettre à jour ses compétences pour rester capable de prodiguer des soins conformes aux dernières avancées médicales. Ce devoir de formation continue est inscrit dans la déontologie du métier et assure que le patient bénéficie toujours des meilleures pratiques en matière de soins.

En plus de la formation technique, le devoir de compétence englobe également la capacité de l'aide-soignant à évaluer correctement les besoins du patient et à ajuster les soins en fonction de l'évolution de son état. Cela signifie être attentif aux moindres changements dans l'état physique ou mental du patient, et savoir quand il est nécessaire de solliciter l'avis d'un autre professionnel de santé, comme un médecin ou un infirmier, en cas de doute. L'aide-soignant ne doit jamais dépasser le cadre de ses compétences, mais plutôt travailler en étroite collaboration avec les autres membres de l'équipe médicale pour assurer une prise en charge globale du patient.

La bienveillance et l'absence de discrimination

La bienveillance est au cœur de l'éthique des soins. L'aide-soignant doit agir en tout temps dans l'intérêt du patient, avec l'objectif de soulager sa souffrance et d'améliorer son bien-être. Cette bienveillance doit être présente dans chaque geste, chaque mot, et chaque interaction. L'aide-soignant ne doit jamais adopter une attitude de supériorité ou de condescendance envers le patient, mais au contraire, se montrer humble, empathique, et à l'écoute. La relation entre le soignant et le patient est avant tout une relation humaine, fondée sur le respect mutuel et la compréhension des besoins de l'autre.

En outre, l'aide-soignant a le devoir de traiter tous les patients de manière équitable, sans aucune forme de discrimination. Cela signifie qu'il doit prodiguer les mêmes soins, avec la même attention et la même qualité, quel que soit l'âge, le sexe, l'origine, la religion, ou encore l'état de santé du patient. Ce principe d'égalité est inscrit dans la déontologie et permet de garantir que chaque patient reçoive un traitement respectueux et digne, sans être jugé ou stigmatisé.

Le travail en équipe et la responsabilité partagée

Les soins, qu'ils soient dispensés à l'hôpital ou à domicile, sont rarement l'affaire d'une seule personne. L'aide-soignant fait partie d'une équipe multidisciplinaire qui peut inclure des infirmiers, des médecins, des kinésithérapeutes, des psychologues, et d'autres professionnels de santé. La capacité à travailler en équipe est donc une compétence cruciale, inscrite dans les règles déontologiques. Cela implique une communication fluide avec les autres soignants, le partage des informations pertinentes concernant l'état de santé du patient, et la participation aux réunions de coordination pour ajuster les soins en fonction de l'évolution du patient.

L'aide-soignant doit également être capable de reconnaître les limites de ses compétences et savoir quand passer le relais à un collègue plus qualifié. Cette humilité professionnelle est un signe de responsabilité. Il est essentiel de ne pas prendre de décisions qui dépassent ses capacités, mais plutôt de s'assurer que chaque action entreprise est dans l'intérêt du patient et conforme aux meilleures pratiques médicales.

   o   Le cadre législatif spécifique des soins à domicile (droits des patients, protection de la vie privée).

Le cadre législatif qui régit les soins à domicile est un ensemble de lois et de règlements visant à protéger les droits fondamentaux des patients tout en encadrant les pratiques des professionnels de santé. Ce cadre spécifique répond à plusieurs enjeux : garantir le respect de la personne dans son environnement privé, assurer la qualité des soins, et protéger la vie privée et les données personnelles des patients. Les soins à domicile étant une forme de prise en charge particulière, où le soignant intervient directement au sein de l'intimité du patient, il est essentiel que cette relation soit strictement encadrée par la loi pour prévenir tout abus, préserver la dignité du patient et assurer une prise en charge conforme aux normes éthiques et juridiques.

Les droits des patients à domicile : un cadre de protection renforcé

Le droit des patients, que ce soit à l'hôpital ou à domicile, repose sur des principes fondamentaux inscrits dans la loi, comme le droit à l'information, le consentement libre et éclairé, et le respect de la dignité et de l'autonomie. Lorsqu'il s'agit de soins à domicile, ces droits prennent une dimension particulière car le patient reste dans son environnement familial et quotidien, ce qui amplifie les enjeux liés à sa liberté personnelle et à son droit à disposer de lui-même.

Le **droit à l'information** est un des piliers de la législation en matière de soins à domicile. Chaque patient doit être informé de manière claire et compréhensible sur son état de santé, les traitements proposés, les risques et les bénéfices des soins qui lui seront prodigués. Cette information doit être adaptée à ses capacités de compréhension, et le patient a le droit de poser des questions et d'obtenir des réponses précises. Dans le cadre des soins à domicile, cette transparence est d'autant plus importante que les interventions peuvent se dérouler en l'absence d'autres professionnels ou de la famille, plaçant l'aide-soignant en position de premier interlocuteur du patient. Il est donc crucial que ce dernier soit pleinement conscient de ce qui est fait pour lui et des alternatives éventuelles.

Le **consentement libre et éclairé** du patient est une autre dimension essentielle du cadre législatif des soins à domicile. Aucune intervention ne peut être réalisée sans l'accord explicite du patient, sauf en cas d'urgence vitale. Ce consentement doit être obtenu après que le patient a reçu toutes les informations nécessaires pour prendre une décision éclairée. Il est à noter que le patient a également le droit de refuser les soins, même si ce refus peut compromettre sa santé. En soins à domicile, ce droit est particulièrement respecté, car le patient est dans un cadre où il peut plus facilement exprimer ses choix et ses souhaits. L'aide-soignant doit donc s'assurer que toutes ses interventions sont bien acceptées et que le patient se sent en pleine possession de son pouvoir de décision.

Le **droit au respect de la dignité** est un principe fondamental qui garantit que le patient, même en situation de grande dépendance, doit toujours être traité avec respect et humanité. Cela implique que les soins à domicile doivent être prodigués dans le respect de l'intimité du patient, avec pudeur et délicatesse, notamment lors des soins d'hygiène ou des interventions médicales impliquant des gestes intimes. L'aide-soignant, en tant que professionnel, doit se comporter de manière à préserver cette dignité, tout en étant attentif à ne jamais imposer de gestes qui pourraient être perçus comme intrusifs ou humiliants.

La protection de la vie privée et des données personnelles

Un aspect central de la législation des soins à domicile concerne la **protection de la vie privée** du patient. Lorsque les soins se déroulent au domicile du patient, la frontière entre l'intime et le médical devient plus ténue. Le domicile est un espace personnel, où le patient vit son quotidien, entouré de ses proches, et où il peut se sentir particulièrement vulnérable. La loi encadre donc très strictement les interventions des soignants à domicile, afin de garantir que cet espace privé soit respecté. Cela signifie que l'aide-soignant ne doit intervenir que pour les soins strictement nécessaires et doit éviter toute intrusion dans la vie privée du patient. Par exemple, il ne doit pas s'immiscer dans les affaires personnelles du patient, ne doit pas porter de jugement sur son mode de vie, et doit veiller à respecter les habitudes de vie du patient, sans imposer ses propres normes ou valeurs.

Un autre élément fondamental est la **confidentialité des informations médicales**. La loi impose que toutes les informations relatives à l'état de santé du patient, ainsi que toutes les données personnelles collectées au cours des soins, soient strictement protégées. L'aide-soignant, ainsi que tous les professionnels intervenant au domicile, sont soumis au secret professionnel. Cela signifie qu'ils ne peuvent en aucun cas divulguer des informations concernant le patient à des tiers, sauf si cela est nécessaire pour la prise en charge médicale (par exemple, à un médecin ou à une infirmière, dans le cadre de la coordination des soins). Le non-respect de cette obligation de confidentialité peut entraîner des sanctions pénales pour les soignants, tant elle est considérée comme cruciale pour la protection des droits du patient.

Avec l'évolution des technologies, la **protection des données personnelles** est également devenue un enjeu majeur dans les soins à domicile. Les données médicales des patients, souvent consignées sous forme numérique dans des dossiers médicaux partagés, sont soumises à des règles strictes de confidentialité et de sécurité, en particulier avec l'application du Règlement général sur la protection des données (RGPD) en Europe. Les professionnels de santé doivent garantir que ces données soient stockées de manière sécurisée et ne soient accessibles qu'aux personnes autorisées. Toute violation de ces règles peut entraîner de graves conséquences, tant pour le patient que pour les professionnels concernés.

Les obligations des professionnels : rigueur et responsabilité

Outre la protection des droits des patients, le cadre législatif impose des obligations strictes aux professionnels de santé intervenant à domicile. Tout d'abord, ils doivent se conformer aux normes de qualité des soins définies par les autorités sanitaires. Cela implique que chaque intervention soit effectuée selon des protocoles bien établis, en tenant compte des besoins spécifiques du patient et en garantissant une prise en charge sécurisée. Les soins doivent être prodigués avec le plus grand professionnalisme, en utilisant les techniques les plus récentes et les plus appropriées.

La **responsabilité civile et pénale** des professionnels de santé est également un point clé du cadre législatif. En cas d'erreur ou de négligence ayant des conséquences sur la santé du patient, l'aide-soignant ou tout autre professionnel intervenant à domicile peut être tenu responsable devant la justice. Cette responsabilité pousse les soignants à faire preuve de la plus grande rigueur dans l'exercice de leurs fonctions, car chaque geste peut avoir un impact direct sur la santé du patient. De plus, les soignants doivent être couverts par une assurance responsabilité civile professionnelle, qui les protège en cas de litige avec un patient ou sa famille.

Enfin, la **coordination des soins** est un autre aspect encadré par la loi. Les soins à domicile impliquent souvent plusieurs intervenants : médecins, infirmiers, kinésithérapeutes, aides-soignants. Il est impératif que tous ces professionnels travaillent en synergie pour assurer une prise en charge cohérente et continue. La loi impose une bonne communication entre les différents acteurs de soins, afin de garantir que toutes les informations médicales pertinentes soient partagées de manière sécurisée et que les soins soient harmonisés.

- Responsabilités de l'aide-soignant : limites d'intervention et travail en équipe avec les autres professionnels de santé.

L'aide-soignant joue un rôle central dans la prise en charge des patients à domicile, mais son action est encadrée par des responsabilités précises et des limites claires d'intervention. Bien que l'aide-soignant soit un maillon essentiel de la chaîne de soins, il agit sous la supervision d'autres professionnels de santé et dans le respect de ses compétences légales. Son travail quotidien repose sur une coopération étroite avec les infirmiers, médecins, kinésithérapeutes et autres acteurs du secteur médical, ce qui garantit une prise en charge globale, adaptée et continue du patient. La capacité à s'inscrire dans une équipe tout en respectant ses propres limites est une compétence fondamentale dans ce métier.

Les responsabilités de l'aide-soignant : soins d'hygiène et de confort

Le cœur de la mission de l'aide-soignant réside dans la prise en charge des **soins d'hygiène et de confort**, qui visent à maintenir la dignité, la propreté et le bien-être physique du patient. Ce rôle est essentiel, car il constitue la base de la qualité de vie du patient, en particulier pour ceux en perte d'autonomie ou souffrant de maladies chroniques. Les soins de toilette, le changement de position pour prévenir les escarres, l'habillage, l'aide à la mobilité, ainsi que l'accompagnement aux repas sont autant de tâches qui relèvent de sa responsabilité. Ces gestes, bien qu'ils paraissent simples, nécessitent une attention particulière à l'état de santé du patient, une douceur dans l'exécution et un respect constant de son intimité.

L'aide-soignant participe également à la **surveillance de l'état général du patient**. Il observe quotidiennement les signes d'amélioration ou de dégradation de l'état de santé, en prenant note de tout changement visible comme la couleur de la peau, les signes de déshydratation, ou encore des plaintes de douleur. Bien qu'il ne soit pas habilité à poser un diagnostic médical, il joue un rôle crucial dans la détection précoce de signes d'alerte qu'il doit rapidement signaler aux professionnels compétents. Son rôle d'observateur est particulièrement important dans le cadre des soins à domicile, où les consultations médicales peuvent être moins fréquentes qu'en milieu hospitalier. En cela, il devient les "yeux et les oreilles" des infirmiers et des médecins, contribuant à la continuité et à la sécurité des soins.

Les limites d'intervention : un cadre strict et défini

Bien que l'aide-soignant dispose d'une grande autonomie dans l'exécution des soins de base, ses interventions sont strictement encadrées par la loi et par son niveau de qualification. Il doit impérativement respecter ces **limites d'intervention**, qui définissent ce qu'il est autorisé à faire et ce qui relève de la compétence d'autres professionnels de santé, notamment les infirmiers et les médecins.

Par exemple, l'aide-soignant n'est pas habilité à poser des diagnostics, à effectuer des gestes médicaux invasifs (comme les injections intraveineuses), ou à administrer des traitements médicamenteux sans la supervision directe d'un infirmier ou d'un médecin. Il peut cependant, sous certaines conditions, participer à des soins plus techniques tels que la surveillance des paramètres vitaux (prise de la température, mesure du pouls, surveillance de la tension artérielle), mais toujours sous la responsabilité d'un infirmier. Cette limite est fondamentale, car elle permet de garantir que chaque professionnel de santé reste dans son domaine de compétence, assurant ainsi la sécurité et la qualité des soins prodigués au patient.

De plus, l'aide-soignant doit être vigilant à ne pas empiéter sur le domaine décisionnel du patient ou de sa famille. Le respect de l'autonomie du patient fait partie des responsabilités essentielles de l'aide-soignant. Même s'il est parfois difficile de voir un patient refuser des soins qui lui sont bénéfiques, l'aide-soignant doit respecter ses choix, sauf en cas de danger imminent pour la vie du patient. En cas de désaccord ou de situation complexe, il est nécessaire de se tourner vers les autres professionnels de santé pour discuter des solutions possibles.

Le travail en équipe : une collaboration essentielle avec les autres professionnels de santé

L'une des spécificités du métier d'aide-soignant est de **travailler en étroite collaboration** avec toute une équipe de soignants, pour assurer la meilleure prise en charge possible du patient. Cette collaboration est d'autant plus importante dans le cadre des soins à domicile, où l'aide-soignant intervient souvent seul au domicile du patient, mais dans un contexte où plusieurs autres professionnels de santé sont impliqués.

L'infirmier est souvent le coordinateur principal des soins à domicile. C'est sous sa responsabilité que l'aide-soignant intervient. L'infirmier évalue l'état de santé global du patient, prescrit les soins nécessaires, et supervise la mise en œuvre de ces soins par l'aide-soignant. Ce dernier doit donc entretenir une communication fluide avec l'infirmier, en lui transmettant régulièrement des informations sur l'évolution de l'état du patient, sur d'éventuels incidents ou sur les difficultés rencontrées. Cette collaboration repose sur la confiance et la complémentarité des compétences : l'infirmier apporte son expertise médicale, tandis que l'aide-soignant contribue par son observation quotidienne et son savoir-faire dans les soins de base.

Outre l'infirmier, l'aide-soignant collabore souvent avec des **médecins**, qui assurent le suivi médical du patient. Si le médecin est rarement présent lors des soins quotidiens, l'aide-soignant doit être en mesure de transmettre des informations pertinentes lors des visites médicales ou de contacter le médecin en cas de besoin. Cette interaction est cruciale, car elle permet d'adapter le traitement en fonction de l'évolution de la maladie ou de l'état général du patient. La précision des informations fournies par l'aide-soignant peut influencer les décisions médicales, d'où l'importance de sa capacité d'observation et de rapport.

Le travail en équipe ne s'arrête pas là. L'aide-soignant peut être amené à collaborer avec des **kinésithérapeutes**, des **psychologues**, des **assistants sociaux**, voire des **ergothérapeutes**, en fonction des besoins spécifiques du patient. Par exemple, en cas de perte de mobilité, le kinésithérapeute peut intervenir pour mettre en place des exercices de rééducation, tandis que l'aide-soignant sera chargé d'assister le patient dans ses efforts quotidiens pour se déplacer. De même, si le patient est en situation de détresse psychologique, un psychologue peut être mobilisé, avec le soutien de l'aide-soignant pour faciliter la communication et veiller à ce que le patient suive les recommandations.

Dans tous ces cas, la **coordination des soins** est essentielle. Chaque professionnel a un rôle à jouer, et la réussite de la prise en charge repose sur une bonne communication entre eux. Les réunions de coordination, où l'ensemble des intervenants se retrouvent pour faire le point sur l'évolution du patient, sont souvent un moment clé pour ajuster les soins et garantir leur cohérence. L'aide-soignant, par sa proximité quotidienne avec le patient, apporte un éclairage précieux sur la manière dont ce dernier réagit aux soins, tant physiquement qu'émotionnellement.

Chapitre 2

L'évaluation des besoins du patient à domicile

L'importance de l'évaluation initiale

- Comprendre le contexte de vie du patient (environnement familial, économique, social).

Comprendre le contexte de vie du patient est une étape essentielle pour offrir des soins à domicile adaptés et de qualité. Cela implique de prendre en compte non seulement les aspects médicaux de sa situation, mais aussi son environnement familial, économique et social. Ces dimensions jouent un rôle déterminant dans la manière dont le patient vit sa maladie, gère sa dépendance, et interagit avec les soignants. L'aide-soignant doit être capable de lire ces différents facteurs pour ajuster son intervention et offrir un accompagnement véritablement personnalisé, en tenant compte des particularités de chaque individu.

L'environnement familial : un soutien ou une source de difficulté

L'environnement familial est souvent au cœur de la prise en charge à domicile. La présence ou l'absence de proches, le degré d'implication de la famille, ainsi que la qualité des relations entre le patient et ses proches influencent directement la manière dont les soins sont organisés. Dans certaines situations, la famille constitue un soutien indispensable. Un conjoint, des enfants ou d'autres membres de la famille peuvent jouer un rôle de **proches aidants**, épaulant le patient au quotidien dans la gestion de ses soins, facilitant la communication avec les professionnels de santé, et apportant un réconfort émotionnel. Dans ces cas, l'aide-soignant travaille en collaboration avec ces aidants, leur fournissant des conseils et les formant sur certains gestes pour optimiser l'autonomie du patient tout en partageant la charge des soins.

Cependant, l'environnement familial peut parfois être source de tensions. Il n'est pas rare que la maladie d'un patient crée des conflits au sein de la famille, surtout si les membres ne s'accordent pas sur les décisions de soins ou sur la répartition des responsabilités. Des relations tendues peuvent ajouter du stress au patient, affectant son bien-être psychologique. L'aide-soignant doit alors faire preuve de diplomatie et de sensibilité pour naviguer dans ces dynamiques familiales délicates, en prenant soin de ne pas exacerber les tensions tout en restant un acteur de confiance pour le patient et ses proches.

Dans certains cas, le patient peut être totalement **isolé**. L'absence de soutien familial rend la tâche de l'aide-soignant plus complexe, car il doit alors combler ce vide relationnel. L'absence de proches peut aussi renforcer le sentiment de solitude du patient, qui se retrouve dépendant des interventions professionnelles pour toute interaction sociale. L'aide-soignant devient ainsi non seulement un soignant, mais aussi un interlocuteur privilégié, parfois la seule personne avec laquelle le patient a un contact régulier. Dans ces situations, il est essentiel d'adapter les soins de manière à offrir non seulement un soutien physique, mais aussi un réconfort émotionnel.

La situation économique : un facteur déterminant dans l'accès aux soins

Le contexte économique du patient a également une influence majeure sur la prise en charge à domicile. Les ressources financières d'un patient conditionnent son accès à certains soins, aux équipements médicaux nécessaires et aux services complémentaires qui peuvent améliorer sa qualité de vie. Un patient disposant de revenus confortables pourra, par exemple, s'offrir du matériel adapté à ses besoins (lits médicalisés, fauteuils roulants, etc.) ou solliciter des professionnels de santé pour des soins plus fréquents.

En revanche, un patient en situation de précarité économique peut rencontrer des difficultés à obtenir les équipements nécessaires ou à bénéficier d'un suivi régulier. L'aide-soignant, dans ces cas, doit redoubler de créativité et de flexibilité pour adapter les soins avec les moyens disponibles. Par exemple, il peut être nécessaire de réorganiser l'espace domestique de façon à faciliter la mobilité du patient avec les meubles existants ou de recourir à des alternatives moins coûteuses pour certains équipements. De plus, dans certaines situations, l'aide-soignant peut jouer un rôle de **relais** avec les services sociaux pour aider le patient à accéder à des aides financières, comme l'Allocation personnalisée d'autonomie (APA), ou à des dispositifs qui permettent de financer des équipements ou des services de soin.

La pauvreté peut également être associée à une précarité énergétique (logements mal chauffés, manque d'équipements de base), ce qui complique davantage la prise en charge. Les conditions de vie difficiles, en particulier pour les personnes âgées, peuvent aggraver leur état de santé, rendre les soins plus compliqués à prodiguer et renforcer leur sentiment d'isolement. L'aide-soignant doit alors faire face à ces défis supplémentaires, en travaillant avec les autorités locales ou les services sociaux pour améliorer les conditions matérielles du patient.

Le contexte social : le lien avec la communauté et l'impact de l'isolement

Enfin, le **contexte social** du patient, c'est-à-dire sa place dans la communauté, ses relations amicales et son accès à des activités sociales, joue un rôle déterminant dans son bien-être général. Un patient entouré d'un réseau social actif, qui bénéficie d'un soutien communautaire ou qui participe à des activités, sera souvent plus résilient face à la maladie. Le maintien de ce lien social est crucial, car il contribue à préserver l'estime de soi et le moral, deux éléments essentiels pour la qualité de vie. Dans ce cas, l'aide-soignant peut encourager et faciliter ces relations, en aidant le patient à participer à des sorties ou à entretenir des contacts réguliers avec son entourage.

Cependant, pour de nombreux patients, l'isolement social est un problème majeur. Les personnes âgées ou malades chroniques sont souvent coupées de leur communauté, soit en raison de leur incapacité à se déplacer, soit en raison d'un manque de soutien de la part de leurs proches. Cet isolement peut rapidement avoir un effet néfaste sur leur santé mentale, aggravant des sentiments de solitude, d'abandon ou de dépression. Dans ces situations, l'aide-soignant joue un rôle crucial pour compenser ce manque de lien social, devenant parfois la seule présence régulière dans la vie du patient. Au-delà des soins techniques, l'aide-soignant peut apporter un soutien moral, engager des conversations, ou simplement être une présence réconfortante pour combler ce vide relationnel.

L'aide-soignant peut également jouer un rôle actif en aidant le patient à renouer avec son environnement social, en facilitant l'accès à des services communautaires ou à des groupes de soutien pour personnes âgées ou malades. Ces initiatives permettent de briser l'isolement et d'encourager le patient à reprendre contact avec sa communauté, même de manière modeste.

Une prise en charge globale et adaptée

Comprendre le contexte de vie du patient, qu'il soit familial, économique ou social, permet à l'aide-soignant de fournir une **prise en charge globale** et adaptée aux besoins spécifiques de chaque individu. Cette vision d'ensemble est essentielle pour offrir des soins personnalisés, tenant compte non seulement de l'état de santé physique du patient, mais aussi de ses réalités quotidiennes. Un soin de qualité ne se limite pas à la gestion technique de la maladie, il englobe aussi une approche humaine qui s'adapte aux ressources, aux contraintes et aux attentes du patient.

Chaque patient vit une situation unique, et l'aide-soignant doit faire preuve d'une grande capacité d'observation, de sensibilité et de flexibilité pour ajuster ses interventions. En prenant en compte ces différents aspects de la vie du patient, il contribue non seulement à améliorer sa santé, mais aussi à maintenir son bien-être psychologique et social dans un cadre qui respecte son individualité.

- Le rôle de l'aide-soignant dans l'évaluation (observation, écoute, entretiens avec le patient et la famille).

Le rôle de l'aide-soignant dans l'évaluation du patient est fondamental pour assurer une prise en charge globale, adaptée et de qualité. Bien qu'il ne soit pas en charge de poser des diagnostics médicaux, l'aide-soignant joue un rôle clé dans l'observation continue de l'état de santé du patient, en étant l'un des premiers à repérer les signes de changements, d'amélioration ou de détérioration. Son travail repose sur trois axes essentiels : l'observation attentive, l'écoute active et les entretiens réguliers avec le patient et sa famille. Ces éléments combinés permettent à l'aide-soignant de fournir aux autres professionnels de santé des informations précieuses pour ajuster les soins et garantir que les besoins du patient soient pris en compte de manière proactive.

L'observation attentive : la clé d'une évaluation quotidienne précise

L'observation est l'un des outils les plus puissants à la disposition de l'aide-soignant. Dans le cadre des soins à domicile, où le soignant voit souvent le patient de manière régulière et prolongée, l'aide-soignant devient l'observateur principal de l'état physique et psychologique du patient. Son rôle est de détecter tout signe de changement, qu'il soit visible ou comportemental, afin de prévenir des complications potentielles ou de signaler une amélioration.

L'aide-soignant surveille des indicateurs physiques comme l'apparence de la peau, la prise ou la perte de poids, les signes de déshydratation, la couleur des urines, ou encore des signes d'inconfort ou de douleur. Par exemple, un changement de la couleur de la peau peut être un signe de mauvaise circulation, tandis que des rougeurs persistantes peuvent indiquer un début d'escarres. L'aide-soignant observe également les mouvements du patient : s'il a des difficultés à se déplacer, s'il se lève ou s'allonge avec plus de difficulté que d'habitude, ou s'il commence à éviter certaines activités en raison de la douleur ou de la fatigue.

Cependant, l'observation ne se limite pas aux aspects physiques. L'état émotionnel et mental du patient est aussi sous la vigilance de l'aide-soignant. Un changement d'humeur, des signes de dépression, d'anxiété ou une baisse de moral peuvent indiquer des souffrances plus profondes, qu'elles soient liées à la maladie ou à des facteurs externes. L'observation de ces signes peut permettre d'intervenir à temps en alertant l'infirmier ou le médecin, pour adapter les soins en conséquence.

L'écoute active : une relation de confiance pour capter les besoins cachés

L'écoute est un aspect fondamental de l'évaluation réalisée par l'aide-soignant. En créant une relation de confiance avec le patient, l'aide-soignant devient souvent la personne à qui le patient se confie le plus facilement. Cette proximité permet de recueillir des informations précieuses sur le vécu quotidien du patient, ses douleurs, ses préoccupations, mais aussi ses aspirations. L'écoute active consiste à être pleinement disponible pour le patient, à l'écouter sans jugement, et à lui laisser le temps d'exprimer ses besoins ou ses ressentis.

Dans cette démarche, l'aide-soignant ne se contente pas d'écouter ce que le patient dit verbalement. Il doit aussi être attentif à ce que le patient ne dit pas, mais qui peut se traduire par des signes indirects. Certains patients, par pudeur ou par peur de déranger, minimisent leurs symptômes ou ne parlent pas de certaines douleurs. L'aide-soignant, grâce à son expérience et à son écoute attentive, peut percevoir ces non-dits en observant des comportements de retrait, des expressions de douleur silencieuses, ou une hésitation à réaliser certains gestes.

L'écoute permet aussi de capter des éléments importants sur l'état psychologique du patient, en particulier sur son moral, son anxiété face à la maladie, ou ses craintes pour l'avenir. Ces informations, même lorsqu'elles ne sont pas directement médicales, sont essentielles pour comprendre l'état global du patient et les ajustements à apporter dans la prise en charge. Par exemple, un patient qui se montre particulièrement stressé face à une dégradation de son autonomie peut bénéficier d'un soutien psychologique ou d'une adaptation des soins pour le rassurer.

Les entretiens avec le patient et sa famille : un partage d'informations essentiel

L'évaluation de l'état du patient ne repose pas uniquement sur l'observation et l'écoute, mais aussi sur des **entretiens réguliers** avec le patient et ses proches. Ces échanges permettent de recueillir des informations supplémentaires qui ne sont pas toujours évidentes à observer directement.

Les entretiens avec le patient permettent d'approfondir les points observés lors des soins. L'aide-soignant peut poser des questions pour clarifier certains symptômes : "Ressentez-vous une douleur particulière en ce moment ?", "Est-ce que vos déplacements sont plus difficiles que d'habitude ?" ou encore "Dormez-vous bien la nuit ?" Ces discussions permettent d'obtenir des précisions sur les aspects du quotidien du patient qui pourraient échapper à une simple observation. De plus, le fait de verbaliser ses ressentis permet parfois au patient de mieux prendre conscience de ses propres besoins, renforçant ainsi sa capacité à participer activement à la gestion de sa santé.

Les **entretiens avec la famille** sont également très importants, surtout dans le cadre des soins à domicile. Les proches du patient, qu'ils vivent avec lui ou non, peuvent fournir des informations essentielles sur son état de santé, ses habitudes ou des changements récents. Par exemple, un proche aidant qui vit au quotidien avec le patient peut remarquer des détails qui échappent à l'aide-soignant lors de ses visites, comme des troubles du sommeil, des pertes d'appétit, ou des comportements inhabituels. Ces informations aident à construire une image plus complète de l'état de santé du patient et permettent d'adapter les soins de manière plus précise.

Les proches peuvent aussi jouer un rôle clé dans l'aspect psychologique et émotionnel du patient. En échangeant avec la famille, l'aide-soignant peut mieux comprendre les dynamiques familiales, identifier des sources de stress ou de soutien, et ajuster ses interventions en conséquence. Par exemple, si un patient est anxieux à l'idée de devenir un fardeau pour ses enfants, l'aide-soignant peut en discuter avec les proches et tenter de trouver des solutions pour alléger cette charge émotionnelle.

Enfin, ces entretiens permettent de partager des informations importantes sur l'évolution de la maladie ou les besoins du patient, afin que la famille puisse se préparer et éventuellement ajuster son soutien. Cette transparence entre l'aide-soignant, le patient et sa famille favorise une meilleure coordination des soins et renforce le sentiment de confiance et de sécurité.

Plan de soins individualisé

      o   Collaboration avec l'infirmier coordinateur.

La collaboration entre l'aide-soignant et l'infirmier coordinateur est essentielle pour garantir une prise en charge fluide, cohérente et adaptée aux besoins du patient dans le cadre des soins à domicile. Cette relation de travail repose sur une complémentarité des compétences, où chacun apporte son savoir-faire pour assurer une continuité des soins, tout en respectant ses propres responsabilités et limites d'intervention. L'infirmier coordinateur, qui supervise l'organisation globale des soins, joue un rôle clé dans la coordination des différentes interventions. Quant à l'aide-soignant, il apporte une attention quotidienne, une observation précise et un soutien direct au patient. Cette collaboration, fondée sur la communication, la confiance et la réactivité, garantit une prise en charge globale et personnalisée.

Le rôle de l'infirmier coordinateur : chef d'orchestre des soins

L'infirmier coordinateur est responsable de la gestion et de la planification des soins au domicile du patient. Il évalue d'abord les besoins de santé de ce dernier, élabore un plan de soins personnalisé, et supervise son exécution. Cela comprend l'établissement des protocoles médicaux à suivre, la mise en place des gestes techniques spécifiques, et la coordination avec les autres professionnels de santé, comme les médecins, les kinésithérapeutes ou encore les aides à domicile. Ce rôle de **chef d'orchestre** nécessite une vue d'ensemble sur l'état de santé du patient, ainsi que sur les interventions à réaliser au quotidien pour assurer la continuité des soins et anticiper d'éventuelles complications.

Dans ce cadre, l'infirmier coordinateur collabore étroitement avec l'aide-soignant, qui devient l'un des principaux acteurs sur le terrain pour appliquer ces soins. Bien que l'infirmier soit celui qui planifie et supervise, c'est souvent l'aide-soignant qui passe le plus de temps avec le patient, assurant ainsi la réalisation concrète des tâches quotidiennes et fournissant un retour précieux sur l'évolution de l'état du patient.

Le rôle de l'aide-soignant : bras opérationnel de la prise en charge

L'aide-soignant intervient au domicile du patient pour effectuer les soins d'hygiène et de confort, ainsi que certaines tâches techniques sous la supervision de l'infirmier. Il assure une **présence quotidienne** et veille à la mise en œuvre du plan de soins établi par l'infirmier coordinateur. Cela inclut des gestes tels que la toilette, l'aide à l'habillage, le changement de position pour éviter les escarres, ou encore la surveillance des signes vitaux, comme la température et la tension artérielle, lorsque cela est nécessaire.

La relation entre l'aide-soignant et l'infirmier coordinateur repose sur un **échange régulier d'informations**. L'aide-soignant, en contact direct avec le patient au quotidien, observe attentivement les signes d'amélioration ou de détérioration de son état de santé. Ces observations, qu'elles soient physiques ou émotionnelles, sont rapportées à l'infirmier coordinateur, qui les intègre dans le suivi global du patient. Par exemple, si l'aide-soignant constate une difficulté accrue dans les déplacements du patient ou une douleur persistante non exprimée, il informe rapidement l'infirmier, permettant ainsi à ce dernier d'ajuster le traitement ou d'envisager une intervention plus technique. Ce **retour d'information** est essentiel, car il permet à l'infirmier d'avoir une vision actualisée de la situation, même s'il n'est pas présent chaque jour auprès du patient.

La communication : clé d'une collaboration efficace

La communication entre l'aide-soignant et l'infirmier coordinateur est le fondement d'une prise en charge réussie. Elle doit être fluide, régulière et réactive. L'aide-soignant informe l'infirmier de tous les changements qu'il observe dans l'état du patient, qu'il s'agisse de symptômes physiques, de comportements inhabituels, ou encore de signes de détresse psychologique. Ces informations permettent à l'infirmier d'adapter le plan de soins en conséquence.

Les **réunions de coordination** entre l'aide-soignant et l'infirmier sont aussi des moments clés pour faire le point sur l'état du patient, discuter des ajustements à apporter, et organiser les interventions futures. Ces réunions permettent de définir les priorités, de mettre en place de nouveaux protocoles si nécessaire, et d'assurer que chaque membre de l'équipe de soins soit informé des évolutions du patient. Lors de ces échanges, l'infirmier apporte un éclairage technique et médical, tandis que l'aide-soignant transmet ses observations pratiques et son ressenti sur l'état général du patient.

En dehors des réunions formelles, la communication doit également être immédiate et efficace en cas d'urgence ou de complication. Si l'aide-soignant remarque une situation critique, comme une altération rapide de l'état du patient (chute, détresse respiratoire, douleur intense), il doit pouvoir alerter rapidement l'infirmier coordinateur pour qu'une action immédiate soit entreprise. Cette **réactivité** est cruciale pour prévenir les situations d'urgence et éviter une hospitalisation non nécessaire.

Un travail en complémentarité : chacun à sa place

La collaboration entre l'aide-soignant et l'infirmier coordinateur repose sur une **complémentarité des rôles**. Tandis que l'aide-soignant est le principal acteur de terrain, l'infirmier assure la supervision et l'ajustement du plan de soins. Chacun doit rester dans son champ de compétence pour garantir une prise en charge à la fois professionnelle et sécurisée.

L'aide-soignant ne peut pas, par exemple, administrer des médicaments sans que cela ne soit spécifiquement prévu par le protocole établi par l'infirmier. De même, certains gestes techniques, comme les injections ou la pose de perfusions, relèvent exclusivement de la compétence de l'infirmier. Cette répartition des tâches est essentielle pour assurer que le patient reçoive des soins appropriés et conformes aux normes de sécurité.

De son côté, l'infirmier coordinateur compte sur l'aide-soignant pour assurer une continuité des soins et être ses "yeux et oreilles" au quotidien. Grâce aux observations détaillées et précises de l'aide-soignant, l'infirmier est en mesure de prendre des décisions éclairées concernant l'évolution du traitement. Cette **confiance mutuelle** est indispensable pour garantir la sécurité et le bien-être du patient.

L'adaptation aux besoins du patient : ajuster les soins en fonction de l'évolution

L'une des forces de cette collaboration est la capacité d'adapter en continu la prise en charge en fonction de l'évolution des besoins du patient. Les pathologies évoluent, les capacités du patient peuvent fluctuer, et son état psychologique peut varier. L'aide-soignant, en lien direct avec le quotidien du patient, peut rapidement détecter ces changements et informer l'infirmier, qui ajustera le plan de soins en conséquence.

Par exemple, un patient atteint d'une maladie chronique peut voir ses besoins évoluer au fil du temps. Si l'aide-soignant constate que le patient devient plus dépendant pour ses déplacements ou montre des signes de fatigue extrême, il est de son devoir de communiquer ces informations à l'infirmier. Ce dernier pourra alors adapter le traitement, revoir la fréquence des soins, ou encore organiser des consultations supplémentaires pour réévaluer l'état du patient. Cette **flexibilité** dans l'ajustement des soins est ce qui permet à la collaboration entre l'aide-soignant et l'infirmier coordinateur de répondre avec précision aux besoins évolutifs du patient.

- Adapter les soins en fonction de l'autonomie du patient (grille AGGIR, évaluation des capacités motrices et cognitives).

Adapter les soins en fonction de l'autonomie du patient est une démarche essentielle pour assurer une prise en charge personnalisée et respectueuse des capacités de chacun. Cette adaptation permet non seulement d'ajuster les soins aux besoins spécifiques du patient, mais aussi de préserver autant que possible son indépendance, tout en garantissant sa sécurité et son bien-être. La grille AGGIR (Autonomie Gérontologique Groupe Iso-Ressources) et l'évaluation des capacités motrices et cognitives sont des outils clés dans cette approche, car ils permettent de mesurer précisément le degré d'autonomie du patient et de planifier des interventions adaptées.

La grille AGGIR : un outil pour évaluer l'autonomie

La grille AGGIR est largement utilisée en France pour évaluer le niveau d'autonomie des personnes âgées et déterminer les aides dont elles peuvent bénéficier, notamment l'Allocation Personnalisée d'Autonomie (APA). Cette grille est un référentiel qui permet de classer les personnes en différents groupes en fonction de leur capacité à accomplir seules les **actes essentiels de la vie quotidienne**, comme se laver, s'habiller, se déplacer, ou encore gérer leurs repas. L'objectif de cet outil est d'établir un niveau d'autonomie sur une échelle de dépendance, qui va de GIR 1 (personnes totalement dépendantes) à GIR 6 (personnes autonomes).

L'aide-soignant, en collaboration avec l'équipe médicale et les proches du patient, utilise cette évaluation pour adapter les soins de manière à répondre aux besoins spécifiques de la personne. Un patient classé en GIR 1 ou GIR 2, qui présente une perte d'autonomie très importante, nécessitera des soins de proximité constants, avec une assistance pour tous les actes de la vie quotidienne. À l'inverse, un patient classé en GIR 5 ou GIR 6, qui reste majoritairement autonome, pourra bénéficier de soins moins intensifs, favorisant le maintien de son indépendance tout en apportant une aide ponctuelle pour certaines tâches.

La grille AGGIR permet donc de créer un **plan de soins personnalisé**, en fonction du niveau de dépendance de la personne, en s'assurant que l'aide apportée ne soit ni excessive ni insuffisante. L'objectif est toujours de respecter l'autonomie du patient autant que possible, tout en garantissant qu'il reçoive l'aide nécessaire pour les tâches qu'il ne peut plus accomplir seul.

L'évaluation des capacités motrices : adapter l'assistance à la mobilité et aux gestes

Outre la grille AGGIR, l'évaluation des **capacités motrices** du patient est un élément fondamental pour adapter les soins. La mobilité d'une personne influence directement le type et la fréquence des soins à domicile. Il s'agit de déterminer dans quelle mesure le patient est capable de se déplacer seul, de se lever, de marcher, de s'asseoir ou encore de se coucher. En fonction de cette évaluation, l'aide-soignant peut adapter son intervention pour garantir à la fois l'autonomie du patient et sa sécurité.

Pour un patient qui présente une mobilité réduite mais qui est encore capable de se déplacer avec assistance, l'aide-soignant peut proposer un soutien partiel : accompagner le patient lors de ses déplacements dans la maison, le guider pour éviter les chutes, ou encore l'encourager à marcher régulièrement pour maintenir sa mobilité. Dans ces cas, l'objectif est de **stimuler l'autonomie** et de maintenir autant que possible l'indépendance du patient, en lui laissant la possibilité de participer activement aux gestes du quotidien.

En revanche, pour un patient complètement immobile ou ayant des difficultés majeures à bouger, l'aide-soignant doit ajuster les soins pour répondre à ses besoins spécifiques. Cela inclut des soins comme le **changement de position régulier** pour éviter les escarres, l'aide totale pour les déplacements (lit-fauteuil, transfert vers les toilettes, etc.), et la gestion de dispositifs médicaux, comme des lits médicalisés ou des coussins anti-escarres. L'objectif dans ce cas est de compenser la perte de mobilité, tout en veillant à prévenir les complications liées à l'immobilité prolongée.

L'évaluation des capacités motrices ne se limite pas aux déplacements. Elle inclut aussi l'analyse des capacités à effectuer des gestes simples, comme tenir un verre, utiliser des couverts, ou encore manipuler de petits objets du quotidien. L'aide-soignant doit observer attentivement si le patient peut accomplir ces tâches seul ou s'il a besoin d'assistance. Dans certains cas, des outils ou des aménagements peuvent être mis en place pour faciliter les gestes du patient et préserver son autonomie, comme l'installation de barres d'appui dans la salle de bain ou l'utilisation de couverts adaptés pour les personnes ayant des problèmes de préhension.

L'évaluation des capacités cognitives : adapter les soins à la compréhension et à la mémoire

L'évaluation des **capacités cognitives** du patient est tout aussi importante que celle des capacités motrices pour adapter les soins à domicile. Les troubles cognitifs, qu'ils soient légers ou avancés, modifient profondément la manière dont un patient interagit avec son environnement et ses soignants. Ces troubles peuvent affecter la mémoire, la capacité à comprendre des consignes simples, ou encore la capacité à prendre des décisions.

Pour les patients atteints de maladies neurodégénératives, comme la maladie d'Alzheimer ou d'autres formes de démence, l'aide-soignant doit adapter son approche en fonction du degré d'atteinte cognitive. Par exemple, un patient souffrant de troubles légers de la mémoire peut avoir besoin d'un soutien pour se rappeler les moments de la journée où il doit prendre ses médicaments, ou d'aide pour se souvenir de l'ordre des gestes à accomplir lors de sa toilette. Dans ce cas, l'aide-soignant agit en **guide** et en **rappel**, tout en laissant le patient réaliser lui-même les gestes qu'il est encore capable de faire.

En revanche, pour un patient avec des troubles cognitifs plus graves, l'aide-soignant doit prendre en charge de manière plus active les tâches de la vie quotidienne, tout en veillant à créer un environnement sécurisé et apaisant. Il peut être nécessaire d'intervenir pour éviter que le patient ne se mette en danger, par exemple en oubliant d'éteindre une plaque de cuisson ou en se perdant dans sa propre maison. Le rôle de l'aide-soignant devient alors plus protecteur, tout en restant attentif à ne pas infantiliser le patient ou à restreindre inutilement son autonomie.

L'adaptation des soins en fonction des capacités cognitives implique aussi de savoir **communiquer efficacement** avec le patient. Il est important de lui expliquer les gestes et les soins de manière simple, avec des phrases courtes et claires, en tenant compte de son niveau de compréhension. En fonction de l'évolution de la maladie, l'aide-soignant doit ajuster son approche pour rendre les échanges aussi fluides que possible, en répétant des consignes si nécessaire ou en recourant à des gestes pour renforcer la communication verbale.

Un équilibre entre soutien et autonomie : le cœur de l'adaptation des soins

Adapter les soins en fonction de l'autonomie du patient nécessite de trouver un **équilibre subtil** entre l'assistance nécessaire et le respect de l'indépendance de la personne. L'objectif est toujours de préserver autant que possible les capacités restantes du patient, tout en lui apportant l'aide dont il a besoin pour compenser ses faiblesses. Cette approche permet de maintenir le bien-être physique et psychologique du patient, en renforçant son sentiment de dignité et d'autonomie.

Pour l'aide-soignant, cela implique une grande **souplesse** et une **observation fine** de l'évolution de l'état du patient. À mesure que les capacités du patient se modifient, il est essentiel d'ajuster le plan de soins pour garantir une prise en charge cohérente et respectueuse. Cette évaluation continue, associée à une collaboration étroite avec l'infirmier coordinateur et la famille, permet d'adapter les soins à chaque étape, tout en anticipant les éventuels besoins futurs.

Chapitre 3

Les soins techniques et quotidiens à domicile

Les soins d'hygiène et de confort

- Toilette, habillage, et soins corporels en respectant l'intimité du patient.

La toilette, l'habillage et les soins corporels sont des actes essentiels dans la prise en charge quotidienne des patients, particulièrement pour ceux qui ne peuvent plus s'en occuper eux-mêmes en raison d'une perte d'autonomie. Ces gestes, bien que routiniers pour les soignants, revêtent une importance cruciale pour le bien-être physique, psychologique et émotionnel du patient. Il ne s'agit pas seulement de maintenir une bonne hygiène corporelle, mais aussi de préserver la dignité du patient en respectant son intimité et en tenant compte de ses besoins individuels. En prodiguant ces soins avec attention, délicatesse et respect, l'aide-soignant contribue à la qualité de vie du patient, tout en assurant son confort et sa sécurité.

Respecter l'intimité du patient : une priorité essentielle

Lorsqu'il s'agit de soins corporels, le respect de l'intimité du patient est fondamental. La toilette, le changement de vêtements et les autres gestes de soins touchent à l'intime de la personne, à son corps, et peuvent être vécus comme des moments de vulnérabilité, notamment pour les personnes âgées ou les patients en situation de dépendance. Même si le patient est habitué à recevoir des soins, il est primordial de lui rappeler qu'il reste maître de son corps, et que chaque geste sera effectué avec son accord et en respectant ses limites.

Pour garantir cette intimité, l'aide-soignant doit d'abord s'assurer que le patient se sente à l'aise. Cela commence par **demander le consentement** du patient avant chaque soin : « Puis-je vous aider à faire votre toilette ? » ou « Est-ce que je peux commencer ? » sont des phrases simples mais importantes, car elles impliquent le patient dans l'acte de soin. Même pour des gestes quotidiens, demander l'accord du patient renforce son sentiment de contrôle sur la situation, et évite qu'il se sente réduit à une position passive.

L'aide-soignant doit également veiller à préserver au maximum l'intimité du patient en ne dévoilant jamais plus que ce qui est nécessaire. Lors de la toilette, il est préférable de couvrir certaines parties du corps pendant que l'on s'occupe d'une autre, afin de ne pas exposer le patient inutilement. Cela aide à réduire le sentiment de gêne ou de honte que certains peuvent éprouver, particulièrement ceux qui ont récemment perdu leur autonomie.

La toilette : un soin respectueux et apaisant

La toilette est un acte de soin à la fois technique et humain. Elle permet de maintenir la peau propre, d'éviter les infections et les irritations, mais aussi de contribuer au bien-être général du patient. Pour les personnes en perte d'autonomie, se sentir propre et soigné est essentiel pour conserver un sentiment de dignité et d'estime de soi.

L'aide-soignant doit d'abord préparer tout le matériel nécessaire pour la toilette avant de commencer, afin de minimiser les interruptions et garantir un moment fluide et respectueux. Il est important de **prendre le temps** de bien expliquer chaque étape de la toilette, surtout si le patient souffre de troubles cognitifs. Dire : « Nous allons d'abord laver votre visage, puis vos bras » permet d'instaurer un climat de confiance et de rassurer la personne sur le déroulement des soins.

Ensuite, il est essentiel de s'adapter aux capacités du patient. Si ce dernier peut encore participer à la toilette, même de manière partielle, l'aide-soignant doit l'encourager à le faire : « Voulez-vous vous laver le visage vous-même ? » ou « Je vous aide pour le dos, mais pouvez-vous vous occuper de vos bras ? » Ces petites participations aident à renforcer le sentiment d'indépendance du patient, même lorsque celui-ci est très limité.

Pendant la toilette, la **douceur** des gestes est primordiale. Il ne s'agit pas simplement de laver, mais aussi de faire attention aux zones sensibles, aux éventuelles blessures ou aux irritations de la peau. La toilette est aussi un moment privilégié pour observer attentivement l'état de la peau, détecter des signes d'escarres ou de rougeurs, et signaler toute anomalie à l'infirmier coordinateur.

L'habillage : maintenir l'autonomie et le confort

L'habillage est un autre soin quotidien qui demande une attention particulière. Tout comme la toilette, c'est un moment d'intimité qu'il convient de respecter. Le choix des vêtements doit toujours être fait en accord avec le patient, en tenant compte de ses préférences, mais aussi de son confort. « Préférez-vous porter ce pull ou celui-ci ? » est une manière simple de donner au patient un sentiment de choix et de contrôle sur ce qui est fait.

Si le patient est capable de participer à son habillage, même partiellement, il est important de le laisser faire. Encourager le patient à mettre lui-même un pull ou à enfiler ses chaussettes, même avec assistance, permet de maintenir un certain niveau d'autonomie et d'estime de soi. Pour les patients souffrant de **limitations motrices**, l'aide-soignant doit adapter son intervention pour faciliter l'habillage, en utilisant par exemple des vêtements faciles à enfiler, avec des fermetures adaptées ou des matières souples. Cela permet de réduire les efforts du patient tout en lui garantissant un confort maximal.

Lors de l'habillage, l'aide-soignant doit également veiller à ce que le patient soit confortablement installé, surtout si ses mouvements sont restreints. Les gestes doivent être doux et respectueux, en évitant de brusquer le patient ou de le forcer à adopter des positions inconfortables. S'assurer que les vêtements ne sont ni trop serrés, ni trop lâches, et qu'ils sont adaptés à la température ambiante fait partie des soins attentifs que l'aide-soignant doit prodiguer.

Les soins corporels : une attention aux détails pour le bien-être

Outre la toilette et l'habillage, les **soins corporels** incluent des gestes spécifiques visant à assurer le confort et la santé du patient. Cela peut inclure l'hydratation de la peau, le soin des ongles, des cheveux, ou encore le rasage pour certains patients. Ces soins, bien que parfois perçus comme accessoires, jouent un rôle important dans le bien-être global de la personne.

L'application de crème hydratante, par exemple, permet non seulement de prévenir le dessèchement de la peau, mais aussi de procurer un moment de relaxation et de soin personnalisé. L'aide-soignant doit réaliser ces gestes avec la même attention au respect de l'intimité que pour la toilette, en veillant à ne pas exposer inutilement le corps du patient.

Ces soins offrent également une **opportunité d'observation.** L'aide-soignant doit profiter de ces moments pour vérifier l'état général de la peau, détecter des signes de lésions, d'escarres ou d'inflammations, et les signaler à l'infirmier si nécessaire. En prenant soin de ces petits détails, l'aide-soignant contribue à la prévention de complications et à la préservation de la santé du patient.

- o Gestion de l'incontinence et prévention des escarres.

La gestion de l'incontinence et la prévention des escarres sont deux aspects fondamentaux des soins à domicile, particulièrement pour les patients en perte d'autonomie ou alités. Ces problématiques, bien que courantes, demandent une attention particulière et des interventions adaptées pour préserver la santé, la dignité et le confort du patient. L'aide-soignant joue un rôle clé dans ces soins, en veillant non seulement à la bonne gestion des symptômes, mais aussi à prévenir les complications qui peuvent découler de l'incontinence et de l'immobilité prolongée. La délicatesse, la régularité des soins, et la prévention active sont indispensables pour assurer un bien-être optimal au patient.

Gestion de l'incontinence : préserver la dignité et le confort

L'incontinence, qu'elle soit urinaire ou fécale, est une situation délicate qui touche de nombreux patients, notamment les personnes âgées ou celles atteintes de pathologies chroniques. Elle peut avoir un impact significatif sur la qualité de vie du patient, tant sur le plan physique que psychologique, en suscitant des sentiments de gêne, de perte de dignité et de dépendance. La gestion de l'incontinence par l'aide-soignant ne se limite pas à la prise en charge des conséquences immédiates, mais vise aussi à maintenir le respect de la personne, à réduire les risques d'inconfort et d'infections, et à préserver la peau du patient.

La première étape consiste à choisir les protections adaptées aux besoins spécifiques du patient. Ces protections doivent être **confortables**, **absorbantes** et ajustées à la morphologie du patient. Leur bonne utilisation est cruciale pour éviter les fuites, minimiser les irritations cutanées et offrir un confort maximal. L'aide-soignant doit s'assurer que ces protections sont changées régulièrement, en fonction de l'état du patient, afin d'éviter que la peau ne reste en contact prolongé avec l'urine ou les selles, ce qui pourrait entraîner des irritations, voire des infections.

Ensuite, l'aide-soignant doit procéder à une **toilette intime régulière** et minutieuse, après chaque épisode d'incontinence. Cette toilette, réalisée avec des produits doux, aide à maintenir une hygiène parfaite et à éviter l'apparition d'infections urinaires ou de mycoses, qui sont des complications fréquentes chez les personnes incontinentes. Lors de cette toilette, il est crucial de sécher soigneusement la peau pour éviter tout excès d'humidité, facteur aggravant des irritations. Une fois la peau propre et sèche, l'application d'une crème protectrice peut être recommandée pour former une barrière entre la peau et l'humidité, réduisant ainsi le risque d'irritation.

Au-delà de ces gestes techniques, l'aide-soignant doit faire preuve d'une grande **empathie** et de **respect** dans la gestion de l'incontinence. Il est essentiel de ne jamais faire ressentir au patient une quelconque gêne ou inconfort psychologique lié à sa condition. La discrétion et la délicatesse sont de rigueur pour que le patient conserve sa dignité. En veillant à ce que le changement des protections et la toilette intime se fassent de manière régulière et respectueuse, l'aide-soignant contribue à réduire l'impact psychologique de l'incontinence et à améliorer la qualité de vie du patient.

Prévention des escarres : un enjeu de santé majeur

La prévention des escarres, ou plaies de pression, est un autre enjeu majeur pour les patients immobilisés ou alités de manière prolongée. Les escarres se forment lorsque la peau et les tissus sous-jacents sont soumis à une pression constante, généralement sur des zones osseuses comme les talons, le sacrum, les hanches ou les coudes. Cette pression réduit la circulation sanguine, provoquant des lésions cutanées qui, si elles ne sont pas prises en charge, peuvent évoluer en plaies graves et difficiles à soigner. La prévention des escarres est donc une priorité dans la prise en charge des patients à mobilité réduite, et l'aide-soignant joue un rôle essentiel dans cette démarche.

La première mesure préventive consiste à **changer régulièrement la position du patient** pour soulager les zones soumises à une pression excessive. En général, il est recommandé de repositionner un patient alité toutes les deux heures. L'aide-soignant doit veiller à adopter des gestes doux et sécurisés pour éviter de provoquer des douleurs lors du changement de position, notamment chez les patients souffrant de douleurs chroniques ou d'arthrite. En alternant les positions (côté gauche, côté droit, position semi-assise), il est possible de réduire les risques de formation d'escarres en répartissant la pression sur différentes parties du corps.

L'utilisation de **matériel spécialisé** est également essentielle dans la prévention des escarres. Des matelas anti-escarres, des coussins adaptés ou des talonnières peuvent être utilisés pour réduire la pression sur certaines zones à risque. Ces dispositifs permettent de mieux répartir le poids du corps du patient et d'éviter les points de pression constants. L'aide-soignant doit s'assurer que ces dispositifs sont correctement installés et ajustés en fonction des besoins individuels du patient.

Outre la gestion des positions, l'aide-soignant doit veiller à une **hygiène rigoureuse** et à l'entretien de la peau. La peau des patients alités, souvent fragilisée, doit être maintenue propre et bien hydratée. Après chaque toilette, il est important de bien sécher la peau, en particulier dans les plis, pour éviter l'accumulation d'humidité, qui favorise la formation d'escarres. L'application de crèmes hydratantes peut contribuer à maintenir la souplesse de la peau et à renforcer sa résistance face aux agressions extérieures.

La **surveillance de la peau** est également cruciale. L'aide-soignant doit observer régulièrement les zones les plus à risque, comme les talons, le sacrum et les coudes, à la recherche de signes précoces de formation d'escarres. Cela peut inclure des rougeurs persistantes, un durcissement de la peau, ou des zones sensibles au toucher. En repérant ces signes à un stade précoce, il est possible de mettre en place des mesures préventives renforcées et d'éviter que ces rougeurs n'évoluent en plaies ouvertes.

Un soin global centré sur le confort et la prévention

La gestion de l'incontinence et la prévention des escarres sont indissociables d'une approche globale des soins à domicile, qui vise à prévenir les complications tout en assurant le confort du patient. Ces soins demandent une vigilance quotidienne, des gestes techniques précis, mais aussi une dimension humaine et relationnelle forte. L'aide-soignant doit constamment équilibrer les soins techniques avec le respect de la personne, en veillant à ne jamais réduire le patient à ses symptômes ou à sa dépendance.

En maintenant une hygiène irréprochable, en surveillant attentivement l'état de la peau, et en prévenant les complications liées à l'immobilité, l'aide-soignant contribue non seulement à préserver la santé physique du patient, mais aussi à améliorer son bien-être psychologique. L'attention portée aux détails, la régularité des soins, et l'empathie dans l'exécution des gestes permettent de réduire considérablement les risques d'escarres et les inconforts liés à l'incontinence, tout en offrant au patient une qualité de vie améliorée.

Les soins techniques sous la supervision de l'infirmier

- Surveillance des paramètres vitaux (température, pouls, pression artérielle).

La surveillance des paramètres vitaux est un aspect fondamental des soins à domicile. Elle permet de suivre l'évolution de l'état de santé du patient, de détecter précocement les signes d'aggravation et d'ajuster les soins en conséquence. Ces paramètres incluent notamment la température corporelle, le pouls et la pression artérielle, qui sont des indicateurs clés du fonctionnement du corps et de son équilibre. L'aide-soignant, en contact régulier avec le patient, joue un rôle essentiel dans cette surveillance. En observant et en notant ces paramètres de manière régulière et précise, il contribue à garantir la sécurité du patient tout en permettant une prise en charge réactive en cas de problème.

La température : un indicateur de l'état général du patient

La température corporelle est l'un des paramètres les plus simples et les plus courants à mesurer, mais elle fournit des informations cruciales sur l'état de santé du patient. Une variation anormale de la température, qu'il s'agisse de fièvre (hyperthermie) ou d'une baisse de la température corporelle (hypothermie), peut être le signe d'une infection, d'une inflammation, ou d'un dysfonctionnement métabolique.

L'aide-soignant, en prenant régulièrement la température du patient, peut détecter des signes précoces d'infection ou de complications médicales, notamment chez les patients qui présentent des affections chroniques ou qui sont immunodéprimés. Si une fièvre est détectée, cela peut être un indicateur d'infection sous-jacente, comme une infection urinaire, pulmonaire, ou encore un abcès. De même, une hypothermie peut indiquer un problème circulatoire ou métabolique grave, nécessitant une intervention rapide.

En prenant la température, l'aide-soignant doit veiller à utiliser un thermomètre adapté, que ce soit un thermomètre digital, auriculaire ou frontal, en fonction des conditions du patient. Il est également important de mesurer la température à des moments cohérents dans la journée, car elle peut varier naturellement en fonction des activités ou de l'heure. Une fois relevée, la température est notée dans le dossier médical du patient, afin que les autres professionnels de santé puissent suivre son évolution.

Le pouls : reflet de la fonction cardiaque

Le pouls, ou fréquence cardiaque, est un autre paramètre vital essentiel à surveiller. Il permet de mesurer la vitesse à laquelle le cœur bat et de vérifier si le rythme est régulier. Un pouls trop rapide (tachycardie) ou trop lent (bradycardie) peut révéler des problèmes cardiaques, des troubles métaboliques, ou encore une réaction à des médicaments. L'aide-soignant, en surveillant régulièrement le pouls, peut repérer ces anomalies et en informer l'infirmier ou le médecin coordinateur, qui décideront des mesures à prendre.

Le pouls se mesure généralement au niveau de l'artère radiale, située sur le poignet, mais il peut aussi être pris au cou, sur l'artère carotide, ou à d'autres points du corps en fonction des préférences du patient et de sa condition physique. L'aide-soignant doit compter les battements pendant une durée d'au moins 30 secondes, puis multiplier par deux pour obtenir la fréquence cardiaque en battements par minute. Une attention particulière doit être portée à la **régularité du pouls**. Un pouls irrégulier, caractérisé par des battements inégaux ou des pauses, peut être le signe d'un trouble du rythme cardiaque, comme la fibrillation auriculaire, qui nécessite une évaluation médicale urgente.

En plus de la fréquence, l'aide-soignant peut observer la **qualité du pouls** : est-il fort, faible, difficile à percevoir ? Ces observations fournissent des informations complémentaires sur l'état circulatoire du patient, notamment sur la qualité de la perfusion sanguine dans les extrémités.

La pression artérielle : un indicateur clé de la santé cardiovasculaire

La surveillance de la pression artérielle est indispensable pour les patients souffrant de maladies chroniques comme l'hypertension, l'insuffisance cardiaque ou les maladies rénales. La pression artérielle mesure la force exercée par le sang sur les parois des artères. Une pression trop élevée (hypertension) peut augmenter le risque de complications graves comme les accidents vasculaires cérébraux (AVC) ou les crises cardiaques, tandis qu'une pression trop basse (hypotension) peut entraîner des malaises, des étourdissements ou une mauvaise perfusion des organes vitaux.

L'aide-soignant, en surveillant régulièrement la pression artérielle, contribue à la prévention de ces complications. La prise de la pression artérielle s'effectue à l'aide d'un tensiomètre, soit manuel, soit automatique. Pour une mesure précise, il est recommandé de prendre la pression artérielle après que le patient s'est reposé pendant quelques minutes, assis confortablement, avec le bras au niveau du cœur. La pression artérielle est généralement exprimée en deux chiffres : la pression systolique (la force du sang lorsque le cœur se contracte) et la pression diastolique (la pression dans les artères lorsque le cœur est au repos entre deux battements).

Une lecture anormale de la pression artérielle, comme une pression systolique supérieure à 140 mmHg ou inférieure à 90 mmHg, doit être signalée à l'infirmier ou au médecin. Chez les patients hypertendus, des ajustements du traitement médicamenteux peuvent être nécessaires pour stabiliser la pression artérielle, tandis que pour les patients souffrant d'hypotension, des précautions supplémentaires, comme la limitation des mouvements brusques, peuvent être prises pour éviter les chutes ou les évanouissements.

L'importance d'une surveillance régulière et rigoureuse

La surveillance des paramètres vitaux ne se limite pas à une simple mesure. C'est un **processus continu** qui permet de suivre l'état de santé du patient au fil du temps et de détecter rapidement tout changement significatif. L'aide-soignant doit être attentif non seulement aux chiffres obtenus, mais aussi aux **symptômes associés**. Par exemple, une fièvre accompagnée de frissons, un pouls rapide accompagné d'essoufflement, ou une pression artérielle élevée associée à des maux de tête sont autant de signaux d'alarme nécessitant une évaluation plus approfondie.

En consignant chaque relevé dans le dossier médical du patient, l'aide-soignant fournit aux autres professionnels de santé, notamment les infirmiers et médecins, une **traçabilité** des données de santé. Cela permet de repérer des tendances, comme une pression artérielle qui augmente progressivement, ou une température qui fluctue anormalement. Ces informations sont essentielles pour ajuster le traitement, revoir les doses de médicaments ou décider d'interventions supplémentaires si nécessaire.

Réactivité et communication avec l'équipe médicale

L'aide-soignant, en tant que premier intervenant sur le terrain, doit être capable d'identifier les situations nécessitant une action rapide. Si un paramètre vital s'écarte des normes habituelles ou si le patient présente des symptômes alarmants, il est impératif d'**alerter immédiatement l'infirmier coordinateur** ou le médecin traitant. Cette réactivité est cruciale pour prévenir les complications graves et assurer la sécurité du patient.

La communication entre l'aide-soignant et l'équipe médicale est donc primordiale. Elle repose sur une **transmission claire** et précise des observations, des relevés et des symptômes associés. En partageant ces informations de manière rigoureuse, l'aide-soignant joue un rôle clé dans la gestion proactive de la santé du patient et dans la prévention des situations d'urgence.

- Prélèvements, pansements, gestion des dispositifs médicaux (sondes, perfusions).

Les prélèvements, les soins de pansements et la gestion des dispositifs médicaux, tels que les sondes et les perfusions, sont des actes techniques essentiels dans la prise en charge des patients à domicile. Ces interventions nécessitent une grande rigueur et une attention particulière, car elles sont directement liées à la santé et au bien-être du patient. L'aide-soignant, bien qu'il ne soit pas habilité à réaliser ces gestes de manière autonome, joue un rôle fondamental en les assistant sous la supervision des infirmiers et en assurant une observation minutieuse des dispositifs médicaux pour prévenir les complications. Ces soins techniques, au-delà de leur dimension purement médicale, doivent également être réalisés dans un cadre humain, en veillant à la sécurité, au confort et à la dignité du patient.

Prélèvements : un acte technique au service du diagnostic

Les prélèvements sanguins et autres types de prélèvements (comme les prélèvements urinaires ou d'écoulements de plaies) font partie intégrante du suivi médical des patients à domicile. Ces prélèvements permettent d'évaluer l'état de santé général du patient, de vérifier l'efficacité d'un traitement ou de détecter des infections. Si la réalisation de ces actes incombe directement à l'infirmier, l'aide-soignant peut être impliqué dans leur préparation et leur suivi.

Avant l'intervention de l'infirmier, l'aide-soignant peut préparer le patient en lui expliquant le déroulement du prélèvement et en s'assurant qu'il soit confortablement installé. Cette approche est particulièrement importante pour les patients anxieux ou ceux souffrant de troubles cognitifs, qui peuvent ne pas bien comprendre pourquoi un prélèvement est nécessaire. En expliquant le processus de manière simple et rassurante, l'aide-soignant aide à réduire l'inquiétude du patient et à faciliter l'intervention.

Après le prélèvement, l'aide-soignant peut également jouer un rôle de suivi, en veillant à ce que le patient ne présente aucune complication, comme un saignement excessif ou un hématome, notamment après une prise de sang. Il s'assure que le site de prélèvement reste propre et surveille l'apparition de signes d'infection, tels qu'une rougeur ou une chaleur locale, qu'il signalera immédiatement à l'infirmier.

Pansements : une prise en charge minutieuse pour favoriser la cicatrisation

Les soins de pansements sont une composante essentielle des soins à domicile, notamment pour les patients présentant des plaies chroniques, des escarres ou des cicatrices postopératoires. Le bon soin des pansements est crucial pour prévenir les infections, favoriser la cicatrisation et améliorer le confort du patient. L'aide-soignant, sous la supervision de l'infirmier, contribue à l'entretien et à la surveillance des pansements, tout en veillant à la propreté et à la protection des plaies.

Lorsqu'un pansement doit être changé, l'aide-soignant prépare le matériel nécessaire : gants, solutions antiseptiques, compresses stériles, bandes ou pansements spécifiques. Bien que ce soit souvent l'infirmier qui effectue le changement de pansement dans le cadre de soins techniques (comme pour des plaies chirurgicales ou profondes), l'aide-soignant peut être amené à participer en assistant l'infirmier, en maintenant un environnement stérile ou en aidant à positionner le patient pour faciliter l'accès à la plaie.

Le rôle de l'aide-soignant ne s'arrête pas à l'assistance technique. Il observe également la plaie lors du changement de pansement et peut signaler des signes de complications, comme une rougeur persistante, un gonflement, un écoulement anormal ou une mauvaise odeur, qui pourraient indiquer une infection. Cette vigilance est essentielle, car une détection précoce permet d'intervenir rapidement et d'éviter des complications plus graves.

La gestion des pansements doit toujours se faire en respectant l'intimité du patient, en veillant à ce que celui-ci soit à l'aise, et en expliquant chaque geste avant de l'accomplir. De plus, le confort du patient doit être une priorité : ajuster le pansement pour qu'il ne soit ni trop serré ni trop lâche, et s'assurer qu'il ne provoque pas de frottement ou d'inconfort, en particulier si la plaie se situe dans une zone sensible ou mobile.

Gestion des dispositifs médicaux : assurer sécurité et hygiène

Les patients à domicile peuvent avoir besoin de dispositifs médicaux pour assurer le traitement de certaines pathologies ou pour compenser des fonctions défaillantes. Parmi les dispositifs les plus courants, on trouve les **sondes urinaires**, les **perfusions** (intraveineuses ou sous-cutanées), et parfois des dispositifs plus complexes comme les **cathéters**. La gestion de ces dispositifs requiert une attention constante et un respect scrupuleux des protocoles d'hygiène pour éviter les infections ou les dysfonctionnements.

La **sonde urinaire**, par exemple, est souvent utilisée pour les patients présentant une incontinence sévère ou une rétention urinaire. L'aide-soignant, bien qu'il ne puisse pas poser ou retirer la sonde, joue un rôle fondamental dans son entretien quotidien. Il doit veiller à ce que la sonde soit bien fixée, sans traction excessive, et s'assurer que le sac collecteur soit régulièrement vidé, en notant la quantité et l'apparence des urines. Une urine trouble, malodorante ou accompagnée de douleur lors de l'évacuation peut être le signe d'une infection urinaire, qui doit être signalée immédiatement à l'infirmier.

De même, la **gestion des perfusions** nécessite une surveillance rigoureuse. Les perfusions intraveineuses ou sous-cutanées sont utilisées pour administrer des traitements médicamenteux ou des solutions nutritives à des patients qui ne peuvent pas s'alimenter par voie orale. L'aide-soignant doit s'assurer que le dispositif de perfusion est correctement positionné et qu'il n'y a pas de signes d'inflammation ou d'infection autour du site d'insertion. Il surveille également que la perfusion fonctionne normalement, sans obstruction ni fuite, et signale toute anomalie à l'infirmier.

Dans le cadre de dispositifs plus complexes, comme les **cathéters centraux** ou les **sondes gastriques**, l'aide-soignant ne gère pas directement le dispositif, mais il doit rester vigilant à tout signe de dysfonctionnement ou de complication. Par exemple, dans le cas d'une sonde gastrique, l'aide-soignant peut observer si le patient présente des signes de gêne ou de douleur lors de l'administration de la nutrition ou des médicaments, ou encore si la sonde semble mal positionnée.

Prévention des infections et confort du patient

La gestion des dispositifs médicaux implique une **hygiène irréprochable**. L'aide-soignant doit toujours veiller à respecter les protocoles d'asepsie pour éviter la contamination du matériel ou des sites d'insertion. Cela inclut l'utilisation de gants stériles, la désinfection des zones sensibles avant tout contact, et la manipulation des dispositifs avec précaution.

En plus des aspects techniques, l'aide-soignant doit être attentif au **confort du patient**. Les dispositifs médicaux, s'ils ne sont pas bien entretenus ou surveillés, peuvent être sources d'inconfort ou de douleur. Par exemple, une sonde urinaire mal fixée ou une perfusion trop serrée peuvent causer des irritations cutanées ou des douleurs localisées. En ajustant les dispositifs de manière à minimiser les contraintes et en s'assurant que le patient soit installé confortablement, l'aide-soignant contribue à réduire l'inconfort lié à ces dispositifs.

- Administration de médicaments (suivant prescription).

L'administration de médicaments est un acte essentiel dans le parcours de soins à domicile. Bien qu'elle soit réalisée sous la supervision d'un infirmier et toujours suivant une prescription médicale, l'aide-soignant joue un rôle clé dans l'accompagnement du patient pour veiller à la bonne observance de son traitement. Cette étape est cruciale pour assurer l'efficacité thérapeutique, éviter les complications et prévenir les erreurs médicamenteuses. L'aide-soignant, en lien direct avec le patient, doit s'assurer que la prise des médicaments se fait dans les meilleures conditions, en respectant scrupuleusement la prescription médicale et en garantissant la sécurité du patient.

Comprendre la prescription médicale : un guide précis à suivre

La prescription médicale est le point de référence incontournable dans l'administration des médicaments. Elle précise le nom des médicaments, les doses, les horaires de prise, ainsi que la durée du traitement. L'aide-soignant doit veiller à respecter ces instructions à la lettre. Tout écart, qu'il s'agisse d'un oubli, d'une mauvaise dose ou d'un changement d'horaire, peut compromettre l'efficacité du traitement ou entraîner des effets indésirables.

Avant de donner un médicament, l'aide-soignant doit bien comprendre chaque aspect de la prescription. Cela inclut non seulement la forme du médicament (comprimé, gélule, liquide, etc.), mais aussi les conditions dans lesquelles il doit être pris. Certains médicaments doivent être administrés à jeun, d'autres avec de la nourriture ou avec une grande quantité d'eau. L'aide-soignant veille à ce que ces instructions soient suivies avec précision, en expliquant au patient l'importance de respecter ces conditions.

Préparer l'administration : organisation et vigilance

La préparation de l'administration des médicaments est une étape délicate qui demande une organisation méthodique. L'aide-soignant peut aider à organiser le traitement en préparant à l'avance les doses journalières dans un pilulier, en veillant à bien séparer les différents médicaments pour chaque moment de la journée. Ce processus est particulièrement important pour les patients âgés ou ceux atteints de maladies chroniques, qui doivent souvent prendre plusieurs médicaments à différents moments de la journée.

L'aide-soignant doit toujours **vérifier trois éléments clés** avant de donner un médicament : le bon médicament, la bonne dose et le bon patient. Il doit s'assurer que le médicament qu'il administre correspond bien à celui prescrit, à la dose indiquée et au bon moment. Cette vérification est essentielle pour éviter toute erreur médicamenteuse, qui pourrait avoir des conséquences graves sur la santé du patient.

Il est également important de prendre en compte l'état général du patient avant l'administration du médicament. Si le patient présente des signes de malaise, des nausées, ou tout autre symptôme inhabituel, l'aide-soignant doit reporter la prise du médicament et signaler immédiatement ces signes à l'infirmier ou au médecin. Une vigilance particulière est nécessaire pour les patients qui souffrent de troubles cognitifs ou qui pourraient ne pas comprendre pourquoi ils doivent prendre certains médicaments.

Assister le patient dans la prise des médicaments : favoriser l'autonomie

Lorsque cela est possible, l'aide-soignant encourage le patient à prendre lui-même ses médicaments. Même s'il s'agit d'une aide partielle, cette participation active aide à préserver l'autonomie du patient et à renforcer son implication dans son propre traitement. Cependant, pour les patients en perte d'autonomie ou souffrant de troubles cognitifs, l'aide-soignant doit souvent assurer une aide plus directe, en distribuant les médicaments ou en les administrant, par exemple, sous forme liquide ou par une sonde.

L'aide-soignant doit également s'assurer que le patient a bien pris le médicament. Dans certains cas, notamment chez les personnes âgées ou désorientées, le patient peut oublier ou refuser de prendre ses médicaments. L'aide-soignant doit rester vigilant et vérifier que le médicament a bien été avalé, en douceur et sans forcer, tout en respectant le choix du patient s'il refuse de prendre son traitement. En cas de refus, il est essentiel de comprendre pourquoi et d'en informer rapidement l'infirmier ou le médecin pour ajuster la prise en charge si nécessaire.

Surveillance des effets secondaires et interactions : une vigilance continue

L'administration des médicaments ne se limite pas à leur prise ; elle inclut également la **surveillance des effets secondaires**. Chaque médicament peut avoir des effets indésirables, qui varient en fonction de la tolérance du patient et de ses autres traitements. L'aide-soignant doit être attentif à tout signe d'anomalie après la prise d'un médicament : somnolence inhabituelle, éruptions cutanées, vertiges, troubles digestifs, ou même des changements de comportement. Si des effets secondaires sont suspectés, ils doivent être signalés immédiatement à l'infirmier ou au médecin pour qu'un ajustement du traitement soit envisagé.

Les **interactions médicamenteuses** sont également un aspect crucial à surveiller, surtout chez les patients polymédiqués. Certains médicaments, pris ensemble, peuvent modifier leurs effets respectifs, soit en les amplifiant, soit en les atténuant. L'aide-soignant, même s'il ne prescrit pas les médicaments, doit être conscient de cette problématique et alerter l'infirmier s'il remarque des effets inattendus après l'introduction d'un nouveau médicament ou si plusieurs traitements semblent entrer en conflit.

Communication et éducation : un rôle pédagogique auprès du patient et de sa famille

Un autre aspect important du rôle de l'aide-soignant dans l'administration des médicaments est la **communication avec le patient et sa famille**. Il est essentiel que le patient comprenne pourquoi il prend certains médicaments, quels en sont les bénéfices et quels sont les éventuels effets secondaires. En expliquant cela de manière simple et claire, l'aide-soignant aide à renforcer l'observance du traitement. Un patient qui comprend mieux son traitement est plus susceptible de suivre les consignes médicales avec rigueur.

Pour les familles, l'aide-soignant peut également jouer un rôle de **médiateur** en expliquant comment aider leur proche à prendre ses médicaments de manière régulière et sans risque. Cette communication peut inclure des conseils pratiques, comme l'utilisation d'un pilulier pour organiser les prises, ou des explications sur la manière de réagir en cas d'oubli ou d'erreur dans l'administration des doses. En éduquant le patient et ses proches sur le traitement, l'aide-soignant favorise une meilleure prise en charge globale et prévient les risques d'erreurs.

Réactivité et ajustement en cas de problème

Enfin, l'aide-soignant doit faire preuve de réactivité face à toute anomalie ou problème lié à l'administration des médicaments. Si le patient présente des signes de détérioration après la prise d'un médicament, ou si des effets secondaires graves apparaissent, il est crucial d'**alerter immédiatement l'infirmier ou le médecin**. La prise en charge peut alors être ajustée rapidement pour éviter toute aggravation.

Dans certains cas, l'aide-soignant peut être confronté à des patients qui oublient régulièrement de prendre leurs médicaments ou qui refusent de suivre leur traitement. Dans ces situations, il est important de faire preuve de patience et de chercher à comprendre les raisons de ces refus, qu'ils soient liés à des effets secondaires, à un manque de compréhension du traitement ou à une anxiété face à la maladie. En concertation avec l'équipe médicale, des solutions peuvent être trouvées pour encourager l'observance tout en respectant la volonté du patient.

La gestion de la douleur

○ Techniques non-médicamenteuses (positionnement, relaxation).

Les techniques non-médicamenteuses occupent une place essentielle dans la prise en charge globale des patients, notamment à domicile, où l'approche doit être aussi bien centrée sur le soulagement physique que sur le bien-être émotionnel. Ces méthodes complètent les traitements médicaux et apportent un véritable soutien en améliorant le confort, en réduisant les douleurs et en apaisant l'anxiété. Parmi les plus courantes et efficaces, on retrouve le **positionnement** et les techniques de **relaxation**, qui aident à mieux gérer les douleurs, la fatigue, ou encore l'inconfort lié à des pathologies chroniques ou à une mobilité réduite. L'aide-soignant, par sa proximité avec le patient, est en première ligne pour appliquer ces techniques, adaptées à chaque individu, dans une approche globale et bienveillante.

Le positionnement : une technique simple pour un confort optimal

Le **positionnement** est une technique clé pour améliorer le confort physique du patient, prévenir les complications liées à l'immobilité, et réduire les douleurs. Bien que cela puisse sembler simple, un bon positionnement requiert une attention particulière, car il joue un rôle crucial dans la prévention des escarres, l'amélioration de la respiration, la circulation sanguine, et le soulagement des points de pression. En changeant régulièrement la position du patient, l'aide-soignant peut grandement améliorer son bien-être.

Chez les patients alités ou ayant une mobilité réduite, un **changement régulier de position** est indispensable. Il est généralement recommandé de repositionner le patient toutes les deux heures pour éviter l'apparition d'escarres et d'autres complications liées à l'immobilité prolongée. L'aide-soignant veille à ce que le patient soit confortablement installé, en utilisant des coussins, des traversins ou des matelas spéciaux pour répartir la pression sur les différentes parties du corps. Par exemple, en plaçant des coussins sous les jambes pour surélever légèrement les talons, on peut éviter la formation d'escarres sur cette zone particulièrement vulnérable.

Le positionnement aide également à **soulager les douleurs chroniques**, notamment celles liées à l'arthrite, aux douleurs musculaires ou aux tensions articulaires. L'aide-soignant doit s'assurer que le patient adopte des postures qui minimisent la douleur, par exemple en maintenant les membres dans des positions semi-fléchies pour réduire la tension sur les articulations. Si le patient est assis, une bonne posture, avec un soutien dorsal et des pieds bien posés sur le sol ou sur un support, contribue à soulager la colonne vertébrale et à améliorer la respiration.

Chez les patients souffrant de difficultés respiratoires, comme dans les cas d'insuffisance respiratoire ou de bronchopneumopathie chronique obstructive (BPCO), le positionnement peut aussi faciliter la respiration. En adoptant une **position semi-assise**, avec le dos légèrement incliné et les épaules détendues, on améliore la capacité pulmonaire, ce qui permet une meilleure oxygénation du corps. L'aide-soignant peut également aider le patient à se positionner sur le côté, une posture qui favorise une meilleure expansion pulmonaire chez les personnes ayant des difficultés à respirer en position allongée.

Techniques de relaxation : apaiser l'esprit et le corps

Les **techniques de relaxation** sont une autre forme de soin non-médicamenteux très bénéfique, notamment pour les patients souffrant d'anxiété, de stress, de douleurs chroniques, ou pour ceux en fin de vie. La relaxation permet de calmer le système nerveux, de réduire la tension musculaire et de favoriser un sentiment de bien-être général. Ces techniques, bien que simples, sont très efficaces pour aider le patient à mieux gérer la douleur et à améliorer sa qualité de vie.

L'une des techniques les plus couramment utilisées est la **respiration profonde**. Cette méthode consiste à apprendre au patient à respirer lentement et profondément, en inspirant par le nez et en expirant doucement par la bouche. La respiration profonde aide à calmer l'esprit et à relâcher les tensions accumulées dans le corps. L'aide-soignant peut guider le patient en lui demandant de se concentrer sur sa respiration, de prendre conscience de l'air qui entre et sort de ses poumons, et d'imaginer chaque expiration comme une libération de stress ou de douleur.

En plus de la respiration, la **relaxation musculaire progressive** est une technique très efficace pour relâcher les tensions dans le corps. Cette méthode consiste à demander au patient de contracter doucement puis de relâcher différents groupes musculaires, en commençant par les pieds et en remontant progressivement vers le haut du corps. En guidant le patient à travers ces étapes, l'aide-soignant l'aide à prendre conscience des zones tendues de son corps et à les détendre, ce qui peut considérablement réduire la sensation de douleur ou d'inconfort.

La relaxation passe aussi par des **techniques d'imagerie mentale**, où l'on encourage le patient à imaginer des situations apaisantes, comme se retrouver dans un lieu calme et agréable. Cela peut être particulièrement utile pour les patients souffrant de douleurs chroniques ou de maladies graves, en leur offrant une évasion mentale temporaire de leur réalité quotidienne. L'aide-soignant peut suggérer au patient de visualiser un endroit qu'il affectionne, comme une plage ou un jardin, et de se concentrer sur les sensations associées à cet endroit (le bruit des vagues, la chaleur du soleil, etc.). Cette technique permet de détourner l'attention du patient de sa douleur ou de ses préoccupations et de favoriser une détente globale.

Adaptation des techniques aux besoins individuels

L'un des aspects les plus importants des techniques non-médicamenteuses, que ce soit le positionnement ou la relaxation, est leur **adaptation aux besoins spécifiques** de chaque patient.

Chaque personne est unique, avec des niveaux de douleur, d'anxiété, ou de mobilité différents. L'aide-soignant doit observer attentivement les réactions du patient et ajuster les techniques en fonction de son état physique et psychologique.

Par exemple, chez un patient souffrant de douleurs aiguës ou chroniques, le positionnement devra être ajusté plus fréquemment pour éviter les points de pression, tandis que pour un patient en fin de vie, les techniques de relaxation peuvent devenir une priorité pour soulager l'anxiété ou les douleurs difficiles à contrôler uniquement par les médicaments.

De plus, la collaboration avec le patient est essentielle. L'aide-soignant doit toujours **écouter le patient** pour comprendre ce qui fonctionne le mieux pour lui. Certains patients peuvent préférer des techniques de relaxation guidée, tandis que d'autres peuvent bénéficier davantage d'une simple modification de leur position pour réduire la douleur. Cette approche personnalisée permet d'adapter les soins en fonction des besoins réels du patient, en respectant ses préférences et son confort.

Intégration dans une approche globale des soins

Les techniques non-médicamenteuses, telles que le positionnement et la relaxation, s'inscrivent dans une approche globale des soins, où l'on ne traite pas seulement la maladie, mais l'ensemble de la personne. Elles permettent de **compléter les traitements médicaux**, en apportant un soulagement supplémentaire et en améliorant la qualité de vie du patient au quotidien.

L'aide-soignant, en appliquant ces techniques, ne se contente pas de soulager des symptômes physiques ; il participe également au **bien-être émotionnel** du patient. La relation de confiance qui se crée dans ces moments de soin, où l'attention est portée sur le confort et la relaxation, renforce le lien humain entre le soignant et le patient. Ce lien est particulièrement important pour les patients en situation de dépendance, car il leur offre un soutien à la fois physique et moral, leur permettant de se sentir en sécurité et respectés dans leur individualité.

- o   Observation et signalement des signes de douleur (échelle de douleur, manifestations comportementales).

L'observation et le signalement des signes de douleur sont des aspects essentiels des soins à domicile. La douleur, souvent perçue comme un symptôme subjectif, peut être difficile à évaluer, surtout chez des patients qui ne peuvent pas toujours l'exprimer clairement, comme les personnes âgées, les patients atteints de troubles cognitifs ou ceux en fin de vie. L'aide-soignant, par sa proximité avec le patient et sa présence régulière, est en première ligne pour observer et détecter les signes de douleur, qu'ils soient verbaux ou comportementaux. Une évaluation précise et une transmission efficace de ces informations à l'équipe soignante permettent d'ajuster le traitement et d'améliorer le confort du patient.

L'évaluation de la douleur : un acte essentiel pour adapter les soins

La douleur est un phénomène complexe qui peut varier d'un patient à l'autre en termes d'intensité, de localisation et de perception. Une bonne évaluation de la douleur est donc cruciale pour ajuster les soins et les traitements. Plusieurs outils existent pour quantifier cette douleur de manière objective, même si elle reste une expérience subjective propre à chaque patient.

L'un des outils les plus couramment utilisés est **l'échelle d'évaluation de la douleur**, qui permet au patient d'exprimer l'intensité de sa douleur de manière simple et compréhensible. L'échelle numérique est la plus répandue : le patient est invité à attribuer une note à sa douleur sur une échelle allant de 0 à 10, où 0 représente l'absence totale de douleur et 10 la douleur la plus intense imaginable. Ce système permet de quantifier la douleur de manière relativement objective, en aidant à mesurer son intensité et à suivre son évolution au fil du temps. L'aide-soignant peut ainsi noter ces informations pour les communiquer à l'équipe médicale, qui pourra ajuster le traitement en conséquence.

Il existe aussi l'**échelle visuelle analogique** (EVA), dans laquelle le patient place un marqueur sur une ligne continue entre « pas de douleur » et « douleur maximale ». Cette méthode est particulièrement utile pour les patients ayant des difficultés à verbaliser leur douleur, car elle repose sur un visuel simple.

Chez les patients qui ne peuvent pas s'exprimer, comme ceux atteints de maladies neurodégénératives ou d'autres troubles cognitifs, des échelles comportementales sont utilisées. L'**échelle DOLOPLUS** est un exemple d'outil d'évaluation de la douleur pour ces patients. Elle s'appuie sur l'observation des comportements du patient et de ses expressions faciales pour identifier des signes de douleur.

Les signes verbaux et non-verbaux de douleur : une observation attentive

Tous les patients ne sont pas capables d'exprimer verbalement leur douleur, que ce soit en raison de la maladie, d'une incapacité à communiquer ou d'une tendance à minimiser ou dissimuler leur inconfort. Dans ces cas, l'aide-soignant doit être particulièrement vigilant et se baser sur des **signes non-verbaux** ou comportementaux pour évaluer la douleur.

Les **manifestations comportementales** sont souvent des indicateurs clés de la présence de douleur chez des patients non-communicants. Cela peut inclure des signes visibles comme des grimaces, des expressions faciales tendues, des mouvements brusques ou des réactions physiques lorsque certaines zones du corps sont touchées. Par exemple, un patient qui se raidit ou qui retire brusquement sa main lorsqu'une zone douloureuse est manipulée peut manifester une douleur sous-jacente.

D'autres signes plus subtils peuvent inclure des changements dans le comportement habituel du patient. Un patient qui devient plus agité, irritable, ou qui se replie sur lui-même peut être en train de souffrir sans pouvoir l'exprimer. De même, une perte d'appétit, des troubles du sommeil ou une diminution de l'activité peuvent indiquer une douleur chronique. L'aide-soignant, qui connaît bien le patient et ses habitudes, est en position idéale pour détecter ces changements et signaler la présence de douleur à l'équipe médicale.

Chez les patients atteints de maladies neurodégénératives, comme la maladie d'Alzheimer, la douleur peut se manifester par des **changements dans le comportement** ou l'humeur : un patient calme peut soudainement devenir agressif ou, au contraire, se refermer sur lui-même. Ces signes doivent être interprétés avec soin, car ils peuvent masquer une douleur physique qui, si elle n'est pas prise en charge, peut sérieusement altérer la qualité de vie du patient.

L'importance du signalement rapide de la douleur

Une fois la douleur détectée, qu'elle soit exprimée directement par le patient ou observée à travers des signes comportementaux, il est essentiel que l'aide-soignant **signale rapidement** ces informations à l'équipe médicale. Le médecin ou l'infirmier pourra alors évaluer la situation et ajuster le traitement si nécessaire, que ce soit par un changement dans la médication, une modification des soins, ou encore la mise en place de techniques non-médicamenteuses comme le positionnement ou la relaxation.

Le **signalement** doit être précis et détaillé. Il est important de noter non seulement l'intensité de la douleur, mais aussi sa localisation, sa durée et son caractère (brûlure, coup de poignard, élancement, etc.). L'aide-soignant peut poser des questions simples pour obtenir ces informations : « Où ressentez-vous la douleur ? », « Depuis quand avez-vous mal ? », « Est-ce que la douleur est constante ou intermittente ? ». Plus ces informations seront claires, plus il sera facile pour l'équipe soignante d'agir rapidement et efficacement.

Il est également essentiel de noter l'impact de la douleur sur la vie quotidienne du patient : « Est-ce que la douleur vous empêche de manger ? », « Avez-vous des difficultés à dormir à cause de la douleur ? ». Ces éléments permettent d'évaluer l'**impact fonctionnel** de la douleur sur le patient et d'adapter la prise en charge en fonction de son vécu.

L'accompagnement du patient : écoute et empathie

Au-delà de l'évaluation et du signalement, l'aide-soignant joue un rôle fondamental dans l'**accompagnement émotionnel**du patient face à la douleur. Il est important de montrer au patient qu'il est entendu et que sa douleur est prise au sérieux. L'écoute active et l'empathie sont essentielles pour rassurer le patient, qui peut parfois se sentir incompris ou minimiser sa douleur par peur de déranger.

L'aide-soignant peut également aider le patient à gérer la douleur en lui proposant des **techniques non-médicamenteuses**, comme des exercices de respiration, des techniques de relaxation ou des ajustements de position. Par exemple, changer la position d'un patient alité ou l'aider à adopter une posture plus confortable peut soulager certaines douleurs musculosquelettiques. Ces interventions simples, mais efficaces, complètent souvent les traitements médicamenteux, en offrant un soulagement immédiat tout en montrant au patient que son confort est une priorité.

Chapitre 4

La relation d'aide et l'accompagnement psychologique

Écouter et soutenir le patient et ses proches

○ Importance de l'écoute active et empathique.

L'écoute active et empathique est une dimension fondamentale des soins, en particulier dans le cadre des soins à domicile, où le patient est souvent vulnérable et dépendant. Ce type d'écoute va bien au-delà d'une simple communication verbale. Il s'agit d'une approche humaine, bienveillante et respectueuse, qui permet de comprendre les besoins, les émotions et les préoccupations du patient, en l'accompagnant avec sensibilité tout au long de son parcours de soin. L'aide-soignant, par sa proximité quotidienne avec le patient, joue un rôle central dans cette démarche, qui contribue non seulement à améliorer la qualité des soins, mais aussi à renforcer le lien de confiance et à offrir un soutien psychologique essentiel au bien-être du patient.

L'écoute active : être pleinement disponible pour le patient

L'écoute active consiste à être pleinement attentif à ce que le patient exprime, verbalement et non verbalement, sans interruption ni jugement. Elle implique de se concentrer sur ce que dit le patient, mais aussi sur ce qu'il ressent, en prenant en compte le ton de sa voix, ses gestes et ses expressions faciales. Contrairement à une écoute passive, l'écoute active engage le soignant dans un échange véritable, où l'objectif n'est pas simplement de recevoir des informations, mais de comprendre en profondeur ce que le patient vit et ressent.

L'aide-soignant doit, dans cette démarche, savoir **prendre le temps** d'écouter, même lorsque les journées sont chargées. Le patient doit sentir que le soignant est totalement disponible pour lui, qu'il est attentif à ses paroles, ses angoisses, ses douleurs et ses souhaits. Cela passe par des gestes simples : regarder le patient dans les yeux, lui montrer des signes d'attention (comme un hochement de tête ou des paroles d'encouragement), et poser des questions ouvertes pour l'encourager à s'exprimer davantage. Par exemple, au lieu de demander simplement « Est-ce que vous avez mal ? », l'aide-soignant peut approfondir avec « Pouvez-vous me dire comment vous vous sentez aujourd'hui ? ». Cela ouvre la porte à un dialogue plus riche et aide à découvrir des aspects que le patient n'aurait peut-être pas partagés spontanément.

L'écoute active nécessite aussi d'être **réceptif aux silences** et aux non-dits. Certains patients, notamment ceux souffrant de troubles cognitifs, d'anxiété ou de maladies graves, peuvent avoir du mal à exprimer leurs besoins ou leurs émotions. Un silence prolongé peut souvent être le signe d'un mal-être, d'une peur ou d'une douleur non exprimée. Dans ces moments-là, l'aide-soignant doit rester présent, sans forcer la parole, mais en offrant une écoute silencieuse qui invite le patient à s'ouvrir à son rythme. Parfois, simplement être là, assis à côté du patient, suffit pour lui montrer qu'il n'est pas seul et qu'il est compris.

L'empathie : se mettre à la place du patient

L'empathie, quant à elle, va au-delà de l'écoute attentive : elle consiste à **se mettre à la place du patient**, à comprendre ses émotions et ses expériences de manière authentique. Cela ne signifie pas ressentir exactement ce que le patient vit, mais plutôt comprendre et accepter ses émotions sans les juger, tout en restant dans une posture professionnelle.

Être empathique implique d'être sensible aux **souffrances et aux angoisses** du patient, qu'elles soient physiques ou émotionnelles. Par exemple, un patient peut exprimer une douleur intense que les examens médicaux ne confirment pas toujours. L'empathie, dans ce cas, consiste à reconnaître la réalité de cette douleur pour le patient et à chercher des moyens de la soulager, même si elle n'est pas immédiatement visible ou mesurable. Dire à un patient « Je comprends que vous souffrez et je vais voir comment vous aider » montre que ses sentiments sont pris au sérieux et qu'il n'est pas seul dans sa lutte contre la douleur.

L'empathie permet également d'accompagner le patient dans les moments de **fragilité émotionnelle**. Certains patients, notamment ceux en fin de vie ou atteints de maladies chroniques, peuvent éprouver des sentiments de découragement, de peur ou d'isolement. Dans ces moments, l'aide-soignant empathique sait trouver les mots justes pour réconforter, tout en respectant les émotions du patient. Des phrases comme « C'est normal de vous sentir ainsi dans cette situation » ou « Je suis là si vous avez besoin de parler » montrent une compréhension profonde des difficultés que traverse le patient et l'encouragent à partager ses pensées sans crainte d'être jugé.

Renforcer le lien de confiance et améliorer la qualité des soins

L'écoute active et empathique est un puissant levier pour renforcer la **relation de confiance** entre le patient et l'aide-soignant. Lorsque le patient sent qu'il est véritablement écouté et compris, il est plus enclin à exprimer ses besoins, ses peurs et ses souhaits de manière plus ouverte. Cette confiance mutuelle permet d'établir une communication fluide et constructive, essentielle pour une prise en charge globale et personnalisée.

Par exemple, un patient qui a confiance en son aide-soignant sera plus à l'aise pour parler de ses douleurs ou de ses difficultés à suivre un traitement. Il pourra également partager des aspects de sa vie quotidienne qui influencent son bien-être, comme des problèmes relationnels, des préoccupations financières ou des inquiétudes liées à son avenir. Ces éléments, bien que non médicaux, ont un impact direct sur la santé mentale et physique du patient et permettent à l'aide-soignant de mieux adapter les soins à sa situation globale.

L'écoute active et empathique permet également d'**améliorer la qualité des soins**. En prêtant attention aux signes subtils, qu'ils soient verbaux ou non verbaux, l'aide-soignant peut détecter des problèmes que le patient n'aurait pas évoqués spontanément. Par exemple, un changement de comportement, comme une agitation inhabituelle ou un repli sur soi, peut indiquer un problème sous-jacent, comme une douleur non exprimée ou une détresse émotionnelle. En signalant ces observations à l'équipe médicale, l'aide-soignant contribue à prévenir des complications et à ajuster la prise en charge de manière plus fine et proactive.

Un soutien psychologique précieux pour le patient

L'écoute active et empathique est aussi un puissant **soutien psychologique** pour le patient, qui peut souvent se sentir isolé, incompris ou anxieux face à sa maladie ou sa dépendance. Le simple fait de se sentir écouté, sans être jugé, apporte un réconfort immense et aide à alléger le fardeau émotionnel. Pour les patients âgés, en fin de vie ou atteints de maladies chroniques, ces moments d'écoute et d'échange sont parfois les rares instants où ils peuvent exprimer librement leurs angoisses, leurs questionnements ou leurs regrets.

L'aide-soignant, par son écoute empathique, devient un **soutien moral** crucial. Par exemple, dans le cas d'un patient en fin de vie, il peut être confronté à des peurs liées à la mort ou à l'idée de devenir un fardeau pour ses proches. L'aide-soignant, en écoutant avec empathie, peut apaiser ces inquiétudes en rassurant le patient sur le fait qu'il n'est pas seul et qu'il est entouré de soins bienveillants. Il s'agit là d'une écoute qui va bien au-delà du simple acte technique et qui touche à l'accompagnement humain dans ses dimensions les plus profondes.

- Créer une relation de confiance avec le patient et la famille.

Créer une relation de confiance avec le patient et sa famille est une composante fondamentale des soins à domicile. Cette relation de confiance constitue le socle sur lequel repose la qualité des soins et l'accompagnement du patient. Lorsque la confiance est établie, le patient se sent en sécurité, écouté et respecté, et la famille, souvent sollicitée comme soutien principal, se sent rassurée et impliquée dans la prise en charge. Cette confiance ne se construit pas instantanément, elle se développe au fil du temps, à travers une approche humaine, attentive et respectueuse des besoins et des émotions de chacun. L'aide-soignant, par sa présence quotidienne et son rôle d'interlocuteur direct, joue un rôle central dans la création de cette relation, en veillant à instaurer un climat d'écoute, de transparence et de bienveillance.

Être à l'écoute des besoins du patient et de sa famille

La première étape pour instaurer une relation de confiance avec le patient et ses proches est d'être à l'écoute de leurs besoins. Chaque patient est unique, tout comme sa famille, et chacun a des attentes, des préoccupations et des priorités qui lui sont propres. Il est donc essentiel que l'aide-soignant prenne le temps de **comprendre les besoins spécifiques** du patient et de sa famille dès le début de la prise en charge. Cela implique non seulement de s'informer sur les aspects médicaux et physiques, mais aussi d'appréhender les attentes émotionnelles et psychologiques.

Pour le patient, être écouté dans ses douleurs, ses angoisses et ses préférences est un point clé. Qu'il s'agisse de petites demandes quotidiennes ou de choix plus importants concernant les soins, il est essentiel que le patient ait la possibilité de s'exprimer librement et qu'il sente que son opinion est prise en compte. Par exemple, un patient peut avoir des préférences quant aux horaires de ses soins, à la manière dont il souhaite être aidé ou encore à la façon dont il veut gérer sa perte d'autonomie. Ces détails, bien que parfois subtils, sont importants pour son bien-être et sa dignité.

La famille, de son côté, doit également être **entendue et soutenue**. Les proches sont souvent confrontés à des émotions complexes : inquiétude pour la santé de leur parent, culpabilité de ne pas pouvoir tout gérer seuls, ou encore épuisement face à la charge des soins. L'aide-soignant doit être sensible à ces réalités et montrer à la famille qu'elle a un rôle à jouer dans les soins, tout en l'accompagnant et en la rassurant. Par exemple, en expliquant les soins effectués, en répondant aux questions de manière claire et transparente, et en offrant des conseils pratiques sur la manière de mieux soutenir le patient.

Faire preuve de transparence et de pédagogie

La **transparence** est un autre élément essentiel pour bâtir une relation de confiance. Le patient et sa famille doivent savoir à quoi s'attendre concernant les soins et les évolutions possibles de l'état de santé. Être transparent, c'est non seulement informer sur les actes de soin, mais aussi expliquer les traitements, les objectifs et les défis qui peuvent survenir. Il s'agit de ne rien cacher, même lorsque des situations complexes ou difficiles se présentent.

L'aide-soignant doit aussi faire preuve de **pédagogie** pour expliquer de manière simple et compréhensible les soins apportés, les précautions à prendre et les éventuels effets secondaires des traitements. Par exemple, en expliquant à la famille comment aider le patient à se repositionner ou à surveiller les signes de douleur, l'aide-soignant permet aux proches de se sentir plus impliqués et compétents dans leur rôle de soutien. Cela permet aussi d'éloigner le sentiment d'impuissance que peuvent ressentir certains membres de la famille.

La transparence implique également de reconnaître ses propres limites. Si une situation dépasse le champ de compétences de l'aide-soignant, il est important de le signaler et de référer le cas à l'infirmier ou au médecin. Ce respect des rôles professionnels renforce la confiance, car le patient et sa famille savent qu'ils sont entre les mains d'un soignant qui travaille en collaboration avec toute l'équipe médicale, dans leur intérêt.

Montrer une attention sincère et respectueuse

L'attention sincère portée au patient et à ses proches est une clé majeure dans l'établissement d'une relation de confiance. L'aide-soignant doit faire preuve de **bienveillance**, en montrant au patient qu'il est pris en compte dans son individualité, et que chaque geste, chaque parole vise à améliorer son confort et son bien-être. Le patient doit sentir qu'il n'est pas réduit à sa maladie ou à son état de dépendance, mais qu'il est reconnu en tant que personne à part entière, avec ses émotions, ses souvenirs et sa dignité.

Cette attention sincère passe par des **gestes simples** mais profondément humains, comme écouter patiemment le patient lorsqu'il parle de ses inquiétudes, de ses souvenirs ou de ses ressentis, ajuster un oreiller pour améliorer son confort ou encore respecter ses préférences en matière de soins. De petits détails, comme s'adresser à lui par son prénom ou lui demander s'il se sent bien après un soin, renforcent cette proximité humaine.

Respecter le rythme du patient est également crucial. Certains patients, en particulier ceux qui sont en fin de vie ou gravement malades, peuvent avoir besoin de plus de temps pour accepter l'aide ou pour comprendre leur situation. L'aide-soignant doit être patient et attentif à ces besoins, sans jamais forcer ou précipiter les choses, mais en laissant au patient le temps de s'adapter.

Soutenir émotionnellement la famille

Créer une relation de confiance avec la famille est tout aussi important que d'en établir une avec le patient. Les proches sont souvent des **partenaires essentiels** dans la prise en charge à domicile, et leur soutien est indispensable pour le bien-être du patient. L'aide-soignant doit donc veiller à les soutenir émotionnellement, en prenant en compte leurs propres craintes, doutes ou frustrations.

Cela signifie, d'une part, les rassurer sur les soins apportés au patient, mais aussi leur offrir un espace où ils peuvent exprimer leurs propres préoccupations. Par exemple, certains membres de la famille peuvent craindre de ne pas être à la hauteur pour prendre en charge certaines tâches, comme aider à la toilette ou surveiller les signes d'aggravation de la maladie. L'aide-soignant peut les encourager et leur donner des conseils pratiques pour mieux gérer ces aspects du quotidien. De plus, il est important de valoriser les efforts de la famille en leur montrant que leur implication est cruciale et qu'ils font partie intégrante du processus de soins.

Enfin, dans les moments difficiles, comme ceux liés à une détérioration de l'état de santé du patient ou à l'approche de la fin de vie, l'aide-soignant doit faire preuve de **sensibilité** et de **compassion**. Il doit savoir offrir une présence réconfortante, en apportant des explications claires et en accompagnant la famille dans l'acceptation de la situation, tout en restant à l'écoute de leurs émotions.

Respecter les choix et l'autonomie du patient et de sa famille

La confiance se construit également en **respectant les choix** du patient et de sa famille. Même en situation de dépendance, le patient conserve son droit de décision sur les soins qu'il reçoit, et il est fondamental que ses souhaits soient entendus. L'aide-soignant doit toujours demander l'avis du patient avant d'effectuer un soin, même si cela fait partie de la routine quotidienne. Respecter ces choix permet de préserver la dignité du patient et d'éviter de le placer dans une position de passivité totale.

Il en va de même pour la famille. Certains proches souhaitent être très impliqués dans les soins, tandis que d'autres peuvent ressentir un besoin de prendre du recul. L'aide-soignant doit respecter ces choix et s'adapter à la dynamique familiale, tout en offrant un soutien adapté à chacun.

Gérer l'isolement et la solitude

- L'impact de la solitude chez les patients à domicile (surtout les personnes âgées).

La solitude est un phénomène aux conséquences profondes chez les patients à domicile, en particulier chez les personnes âgées. Avec l'avancée en âge, de nombreux facteurs, comme la perte d'autonomie, le décès des proches ou l'éloignement familial, peuvent conduire à un isolement social progressif. Pour ces patients, la solitude ne se limite pas à l'absence de compagnies physiques, elle englobe également un sentiment de déconnexion émotionnelle et psychologique. Ce phénomène peut avoir des répercussions considérables sur la santé physique et mentale, aggravant les maladies existantes, diminuant la qualité de vie, et augmentant le risque de dépression. L'aide-soignant, par son contact régulier avec le patient, joue un rôle crucial pour atténuer cet isolement, en offrant une présence bienveillante, en instaurant un lien de confiance et en facilitant la connexion du patient avec son entourage et la société.

Solitude et vieillissement : un phénomène courant mais sous-estimé

La solitude chez les personnes âgées est souvent une réalité cachée, mais elle touche un grand nombre de patients à domicile. Avec l'âge, les liens sociaux se distendent naturellement. La retraite, qui marque la fin des relations professionnelles, peut déjà réduire les interactions sociales quotidiennes. À cela s'ajoute souvent le décès du conjoint ou de proches, des amitiés qui se perdent et la difficulté à maintenir des relations sociales régulières en raison des limitations physiques ou de la mobilité réduite. Ce processus mène souvent à une **réduction progressive du cercle social**, avec pour conséquence un isolement de plus en plus marqué.

Pour les personnes âgées vivant à domicile, l'isolement social est encore plus accentué, car elles peuvent passer des jours, voire des semaines, sans contact régulier avec d'autres personnes. Cet

isolement physique est aggravé par la perte de mobilité, les handicaps sensoriels (comme la perte de la vue ou de l'audition) ou l'incapacité à se déplacer facilement, ce qui limite encore les possibilités de maintenir des interactions avec l'extérieur. En l'absence de visites régulières de la famille ou d'amis, ces personnes finissent par ressentir un **sentiment de solitude émotionnelle**, un état psychologique où elles se sentent coupées du monde, même lorsqu'elles sont entourées de professionnels de santé.

Les conséquences psychologiques de la solitude : un cercle vicieux

La solitude chez les personnes âgées peut avoir des effets dévastateurs sur leur santé mentale. L'une des conséquences les plus fréquentes de l'isolement est l'**apparition de la dépression**. Le manque de contact humain régulier, combiné à la perte de rôles sociaux et à la diminution de l'estime de soi, favorise un sentiment de vide, d'inutilité et d'abandon. Ce sentiment peut être particulièrement fort chez les personnes âgées qui ont perdu leur conjoint ou qui ont peu de contacts avec leurs enfants ou petits-enfants. Le silence et l'absence de dialogue deviennent pesants, créant un environnement mental propice à l'**anxiété** et à la **mélancolie**.

La solitude peut également renforcer le **sentiment de dévalorisation**. Les personnes âgées qui se sentent seules et isolées peuvent finir par croire qu'elles ne comptent plus pour leur entourage ou pour la société. Cette perte de sens peut entraîner un désintérêt pour la vie quotidienne, une absence de motivation pour prendre soin de soi, voire une indifférence face à l'avenir. Dans les cas les plus graves, ce sentiment de vide peut amener à des pensées suicidaires, surtout chez les personnes âgées souffrant de maladies chroniques ou en fin de vie.

L'impact de la solitude sur le bien-être mental se traduit également par une **dégradation cognitive accélérée**. Des études ont montré que les personnes âgées isolées sont plus susceptibles de développer des troubles cognitifs, tels que la maladie d'Alzheimer ou la démence. Le manque de stimulation sociale et cognitive, associé à un repli sur soi, favorise une dégradation plus rapide des capacités mentales, réduisant encore davantage l'autonomie et exacerbant l'isolement.

Les répercussions physiques de la solitude

La solitude ne touche pas seulement l'esprit, elle a également un impact sur la santé physique. Les personnes âgées isolées ont un risque accru de **déclin physique** et de mortalité prématurée. Le manque d'interaction sociale peut conduire à une réduction de l'activité physique, favorisant ainsi la sédentarité, qui est un facteur de risque pour des maladies cardiovasculaires, l'hypertension et le diabète. L'absence de stimulation physique et mentale peut aussi aggraver les problèmes de mobilité et les douleurs chroniques, limitant encore plus la capacité du patient à sortir de chez lui et à maintenir des contacts sociaux.

La solitude affecte également le **système immunitaire**. Les personnes âgées souffrant d'isolement social sont plus vulnérables aux infections et aux maladies, car leur système immunitaire devient moins efficace. De plus, la solitude prolongée est associée à une **augmentation du stress** et de l'inflammation dans le corps, ce qui peut aggraver des conditions chroniques existantes, comme les maladies cardiaques ou les inflammations articulaires.

Enfin, les patients isolés sont plus à risque de **négliger leur propre santé**. Ils peuvent oublier ou manquer de motivation pour prendre leurs médicaments, adopter de mauvaises habitudes alimentaires ou encore éviter de signaler des problèmes de santé émergents. Ce manque d'attention à leur propre bien-être physique accentue leur vulnérabilité, en les plaçant dans un cercle vicieux où la solitude aggrave les problèmes de santé, ce qui, à son tour, intensifie leur isolement.

Le rôle crucial de l'aide-soignant pour briser l'isolement

Dans ce contexte, l'aide-soignant joue un rôle crucial pour atténuer les effets de la solitude chez les patients à domicile. Par sa présence régulière, l'aide-soignant est souvent l'un des seuls liens humains constants que le patient entretient. Cette proximité permet de créer une **relation de confiance**, où le patient peut s'exprimer librement, partager ses préoccupations et se sentir écouté. Cette écoute active et empathique contribue à soulager une partie du fardeau émotionnel que porte le patient, en lui offrant un espace où il n'est pas jugé, mais soutenu.

Au-delà de cette relation interpersonnelle, l'aide-soignant peut contribuer à **stimuler mentalement et physiquement** le patient. En l'encourageant à participer à des activités simples, comme lire, écouter de la musique ou même effectuer des exercices légers adaptés à sa condition physique, l'aide-soignant aide à maintenir une stimulation cognitive et physique, essentielle pour ralentir le déclin. Même de petites interactions, comme discuter des événements quotidiens ou des souvenirs passés, peuvent apporter une bouffée d'oxygène mental à un patient qui se sent coupé du monde.

L'aide-soignant peut également jouer un rôle de **médiateur social**. En étant en contact régulier avec la famille du patient, il peut encourager des visites plus fréquentes ou organiser des appels téléphoniques ou des visioconférences pour maintenir un lien avec les proches éloignés. Pour certains patients, ce lien est vital pour éviter le sentiment d'abandon. L'aide-soignant peut aussi sensibiliser les membres de la famille sur l'importance de rester en contact, même par de petites attentions, afin de réduire l'isolement émotionnel.

Les solutions pour prévenir la solitude chez les patients à domicile

Pour prévenir l'isolement des personnes âgées à domicile, plusieurs stratégies peuvent être mises en place. Outre l'engagement de l'aide-soignant, les **services de soins à domicile** et les **associations** peuvent jouer un rôle clé en proposant des visites régulières de bénévoles, des appels téléphoniques ou des activités collectives à distance. Des programmes comme les « visites de convivialité » ou les « correspondances intergénérationnelles » permettent de créer du lien social pour les personnes isolées.

Encourager la participation à des **activités sociales adaptées** est également une voie prometteuse. Même si les déplacements sont limités, certaines associations proposent des activités pour personnes âgées, comme des ateliers créatifs, des jeux de société ou des rencontres en ligne. Ces moments de partage, même virtuels, sont précieux pour recréer du lien social et donner au patient le sentiment d'appartenir à une communauté.

- Le rôle de l'aide-soignant dans la socialisation du patient.

Le rôle de l'aide-soignant dans la socialisation du patient est essentiel pour améliorer sa qualité de vie, surtout dans le cadre des soins à domicile, où le risque d'isolement est élevé, notamment pour les personnes âgées. La socialisation ne se limite pas à de simples interactions sociales, elle englobe un ensemble d'échanges, de stimulations intellectuelles et émotionnelles qui participent au bien-être global du patient. L'aide-soignant, par sa présence régulière et son contact privilégié avec le patient, devient un vecteur clé de cette socialisation. En étant à la fois un soignant et une figure de soutien, il aide à maintenir, voire à renforcer, les connexions sociales du patient, ce qui est fondamental pour son équilibre psychologique et physique.

Une présence humaine qui brise l'isolement

La première et la plus directe manière pour l'aide-soignant de favoriser la socialisation du patient est par sa **présence quotidienne**. Pour de nombreuses personnes âgées ou dépendantes vivant seules à domicile, l'aide-soignant est souvent l'un des rares interlocuteurs réguliers. Cette interaction régulière devient alors bien plus qu'un simple acte de soin. Elle constitue une **opportunité d'échange** et de partage, un moment où le patient peut exprimer ses émotions, parler de son quotidien, de ses souvenirs ou de ses préoccupations. L'aide-soignant devient ainsi un lien humain précieux dans la vie du patient, créant un espace d'écoute et d'attention bienveillante.

Au-delà des soins techniques, l'aide-soignant prend le temps d'engager des conversations simples mais enrichissantes avec le patient. Il peut, par exemple, échanger sur des sujets légers comme la météo, la télévision, ou les événements du quartier, mais aussi sur des sujets plus personnels comme la famille ou les souvenirs de jeunesse. Ces **discussions quotidiennes**, bien qu'elles puissent sembler anodines, contribuent à maintenir le patient connecté au monde qui l'entoure. Elles permettent aussi de stimuler sa mémoire et sa capacité à interagir, en l'aidant à rester actif mentalement et émotionnellement.

Stimuler les interactions sociales avec l'entourage

L'un des rôles clés de l'aide-soignant dans la socialisation du patient est de faciliter et d'encourager les interactions avec les membres de la famille et les amis. Beaucoup de patients à domicile, notamment les personnes âgées, ont un réseau social qui s'amenuise avec le temps, soit en raison de la perte d'autonomie, de la distance géographique, ou de la disparition de proches. Dans ce contexte, l'aide-soignant peut jouer un rôle de **médiateur social**, en aidant à recréer ou à maintenir des liens avec l'entourage du patient.

Concrètement, cela peut se traduire par **l'organisation de visites** de la famille ou des amis, en facilitant les déplacements ou en aménageant le domicile pour rendre ces visites plus confortables pour le patient. L'aide-soignant peut aussi encourager la famille à venir plus régulièrement en expliquant l'importance de ces moments de convivialité pour le moral et la santé du patient.

Pour les familles éloignées, l'aide-soignant peut organiser des **communications à distance** grâce aux outils numériques (appels téléphoniques, visioconférences, etc.). Il peut ainsi jouer un rôle facilitateur en aidant le patient à utiliser ces technologies, souvent nouvelles pour les personnes âgées, et en s'assurant que les échanges se déroulent dans de bonnes conditions. Ces moments permettent au patient de garder le contact avec ses proches, de se sentir soutenu et moins isolé, même à distance.

Encourager les activités collectives et sociales

Au-delà des interactions individuelles, l'aide-soignant peut encourager le patient à participer à des **activités collectives** adaptées à son âge et à ses capacités. De nombreuses personnes âgées à domicile peuvent avoir tendance à s'isoler, soit par perte de mobilité, soit par crainte de ne pas être à la hauteur dans un groupe. L'aide-soignant peut jouer un rôle crucial en redonnant confiance au patient et en l'incitant à se joindre à des activités sociales, qu'elles soient physiques, artistiques ou simplement récréatives.

Pour les patients en mesure de se déplacer, l'aide-soignant peut proposer de participer à des **sorties**, comme des visites à des centres de jour, des clubs pour seniors, ou des groupes de rencontre. Ces activités permettent au patient de nouer des contacts avec d'autres personnes de son âge, d'échanger des expériences et de participer à des activités stimulantes. Par exemple, participer à des ateliers de peinture, à des jeux de société ou à des groupes de lecture favorise la socialisation tout en maintenant l'esprit actif et en apportant du plaisir.

Même pour les patients plus fragiles ou ayant des difficultés de mobilité, il existe des **activités sociales adaptées à domicile**, comme des séances de jeux de société, des ateliers manuels ou des moments de lecture partagée. Ces moments sont souvent sources de plaisir et permettent de recréer un environnement social, même dans un cadre restreint.

Rôle de la stimulation cognitive dans la socialisation

La socialisation passe également par la **stimulation cognitive**, un aspect souvent négligé mais fondamental pour les patients, en particulier les personnes âgées. L'aide-soignant, par son contact régulier, peut aider à **préserver et entretenir** les capacités cognitives du patient, en favorisant les échanges et les activités intellectuelles. Par exemple, engager le patient dans des discussions sur des sujets qui l'intéressent, lui proposer des jeux de mémoire ou de réflexion, ou encore l'encourager à lire et à commenter des articles ou des nouvelles, sont autant de moyens de maintenir l'esprit actif tout en favorisant les interactions sociales.

Pour les patients atteints de troubles cognitifs, comme la maladie d'Alzheimer, la socialisation devient d'autant plus cruciale. L'aide-soignant, en interagissant avec eux de manière adaptée, en respectant leur rythme et leurs capacités, permet de maintenir des **interactions positives** qui aident à ralentir le déclin cognitif. Ces échanges, même s'ils sont plus limités, restent précieux pour le patient, qui continue à bénéficier de l'attention et de la reconnaissance sociale, renforçant ainsi son sentiment d'existence et d'appartenance.

Soutenir le moral et renforcer le lien humain

La socialisation est également un puissant levier pour **renforcer le moral** des patients à domicile, souvent confrontés à l'isolement et à la solitude. Le contact humain, la présence d'une voix amicale et d'un visage familier, sont des éléments essentiels pour redonner le sourire et alléger le fardeau émotionnel du patient.

L'aide-soignant, par sa disponibilité et son écoute empathique, offre un **soutien psychologique** au quotidien, ce qui permet de prévenir ou de soulager les effets de la solitude, comme la dépression ou l'anxiété.

Un patient qui se sent socialement connecté, même de manière limitée, est plus enclin à s'investir dans ses soins, à rester motivé et à maintenir des habitudes de vie plus saines. La socialisation a un impact direct sur le bien-être général, en créant un environnement où le patient se sent entouré, écouté et valorisé. Cette **relation de confiance** qui se construit au fil du temps avec l'aide-soignant permet de rendre les soins plus efficaces et de donner au patient l'assurance qu'il n'est pas seul face à la maladie ou à la dépendance.

L'accompagnement en fin de vie

- Les soins palliatifs à domicile : respect des souhaits du patient.

Les soins palliatifs à domicile représentent une approche globale de prise en charge qui vise à soulager les souffrances physiques, psychologiques et spirituelles des patients en fin de vie, tout en respectant leurs souhaits et leur dignité. Cette démarche se distingue par son attention à la qualité de vie plutôt qu'à la prolongation de la vie à tout prix. Pour les patients en phase terminale, la possibilité de recevoir des soins à domicile, dans un environnement familier et entouré de leurs proches, est souvent un souhait profond. Dans ce contexte, le respect des volontés du patient devient un élément central des soins palliatifs à domicile. L'aide-soignant, par son rôle de soutien direct et régulier, contribue à respecter ces choix en veillant à ce que les soins soient adaptés aux besoins et aux désirs de la personne, tout en préservant son confort et son autonomie dans ses derniers moments.

Un environnement familier et réconfortant
L'un des souhaits les plus souvent exprimés par les patients en fin de vie est de rester chez eux plutôt que de finir leurs jours à l'hôpital. Les soins palliatifs à domicile offrent cette possibilité, permettant au patient de rester dans un environnement familier, entouré d'objets, de souvenirs, et surtout de ses proches. Cet aspect est essentiel, car il contribue à apaiser les peurs et les angoisses souvent associées à la mort. La maison représente un lieu de sécurité et d'intimité, où le patient peut conserver un certain contrôle sur son quotidien, malgré la maladie.

L'aide-soignant joue un rôle fondamental en facilitant cette transition vers les soins palliatifs à domicile. Il aide à adapter l'environnement pour le rendre confortable et sécurisé, tout en respectant les préférences du patient. Par exemple, certains patients préfèrent passer du temps dans leur salon, à proximité de la vie familiale, tandis que d'autres préfèrent rester dans leur chambre pour plus de calme et d'intimité. L'aide-soignant s'assure que le patient est installé de manière confortable, dans une pièce qu'il apprécie, et que ses besoins sont anticipés, tout en préservant l'ambiance chaleureuse et réconfortante de la maison.

Respecter les choix du patient sur la gestion de la douleur et des soins
L'un des aspects les plus sensibles des soins palliatifs concerne la gestion de la douleur et des symptômes physiques. En fin de vie, la douleur peut être intense et nécessite une prise en charge adaptée, que ce soit par des traitements médicamenteux ou des soins non-médicamenteux, comme le positionnement ou la relaxation. Cependant, le patient doit rester au cœur de chaque décision concernant sa prise en charge.

Certains patients expriment le désir de **limiter les interventions médicales**, préférant tolérer une certaine douleur pour rester plus lucides et conscients de leur environnement. D'autres souhaitent un **soulagement maximal de la douleur**, même si cela entraîne une sédation partielle. L'aide-soignant, en collaboration avec l'équipe médicale, doit respecter ces choix, en expliquant clairement les options disponibles, mais en laissant le patient décider du degré d'intervention. Le rôle de l'aide-soignant est ici d'écouter, d'accompagner et de transmettre les décisions du patient à l'infirmier et au médecin coordinateur, afin que le traitement soit conforme à ses souhaits.

Il en va de même pour les autres soins. Certains patients peuvent exprimer des préférences concernant la manière dont ils souhaitent être nourris ou hydratés, ou sur l'accompagnement quotidien, comme la toilette. L'aide-soignant veille à ce que chaque geste soit réalisé dans le respect de la volonté du patient, en expliquant les gestes avant de les effectuer et en adaptant son approche en fonction de la réponse de la personne.

Maintenir l'autonomie et la dignité du patient
Un des principes fondamentaux des soins palliatifs est de préserver autant que possible l'**autonomie** et la **dignité** du patient. Même en phase terminale, chaque patient souhaite conserver un certain contrôle sur sa vie et ses décisions. Cela inclut des choix simples, comme décider à quel moment manger, se lever, ou encore recevoir des visites. Ces choix, bien qu'ils semblent minimes, sont essentiels pour le bien-être psychologique du patient, car ils lui permettent de ne pas se sentir totalement passif face à la maladie.

L'aide-soignant, en étant au plus près du quotidien du patient, est là pour faciliter ces moments d'autonomie. Par exemple, si un patient souhaite être aidé pour se lever et s'installer dans un fauteuil plutôt que de rester au lit, l'aide-soignant s'efforce de répondre à cette demande, dans la mesure de ses capacités physiques. Si le patient exprime le désir de prendre son repas à un moment différent de celui prévu, l'aide-soignant s'adapte. Ce respect des petits choix contribue à préserver la dignité du patient, en reconnaissant son droit à décider de son quotidien jusqu'à la fin.

Accompagner les proches dans le respect des volontés du patient
Les soins palliatifs à domicile impliquent également un **soutien aux proches**, qui jouent souvent un rôle crucial dans l'accompagnement du patient en fin de vie. Le respect des souhaits du patient peut parfois être source de tensions ou de malentendus au sein de la famille, surtout lorsque les décisions du patient concernant les soins ne correspondent pas aux attentes des proches. Par exemple, un patient peut décider de refuser un traitement lourd ou un transfert à l'hôpital, ce qui peut inquiéter ou contrarier ses proches.

L'aide-soignant, par sa position d'accompagnant, peut aider à **faciliter le dialogue** entre le patient et sa famille. En expliquant les raisons des choix du patient et en rassurant les proches sur la qualité des soins, il contribue à apaiser les inquiétudes et à assurer que les décisions du patient soient respectées. Cette médiation est essentielle pour éviter que les proches ne tentent, souvent par amour, d'imposer des soins non souhaités ou d'interférer dans les décisions personnelles du patient.

De plus, l'aide-soignant apporte un soutien émotionnel aux proches, qui vivent souvent des moments de stress, de tristesse, voire de culpabilité face à la fin de vie de leur proche. En les accompagnant avec empathie et en les informant sur le déroulement des soins, il les aide à mieux accepter la situation et à respecter la volonté du patient, tout en leur permettant de participer activement à son accompagnement.

Respecter les volontés spirituelles et culturelles du patient
Les soins palliatifs ne se limitent pas à la prise en charge physique. Ils incluent également une **dimension spirituelle** et **culturelle**, qui prend en compte les croyances, les valeurs et les rituels du patient. Pour beaucoup de personnes en fin de vie, les questions spirituelles prennent une importance particulière. Le patient peut exprimer des volontés concernant des rites religieux, des prières ou des moments de recueillement. Il est essentiel que

ces volontés soient non seulement entendues, mais respectées et intégrées dans la prise en charge globale.

L'aide-soignant doit être à l'écoute de ces souhaits, qu'ils concernent des visites de représentants religieux, la mise en place de pratiques spirituelles quotidiennes, ou encore l'organisation de rituels spécifiques. Par exemple, un patient musulman peut demander que certaines prières soient récitées à des moments précis, ou un patient chrétien peut souhaiter la présence d'un prêtre pour recevoir les sacrements. L'aide-soignant veille à ce que ces demandes soient respectées, en collaborant avec la famille et l'équipe médicale pour les intégrer dans les soins.

Offrir un accompagnement en fin de vie respectueux et apaisant
L'une des particularités des soins palliatifs à domicile est l'accompagnement en fin de vie. Lorsque le patient approche des derniers jours ou des dernières heures, l'aide-soignant joue un rôle crucial en offrant une présence apaisante, respectueuse et discrète. Il veille à ce que le patient soit entouré de calme, de confort, et de sérénité, tout en respectant ses souhaits concernant la manière dont il souhaite vivre ces derniers instants.

Certaines personnes expriment le désir de **mourir dans l'intimité**, avec peu de visiteurs, tandis que d'autres préfèrent être entourées de leur famille. L'aide-soignant s'adapte à ces demandes, en s'assurant que l'atmosphère est en accord avec les volontés du patient. Si le patient exprime le désir d'être seul, l'aide-soignant respecte ce choix, tout en restant disponible pour intervenir si nécessaire. Si le patient souhaite être entouré, il veille à ce que la famille soit présente de manière apaisante, sans surcharger le patient d'interactions fatigantes.

Conclusion : un accompagnement fondé sur le respect et l'humanité
Les soins palliatifs à domicile sont avant tout un **accompagnement humain**, centré sur le respect des souhaits et des valeurs du patient en fin de vie. L'aide-soignant, par son

écoute attentive, son soutien quotidien et son respect des volontés du patient, contribue à offrir une fin de vie digne, apaisée et en accord avec les choix personnels du patient. Que ce soit dans la gestion de la douleur, le maintien de l'autonomie, ou le soutien spirituel, chaque geste et chaque décision doivent être guidés par le respect des volontés exprimées par le patient, garantissant ainsi que sa fin de vie se déroule dans la sérénité et la dignité.

- Soutien émotionnel pour le patient et les proches en période de deuil.

Le soutien émotionnel pour le patient et ses proches en période de deuil est une composante essentielle des soins, particulièrement dans le cadre des soins palliatifs à domicile. Le deuil, qu'il s'agisse du patient qui anticipe sa propre mort ou de la famille qui se prépare à la perte d'un être cher, est une période extrêmement difficile, marquée par des sentiments de tristesse, de peur, d'anxiété, et parfois de culpabilité. L'aide-soignant, par son rôle de présence régulière et de soutien humain, devient un acteur clé pour accompagner ces moments de vulnérabilité. Il offre une écoute bienveillante, un espace pour l'expression des émotions, et un soutien pratique pour aider à vivre cette phase de transition douloureuse, tout en respectant les besoins et les rythmes de chacun.

L'anticipation du deuil chez le patient : accepter l'approche de la mort

Pour le patient en fin de vie, la période de deuil commence bien avant le décès. Il s'agit d'une forme de **deuil anticipé**, où la personne fait face à la réalité de sa mort prochaine. Ce processus est souvent accompagné d'une multitude d'émotions complexes : la tristesse de devoir quitter ses proches, la peur de l'inconnu, la souffrance liée à la perte d'autonomie ou la crainte de souffrir davantage. Dans cette phase, le soutien émotionnel apporté par l'aide-soignant est crucial pour aider le patient à accepter progressivement l'approche de la mort, tout en préservant sa dignité.

L'aide-soignant offre au patient un espace d'**écoute active**, où celui-ci peut parler librement de ses angoisses et de ses pensées, sans craindre le jugement ou le rejet. Il s'agit d'une démarche délicate, car chaque patient aborde la mort de manière différente. Certains préfèrent en parler ouvertement, tandis que d'autres souhaitent garder ces pensées pour eux. L'aide-soignant doit savoir respecter ces préférences, en proposant un soutien adapté à chaque situation. Pour ceux qui souhaitent discuter de la mort, l'aide-soignant peut encourager l'expression de leurs peurs et de leurs réflexions, en posant des questions simples comme : « Comment vous sentez-vous à l'idée de la fin de vie ? » ou « Y a-t-il des choses que vous aimeriez encore accomplir ou partager ? ».

Dans d'autres cas, le soutien émotionnel peut prendre la forme d'une **présence rassurante et silencieuse**, qui permet au patient de sentir qu'il n'est pas seul dans ses derniers moments, même s'il préfère ne pas verbaliser ses pensées. L'aide-soignant, par sa simple présence, apporte une forme de réconfort, en créant une atmosphère de sérénité et de calme. Ce soutien, bien que discret, est souvent très puissant, car il montre au patient qu'il est entouré de bienveillance et de respect jusqu'au bout.

Accompagner les proches dans le deuil anticipé
Le processus de deuil commence également très tôt pour les proches qui accompagnent un être cher en fin de vie. Voir la dégradation progressive de la santé d'un parent ou d'un conjoint est une épreuve émotionnelle intense, marquée par des sentiments d'impuissance, de tristesse, et parfois de colère ou de culpabilité. L'aide-soignant, en étant un point de repère stable dans cette période d'incertitude, peut aider la famille à mieux gérer ces émotions et à **anticiper le deuil** avec plus de sérénité.

Le soutien apporté aux proches repose avant tout sur l'**écoute empathique**. Il est fréquent que les membres de la famille hésitent à exprimer leurs émotions, par peur de paraître faibles ou d'aggraver la situation. L'aide-soignant peut les encourager à parler de leurs inquiétudes, de leurs peurs ou de leurs regrets, en offrant un espace de parole libre et sans jugement. Il est important de reconnaître que chaque personne réagit différemment au deuil anticipé : certains voudront être très impliqués dans les soins, tandis que d'autres préféreront garder une certaine distance. L'aide-soignant doit adapter son soutien à ces différents profils, en respectant le rythme et les besoins de chacun.

Le rôle de l'aide-soignant consiste également à **informer et rassurer** la famille sur les aspects pratiques de la fin de vie. L'angoisse face à l'inconnu, notamment sur la manière dont se dérouleront les derniers moments du patient, est une source de grande anxiété pour les proches. En expliquant clairement ce à quoi ils peuvent s'attendre, en leur fournissant des informations sur la gestion des symptômes de fin de vie ou en les rassurant sur le confort du patient, l'aide-soignant contribue à apaiser ces peurs et à rendre cette période un peu moins effrayante.

Le soutien émotionnel après le décès : accompagner le deuil
Après le décès du patient, le processus de deuil se poursuit pour la famille. Bien que le rôle de l'aide-soignant soit en principe terminé à ce stade, il peut encore apporter un **soutien précieux** aux proches dans les premières heures qui suivent la perte. La période immédiatement après le décès est souvent celle où la famille ressent un mélange d'émotions intenses : soulagement, tristesse profonde, vide, et parfois désorientation. L'aide-soignant, par sa connaissance du patient et de la dynamique familiale, peut offrir un accompagnement temporaire mais essentiel dans ce moment de transition.

Un aspect important du soutien après le décès est de permettre à la famille de vivre pleinement leur chagrin sans se sentir obligée de le réprimer ou de « rester forte ». L'aide-soignant peut créer un environnement où les proches se sentent autorisés à pleurer, à exprimer leur douleur ou à partager des souvenirs. Ce moment est souvent propice à l'échange d'histoires sur le patient, ce qui aide à célébrer la vie de la personne décédée et à amorcer le processus de guérison.

L'aide-soignant peut également jouer un rôle dans la **préparation pratique** des suites du décès. En restant présent pour répondre aux questions des proches, en les guidant dans les premières démarches administratives ou en les aidant à gérer les premières heures après la perte, il permet à la famille de se concentrer sur leur deuil, sans être accablée par des préoccupations pratiques.

Accompagner la famille dans l'acceptation du décès
Le processus de deuil ne s'arrête pas aux premiers jours suivant le décès. Il s'agit d'un cheminement long et personnel, où les émotions fluctuent entre tristesse, colère, nostalgie et parfois, un sentiment d'apaisement. L'aide-soignant peut, dans certains cas, rester en contact avec la famille pour les **accompagner émotionnellement** dans cette phase de deuil. Cela peut se traduire par des visites post-décès ou des appels téléphoniques pour prendre des nouvelles et offrir un espace d'échange.

Le soutien apporté aux proches après le décès repose sur l'idée que chacun vit son deuil à son propre rythme. Certains chercheront rapidement à reprendre leur vie normale, tandis que d'autres auront besoin de plus de temps pour accepter la perte. L'aide-soignant, en étant à l'écoute, peut aider les membres de la famille à comprendre que toutes ces réactions sont normales et qu'il n'y a pas de « bonne » manière de vivre un deuil. Il peut aussi encourager les proches à demander de l'aide si nécessaire, notamment en les orientant vers des groupes de soutien ou des professionnels spécialisés dans le deuil.

Le respect des rituels et des croyances
Un aspect fondamental du soutien émotionnel en période de deuil est de respecter les **croyances spirituelles et les rituels** des patients et de leurs familles. La mort, pour beaucoup, est un moment profondément spirituel, et chaque culture ou religion possède des rites spécifiques pour honorer les défunts et accompagner les vivants dans leur deuil. L'aide-soignant, en étant attentif à ces pratiques, contribue à garantir que le décès se déroule dans le respect des valeurs et des croyances de la personne décédée et de sa famille.

Il peut s'agir de respecter des rituels religieux, comme les prières, les cérémonies ou les visites de représentants spirituels, mais aussi de s'adapter aux souhaits laïcs de certaines familles, qui peuvent préférer une atmosphère plus intime et personnelle. Dans tous les cas, l'aide-soignant doit s'assurer que ces rituels sont pris en compte et respectés, car ils jouent un rôle crucial dans le processus de deuil et d'acceptation.

Chapitre 5

Les défis pratiques du travail à domicile

L'organisation du temps et des déplacements

  o   Planifier efficacement sa journée : gestion des soins à domicile dans différents lieux.

Planifier efficacement sa journée de soins à domicile, en particulier lorsque les interventions doivent avoir lieu dans différents lieux, est un défi qui demande organisation, flexibilité et anticipation. L'aide-soignant doit veiller à offrir des soins de qualité tout en gérant de manière optimale son temps, ses déplacements et les besoins variés des patients. Cette planification ne concerne pas seulement l'aspect logistique des visites, mais aussi la coordination des soins, la prise en compte des priorités médicales et le maintien d'une flexibilité pour faire face aux imprévus. Une journée bien organisée permet non seulement de garantir une prise en charge sereine et efficace pour chaque patient, mais aussi de préserver le bien-être de l'aide-soignant.

Établir une liste de priorités en fonction des besoins des patients

L'une des premières étapes pour organiser sa journée de soins à domicile est de **prioriser les interventions** en fonction des besoins médicaux et des urgences. Tous les patients n'ont pas les mêmes exigences, et certains nécessitent des soins à des moments précis de la journée. Par exemple, un patient diabétique nécessitant une injection d'insuline doit être vu à une heure précise, tandis qu'un autre patient peut simplement avoir besoin d'une aide à la toilette ou à la prise de médicaments, soins moins urgents.

Il est donc essentiel d'évaluer la **nature des soins** pour chaque patient afin de déterminer l'ordre des visites. Les interventions qui nécessitent des actes techniques complexes, comme les pansements, les soins de sondes ou les injections, doivent souvent être prioritaires en raison de leur caractère médical. D'autres patients, en fin de vie ou souffrant de douleurs importantes, peuvent aussi demander une attention plus rapide pour soulager leur inconfort. En planifiant en premier les visites les plus critiques, l'aide-soignant s'assure que les patients les plus vulnérables reçoivent les soins nécessaires dans les délais impartis.

Optimiser les déplacements pour maximiser l'efficacité

Gérer plusieurs visites à domicile dans des lieux différents implique une bonne gestion des **déplacements** pour minimiser le temps passé sur la route et maximiser celui dédié aux soins. Il est donc important de regrouper les visites par zone géographique afin de limiter les allers-retours inutiles. Une cartographie précise des domiciles des patients et une anticipation des trajets permettent de réduire le stress lié aux déplacements et de mieux respecter les horaires.

L'aide-soignant doit également prendre en compte les **conditions de circulation**, notamment aux heures de pointe, ainsi que les éventuels aléas météorologiques, pour adapter ses trajets. Une bonne planification des déplacements, en évitant les moments critiques de la journée, permet de maintenir un emploi du temps plus souple et d'éviter les retards.

Il est aussi recommandé de **prévoir des marges de temps** entre les visites pour absorber les imprévus. Par exemple, si une intervention prend plus de temps que prévu en raison de complications ou si un patient nécessite une attention prolongée, ces marges permettent de ne pas bouleverser l'ensemble de la journée.

Coordonner avec les autres professionnels de santé

Les soins à domicile nécessitent souvent une **coordination avec d'autres professionnels de santé**, comme les infirmiers, les kinésithérapeutes, ou les médecins. Cette coordination permet de répartir les soins de manière efficace et d'éviter de surcharger le patient de visites successives qui pourraient le fatiguer. Il est donc important pour l'aide-soignant de connaître les horaires d'intervention des autres intervenants afin de planifier ses propres visites au bon moment.

Une bonne communication avec l'équipe médicale est essentielle pour ajuster les soins en fonction de l'évolution de l'état de santé du patient. Par exemple, si un patient présente des symptômes nouveaux ou si des ajustements de traitement sont nécessaires, l'aide-soignant doit être en mesure de transmettre ces informations à l'infirmier ou au médecin en temps réel pour assurer une continuité des soins. Cette collaboration garantit une prise en charge globale et cohérente, où chaque professionnel intervient au moment opportun pour répondre aux besoins du patient.

Adapter la durée des soins selon les besoins spécifiques

La planification d'une journée de soins doit également tenir compte de la **variabilité des besoins** de chaque patient. Certains patients nécessitent une attention particulière en raison de leur état de santé fragile, tandis que d'autres peuvent avoir besoin de soins plus rapides et routiniers. Il est donc crucial de pouvoir ajuster le **temps passé auprès de chaque patient** en fonction des soins requis.

Par exemple, un patient qui a besoin d'une toilette complète ou d'un accompagnement pour se lever et se déplacer demandera plus de temps qu'un patient pour lequel il suffit de vérifier les paramètres vitaux ou d'administrer un traitement. L'aide-soignant doit rester flexible dans sa gestion du temps, tout en veillant à ne pas écourter une visite si le patient exprime un besoin supplémentaire d'écoute ou de soutien.

L'écoute des besoins émotionnels et psychologiques des patients est tout aussi importante que l'aspect technique des soins. Certains patients, en particulier ceux isolés ou en fin de vie, ont besoin de plus de temps pour parler et exprimer leurs sentiments.

L'aide-soignant doit intégrer cette dimension dans sa planification, en laissant de l'espace pour ces moments d'accompagnement, même s'ils ne sont pas directement liés aux soins médicaux.

Anticiper les imprévus et rester flexible

Malgré une planification rigoureuse, les imprévus font partie intégrante des soins à domicile. Un patient peut voir son état se dégrader subitement, nécessitant une intervention urgente, ou une situation imprévue peut surgir, comme l'absence d'un proche qui devait assister aux soins. L'aide-soignant doit donc faire preuve de **flexibilité** tout au long de sa journée pour s'adapter à ces situations.

En intégrant des **marges de manœuvre** dans son emploi du temps et en prévoyant des solutions de repli en cas d'urgence, l'aide-soignant peut mieux gérer les changements inattendus sans bouleverser l'ensemble de sa journée. Par exemple, s'il doit rester plus longtemps auprès d'un patient en difficulté, il peut reprogrammer une visite moins urgente à un moment plus tardif ou le lendemain, en veillant à informer les autres patients ou leurs familles du changement de planning.

Cette capacité à s'adapter permet à l'aide-soignant de répondre rapidement aux besoins critiques tout en garantissant que chaque patient bénéficie de l'attention et des soins nécessaires.

Prendre en compte son propre bien-être

Enfin, pour planifier efficacement une journée de soins à domicile, l'aide-soignant doit également veiller à son **propre bien-être**. La gestion de plusieurs visites sur une journée peut être éprouvante, tant physiquement que mentalement. Il est important d'**intégrer des pauses** régulières pour se reposer, se restaurer et se ressourcer. Ces moments de pause permettent à l'aide-soignant de rester concentré et disponible pour les patients tout au long de la journée.

Un soin particulier doit être apporté à la gestion du stress et à la prévention de l'épuisement professionnel. En prenant soin de son propre équilibre, l'aide-soignant est mieux à même de prodiguer des soins de qualité, avec patience, écoute et bienveillance, sans être accablé par la fatigue.

Conclusion : un équilibre entre organisation et flexibilité

La planification efficace des soins à domicile dans différents lieux repose sur un équilibre entre **organisation rigoureuse**et **flexibilité**. En établissant des priorités claires, en optimisant les déplacements, en coordonnant les interventions avec les autres professionnels de santé et en anticipant les imprévus, l'aide-soignant peut garantir une journée fluide, tout en assurant un suivi attentif et personnalisé pour chaque patient. Cette gestion réfléchie de la journée permet non seulement d'assurer des soins de qualité, mais aussi de préserver l'énergie et la motivation de l'aide-soignant, afin qu'il puisse continuer à apporter un accompagnement humain, bienveillant et efficace à ses patients.

- Gérer la fatigue liée aux déplacements et à la multiplicité des tâches.

La gestion de la fatigue est un défi quotidien pour les aides-soignants, en particulier ceux qui interviennent à domicile, où les déplacements fréquents et la multiplicité des tâches peuvent rapidement devenir épuisants. En jonglant entre les soins physiques, les besoins émotionnels des patients et les déplacements d'un lieu à un autre, l'aide-soignant peut rapidement se retrouver face à une accumulation de fatigue, tant physique que mentale. Pour préserver son énergie et continuer à prodiguer des soins de qualité, il est essentiel de mettre en place des stratégies efficaces de gestion de la fatigue. Cela passe par une bonne organisation, une gestion proactive du temps et de l'énergie, mais aussi par une attention portée à son propre bien-être.

Anticiper et planifier les déplacements pour limiter la fatigue

L'un des aspects les plus épuisants du métier d'aide-soignant à domicile est sans doute la gestion des déplacements entre les différents lieux d'intervention. Chaque trajet, même court, peut engendrer du stress, de la fatigue physique et une perte de temps, surtout si les trajets sont mal organisés. Pour réduire cette fatigue liée aux déplacements, il est important de planifier **efficacement les trajets** en regroupant les visites géographiquement. Cela permet de limiter les allers-retours inutiles et d'optimiser son emploi du temps.

Il est aussi essentiel d'**anticiper les conditions de circulation** pour éviter les embouteillages, qui sont une source importante de stress. Par exemple, en consultant les prévisions de trafic ou en utilisant des applications GPS en temps réel, l'aide-soignant peut ajuster ses itinéraires et éviter les trajets fatigants. De plus, en alternant entre des moments où les trajets sont plus denses (matinées et fins de journée) et d'autres plus calmes, on peut mieux répartir l'effort et limiter l'accumulation de fatigue au fil de la journée.

Prévoir des pauses pendant les déplacements est aussi une stratégie importante. Lorsque l'emploi du temps le permet, une **pause de quelques minutes** entre deux visites peut suffire à se recentrer, à relâcher les tensions accumulées et à mieux aborder la suite de la journée. Même une courte pause dans un parc ou un endroit calme, où l'aide-soignant peut simplement respirer profondément et se détendre, permet de récupérer mentalement avant d'aborder la prochaine visite.

Organiser les tâches pour éviter la surcharge mentale

La multiplicité des tâches à gérer dans une même journée peut rapidement provoquer une **surcharge mentale**, surtout lorsque les soins sont variés et que chaque patient a des besoins spécifiques. La gestion de cette multiplicité des tâches passe avant tout par une **organisation rigoureuse**.

Dès le début de la journée, il est utile de dresser une liste des tâches à accomplir pour chaque patient, en les classant par priorité. Cette **planification** permet de clarifier ce qui doit être fait et dans quel ordre, réduisant ainsi l'impression de dispersion et de surcharge. En se concentrant sur une tâche à la fois, l'aide-soignant évite le stress de tout faire en même temps, ce qui permet de travailler de manière plus sereine et moins fatigante.

Il est aussi essentiel de rester flexible. Même avec une bonne planification, les imprévus peuvent survenir : l'état d'un patient peut se détériorer, des visites peuvent être annulées ou un soin peut prendre plus de temps que prévu. La clé est de **rester adaptable** et de ne pas se laisser submerger par ces changements. Réajuster son emploi du temps en fonction des urgences et des priorités permet de garder un contrôle sur la journée sans ressentir de surcharge.

Équilibrer les soins physiques et les soins relationnels

Les soins physiques, comme la toilette, les transferts ou les soins techniques, sont des activités qui demandent beaucoup d'énergie. Mais il est important de ne pas négliger la **fatigue émotionnelle** qui découle des interactions avec les patients, notamment ceux qui sont en fin de vie, souffrent de douleurs chroniques ou vivent dans l'isolement. L'aide-soignant est souvent sollicité non seulement pour prodiguer des soins techniques, mais aussi pour apporter un soutien moral et émotionnel. Cet accompagnement, bien qu'essentiel, peut entraîner une forme de **fatigue émotionnelle** qui, cumulée aux exigences physiques du métier, peut devenir pesante.

Pour mieux gérer cette fatigue liée aux soins émotionnels, il est important de **mettre des limites claires** entre l'aspect professionnel et l'aspect personnel. Cela signifie offrir une écoute bienveillante aux patients tout en apprenant à ne pas absorber leur détresse ou leurs émotions négatives. Il est également utile de varier les types de soins au cours de la journée. Par exemple, après une visite particulièrement éprouvante, planifier une visite moins intense émotionnellement peut permettre de récupérer avant de devoir à nouveau gérer des situations complexes.

Adopter des techniques de récupération et de relaxation

Pour gérer efficacement la fatigue liée aux déplacements et à la multiplicité des tâches, il est essentiel d'adopter des **techniques de récupération** tout au long de la journée. Cela peut inclure des **exercices de respiration** pour relâcher les tensions accumulées, des étirements légers pour détendre le corps après une tâche physique ou un trajet stressant, ou même des moments de méditation pour se recentrer mentalement.

La **respiration profonde** est une technique simple mais efficace pour se détendre rapidement. En prenant quelques minutes pour respirer profondément, l'aide-soignant peut réduire son niveau de stress et relâcher les tensions. Ces moments de pause mentale, même courts, permettent de mieux gérer la fatigue en offrant une forme de repos entre deux interventions.

L'adoption d'une **hygiène de vie saine** contribue également à une meilleure gestion de la fatigue. Cela inclut des pauses régulières pour se nourrir correctement, s'hydrater et prendre soin de son corps. L'alimentation joue un rôle clé dans la gestion de l'énergie tout au long de la journée : des repas équilibrés, riches en nutriments, permettent de maintenir un niveau d'énergie constant et d'éviter les coups de fatigue en milieu de journée. De plus, il est important de s'assurer d'un sommeil de qualité, car une bonne récupération nocturne est indispensable pour affronter les journées chargées.

Demander de l'aide et savoir déléguer lorsque c'est nécessaire

Enfin, l'une des clés pour gérer la fatigue est de reconnaître ses **limites** et de **demander de l'aide** lorsque cela est nécessaire. Dans un métier aussi exigeant que celui d'aide-soignant, il est crucial de ne pas essayer de tout faire seul. S'il existe une possibilité de **déléguer certaines tâches** ou de demander un soutien supplémentaire à l'équipe médicale ou aux proches des patients, il est important de ne pas hésiter à le faire. Cela permet d'alléger la charge de travail et de se concentrer sur les tâches prioritaires ou les soins les plus complexes.

Il est également utile de **parler de sa fatigue** à ses collègues ou à son responsable. Un environnement de travail bienveillant et solidaire permet de mieux répartir les tâches en fonction des forces et des besoins de chacun, tout en évitant l'épuisement individuel. Si la fatigue devient chronique ou excessive, il peut être nécessaire de réévaluer sa charge de travail avec son employeur pour trouver un équilibre plus sain.

Conclusion : prendre soin de soi pour mieux prendre soin des autres

La gestion de la fatigue liée aux déplacements et à la multiplicité des tâches dans les soins à domicile nécessite une combinaison de **planification rigoureuse**, de **gestion du temps** et de **soin de soi**. En organisant efficacement ses trajets, en optimisant l'ordre des visites, en restant flexible face aux imprévus et en adoptant des techniques de récupération tout au long de la journée, l'aide-soignant peut préserver son énergie et éviter l'épuisement. La clé réside dans un équilibre entre les exigences du métier et le besoin de maintenir son bien-être physique et mental. En prenant soin de soi, l'aide-soignant est mieux préparé à offrir des soins de qualité et à rester pleinement disponible pour ses patients.

Adapter les soins à l'environnement du patient

> ○ Intervenir dans des espaces de vie différents (domicile non médicalisé, espace restreint, conditions sanitaires variées).

Intervenir dans des espaces de vie différents est l'un des défis majeurs du travail d'aide-soignant à domicile. Contrairement à un environnement hospitalier ou médicalisé, où les conditions sont standardisées, le domicile des patients varie considérablement en termes d'espace, d'équipements et de conditions sanitaires. Chaque maison ou appartement présente ses particularités : des pièces plus ou moins grandes, des équipements parfois inadéquats pour les soins, des conditions d'hygiène variables. L'aide-soignant doit donc s'adapter constamment à ces environnements hétérogènes tout en garantissant la qualité des soins et en respectant les normes de sécurité et de confort du patient. Cette flexibilité, associée à une organisation rigoureuse, permet de maintenir un haut niveau de professionnalisme tout en s'ajustant aux spécificités de chaque espace de vie.

Adapter les soins dans un domicile non médicalisé

L'un des aspects les plus délicats des soins à domicile est l'absence d'un environnement strictement médicalisé. Contrairement à un hôpital, où tout est conçu pour faciliter les soins – de l'agencement des chambres aux équipements de pointe – le domicile du patient est avant tout un lieu de vie, conçu pour le confort et la routine quotidienne, et non pour accueillir des soins. Cela signifie que l'aide-soignant doit adapter ses interventions à des espaces qui ne sont pas forcément optimisés pour les soins médicaux.

L'adaptation commence par une **observation rapide** de l'espace disponible. Par exemple, si la salle de bain est petite et mal agencée, l'aide-soignant devra improviser pour effectuer une toilette dans de bonnes conditions. Cela peut impliquer de déplacer certains objets, d'aménager l'espace avec des serviettes ou des bassines pour compenser l'absence d'équipements spécifiques, ou d'aider le patient à s'installer confortablement dans une autre pièce, comme une chambre, où les soins seront plus faciles à réaliser. Le but est de créer, dans la mesure du possible, un environnement temporairement adapté aux soins tout en respectant l'agencement de l'espace de vie du patient.

Dans un domicile non médicalisé, il est également essentiel de **préparer le matériel à l'avance** et de s'assurer que tout est facilement accessible pendant les soins. Cela peut inclure le rangement organisé de kits de pansements, d'outils de surveillance (tensiomètre, thermomètre) et de médicaments dans des boîtes ou des sacs portatifs, prêts à être utilisés sans nécessiter de longues recherches. Le temps passé à organiser le matériel avant de commencer les soins est un investissement qui permet d'éviter le stress de devoir chercher ce qui est nécessaire dans des moments cruciaux.

Gérer les soins dans des espaces restreints

Certains domiciles, en particulier dans des zones urbaines où les logements sont souvent plus petits, peuvent offrir des **espaces restreints** pour effectuer les soins. Une petite pièce ou un couloir étroit peut limiter les mouvements de l'aide-soignant et compliquer des gestes techniques qui, en milieu hospitalier, sont plus faciles à réaliser. Il est alors nécessaire d'être créatif et de s'adapter pour prodiguer les soins sans compromettre la sécurité du patient ni la qualité des interventions.

Dans des espaces réduits, l'aide-soignant doit souvent **réaménager temporairement l'espace** pour maximiser l'efficacité des soins. Par exemple, déplacer une table ou une chaise pour dégager de l'espace autour du lit peut faciliter les transferts du patient ou l'installation de matériel médical, comme une perfusion ou un fauteuil roulant. Il est également important de s'assurer que les allées sont dégagées pour permettre une libre circulation entre les différentes pièces.

L'aménagement du lit, qui est souvent le centre des soins dans des espaces restreints, est également un point crucial. Si le lit n'est pas médicalisé et qu'il est difficile d'y installer le patient dans une position confortable, l'aide-soignant peut utiliser des coussins ou des couvertures pour ajuster la posture du patient, soulager les points de pression, et faciliter les soins comme les toilettes, les changements de pansement ou les soins d'hygiène.

L'attention à la **sécurité** dans des espaces restreints est aussi primordiale. Un espace trop encombré ou mal agencé peut être source de chutes pour le patient, notamment pour ceux qui ont des problèmes de mobilité. L'aide-soignant doit donc veiller à ce que l'environnement soit sécurisé en déplaçant les objets dangereux et en s'assurant que l'accès aux pièces et aux soins soit facile et sans risque.

S'adapter à des conditions sanitaires variées

Les conditions sanitaires dans lesquelles l'aide-soignant doit intervenir peuvent varier considérablement d'un domicile à un autre. Si certains foyers offrent des conditions d'hygiène irréprochables, d'autres peuvent être confrontés à des problèmes plus complexes, comme le manque de propreté, l'accumulation d'objets, ou encore l'absence d'équipements de base (eau chaude, toilettes fonctionnelles). Dans ces situations, l'aide-soignant doit être particulièrement vigilant pour préserver la **stérilité des soins** et assurer un environnement aussi sain que possible pour le patient.

L'hygiène est un aspect fondamental des soins à domicile, surtout pour les patients vulnérables ou immunodéprimés. L'aide-soignant doit veiller à maintenir une **asepsie rigoureuse** même dans des conditions sanitaires difficiles. Cela peut inclure l'utilisation de gants, de désinfectants, de solutions hydroalcooliques et de matériel stérile pour éviter toute contamination. Si l'environnement immédiat du patient n'est pas propice aux soins, il est parfois nécessaire de créer une **zone**

propre temporaire, en disposant des draps propres ou des alèses pour garantir un minimum d'hygiène pendant les interventions.

Lorsque les conditions sanitaires sont vraiment dégradées, il est essentiel d'en informer l'équipe soignante et, si nécessaire, d'alerter les services sociaux pour mettre en place des mesures d'aide ou de soutien à l'amélioration des conditions de vie. L'aide-soignant joue ici un rôle clé en signalant les situations à risque et en veillant à ce que des solutions soient apportées pour améliorer le cadre de vie du patient.

Respecter l'intimité et les habitudes du patient

Intervenir dans un domicile, c'est pénétrer dans l'espace privé du patient, un lieu chargé de ses habitudes, de son intimité, et de ses repères. L'aide-soignant doit toujours garder à l'esprit que, bien que le domicile soit devenu un espace de soin, il reste avant tout le **chez-soi** du patient, un lieu où il doit se sentir en sécurité et respecté. Chaque intervention doit donc être effectuée dans le respect total de l'intimité du patient, que ce soit lors de la toilette, du déshabillage ou de soins plus intimes.

Respecter l'intimité du patient signifie également **adapter les soins à son rythme et à ses préférences**. Par exemple, certains patients préféreront réaliser leur toilette à un moment précis de la journée, ou auront des habitudes alimentaires spécifiques qu'ils souhaiteront respecter. L'aide-soignant doit savoir faire preuve de souplesse, en s'adaptant à ces préférences pour que le patient conserve une certaine autonomie et le contrôle de son quotidien, même dans un contexte de soins.

Créer un environnement rassurant malgré les contraintes

Malgré les difficultés liées à l'espace, aux conditions sanitaires ou à l'absence d'équipements médicalisés, l'aide-soignant doit veiller à créer un **environnement rassurant** pour le patient. Pour ce faire, il est important de maintenir une attitude positive et bienveillante, en expliquant chaque geste, en s'assurant que le patient se sent à l'aise, et en valorisant ses capacités à participer aux soins lorsqu'il en est capable.

Lorsque l'espace est restreint ou les conditions d'intervention difficiles, l'aide-soignant peut compenser en offrant une **présence rassurante**. Le dialogue est ici essentiel : écouter les préoccupations du patient, le rassurer sur la sécurité des soins et lui permettre d'exprimer ses souhaits quant à la manière dont il souhaite être pris en charge. Cette communication crée un climat de confiance qui peut apaiser les craintes liées aux soins dans un espace qui, pour le patient, peut parfois sembler inadapté ou oppressant.

Conclusion : s'adapter avec flexibilité et professionnalisme

Intervenir dans des espaces de vie différents, qu'ils soient restreints, non médicalisés ou présentant des conditions sanitaires variées, est un défi constant pour l'aide-soignant. Chaque domicile présente des particularités uniques, exigeant une grande capacité d'adaptation et une organisation minutieuse. En ajustant les soins à l'environnement disponible, en maintenant des standards d'hygiène stricts malgré les contraintes, et en respectant l'intimité et les habitudes du patient, l'aide-soignant assure une prise en charge humaine et professionnelle. Ce sens de l'adaptation, allié à une écoute attentive, permet de prodiguer des soins de qualité tout en apportant du réconfort et de la sécurité au patient, quel que soit son environnement de vie.

- Adapter les soins en fonction du matériel disponible à domicile.

Adapter les soins en fonction du matériel disponible à domicile est un aspect fondamental du travail d'aide-soignant. Contrairement aux environnements médicalisés où le matériel est standardisé et facilement accessible, le domicile des patients présente des ressources variables. L'aide-soignant doit ainsi faire preuve de flexibilité et de créativité pour garantir des soins de qualité, tout en s'adaptant aux équipements, ou à l'absence d'équipements, disponibles chez chaque patient. Cette capacité d'adaptation repose sur une bonne organisation, la maîtrise des techniques de soins avec des moyens limités, et une communication fluide avec les familles et les professionnels de santé pour pallier les manques éventuels.

Évaluer et organiser le matériel disponible

Avant toute intervention, la première étape pour un aide-soignant est de **faire un état des lieux du matériel disponible**chez le patient. Cela inclut les équipements médicaux spécifiques, comme les lits médicalisés, les fauteuils roulants, les tensiomètres, ou encore les outils pour la gestion des sondes ou des perfusions. Dans certains domiciles, le patient peut disposer de matériel adapté, fourni par des services de santé ou loué pour la durée des soins. Cependant, dans d'autres situations, l'équipement peut être minimal ou même inexistant, ce qui oblige l'aide-soignant à compenser par des solutions improvisées.

Il est également important d'organiser ce matériel de manière à le rendre facilement accessible pendant les soins. L'aide-soignant peut proposer aux familles de désigner un espace spécifique dans la maison où seront rangés tous les équipements et produits médicaux. Cela peut être une armoire dédiée, une table de chevet, ou un coin de la chambre du patient, où les gants, les désinfectants, les pansements, et tout autre matériel nécessaire sont stockés de manière ordonnée. Un environnement bien organisé permet de gagner du temps et de réduire le stress, tant pour l'aide-soignant que pour le patient.

Adapter les soins en fonction des équipements disponibles

Lorsque le domicile dispose de **matériel médical adapté**, comme un lit médicalisé ou des aides techniques (barres d'appui, lève-personne), l'aide-soignant peut réaliser les soins de manière plus confortable et sécurisée pour le patient. Par exemple, un lit médicalisé permet de positionner le patient dans une position adéquate pour les soins, en ajustant la hauteur ou l'inclinaison pour minimiser les efforts physiques et prévenir les douleurs. De même, les barres d'appui dans la salle de bain facilitent les mouvements lors de la toilette, réduisant ainsi le risque de chute.

Cependant, dans de nombreux cas, le matériel disponible à domicile est limité. Par exemple, le lit du patient peut être un lit ordinaire, sans réglages possibles, ou la salle de bain peut être petite et ne pas offrir de barres de soutien. Dans ces situations, l'aide-soignant doit s'adapter en utilisant des **techniques de soin alternatives** tout en assurant la sécurité du patient.

Pour compenser l'absence d'un lit médicalisé, l'aide-soignant peut utiliser des **coussins ou des serviettes roulées** pour soutenir certaines parties du corps du patient, évitant ainsi les douleurs dues aux mauvaises postures prolongées. Ces ajustements permettent d'installer le patient de manière confortable et de faciliter les soins, comme le changement de pansements ou la toilette. De même, en l'absence de matériel d'aide à la mobilité, l'aide-soignant peut proposer des techniques de transfert manuelles, en veillant à adopter les postures adéquates pour protéger à la fois le patient et lui-même des blessures.

Gérer l'absence de matériel médical spécifique

Dans certaines situations, il peut arriver qu'un patient n'ait pas accès au **matériel médical essentiel** pour la prise en charge de sa pathologie, soit par manque de moyens, soit par méconnaissance des aides disponibles. Par exemple, un patient atteint d'insuffisance respiratoire peut ne pas disposer d'un équipement d'oxygénothérapie adapté, ou un patient en perte d'autonomie peut ne pas avoir de chaise de douche ou de soulève-malade.

Dans ces cas, l'aide-soignant doit non seulement adapter ses soins avec les moyens disponibles, mais aussi **informer et conseiller la famille** sur les démarches à suivre pour obtenir le matériel nécessaire. Il peut s'agir d'orienter les proches vers des services spécialisés dans la location de matériel médical, de les mettre en contact avec des professionnels de santé, ou de solliciter les aides sociales ou les mutuelles qui peuvent couvrir ces frais. La **communication avec l'infirmier coordinateur** ou le médecin traitant est aussi essentielle pour anticiper les besoins en matériel et éviter que le manque d'équipements ne devienne un obstacle à une prise en charge de qualité.

En attendant l'acquisition du matériel adéquat, l'aide-soignant peut avoir recours à des **solutions temporaires**. Par exemple, en l'absence de fauteuil roulant, il peut utiliser une chaise stable pour transporter le patient dans des pièces voisines, ou encore proposer des exercices de rééducation douce si le patient est capable de se déplacer légèrement.

Adapter les soins d'hygiène et de confort

Les soins d'hygiène sont essentiels pour garantir le confort et la dignité du patient, mais ils peuvent être particulièrement difficiles à réaliser lorsque le domicile ne dispose pas d'équipements adaptés, comme une baignoire avec accès sécurisé ou une douche à l'italienne. Dans de telles situations, l'aide-soignant doit faire preuve d'adaptabilité pour assurer des soins d'hygiène tout en respectant les contraintes de l'espace.

Par exemple, en l'absence de salle de bain adaptée, l'aide-soignant peut réaliser une **toilette au lit** ou une toilette partielle à l'aide de gants de toilette et de bassines. Ces soins permettent de garantir une hygiène correcte tout en évitant les risques de chute ou les efforts excessifs pour le patient. Il est aussi possible d'utiliser des lingettes spéciales pour le corps, conçues pour les soins à domicile, afin de limiter l'utilisation d'eau tout en maintenant une propreté optimale.

L'objectif est de préserver le **confort** du patient tout en maintenant une hygiène rigoureuse. L'aide-soignant doit toujours veiller à ce que ces soins d'hygiène soient réalisés dans le respect de la dignité du patient, en expliquant chaque geste, en prenant le temps nécessaire, et en veillant à ce que le patient se sente à l'aise malgré les contraintes matérielles.

Assurer la sécurité avec des moyens limités

L'un des principaux défis de l'adaptation des soins en fonction du matériel disponible à domicile est de garantir la **sécurité** du patient. Un manque d'équipement peut augmenter les risques de chute, de blessure ou d'infection. L'aide-soignant doit donc redoubler de vigilance pour compenser l'absence de matériel médical par des ajustements sécurisés.

Par exemple, si le domicile ne dispose pas de barres d'appui dans les escaliers ou la salle de bain, l'aide-soignant peut proposer à la famille d'installer des **poignées temporaires** ou de réaménager l'espace pour éviter les obstacles. Il peut également utiliser des tapis antidérapants dans les zones où le patient se déplace régulièrement, comme la salle de bain ou la cuisine, pour minimiser les risques de glissades.

Lorsque le patient a des difficultés à marcher mais ne dispose pas d'un déambulateur ou d'une canne, l'aide-soignant peut, en attendant, proposer des **exercices d'équilibre et de renforcement** pour améliorer la stabilité du patient. Cette approche permet de prévenir les chutes en renforçant la capacité du patient à se déplacer en toute sécurité, tout en encourageant la famille à acquérir l'équipement nécessaire.

Conclusion : s'adapter avec créativité et professionnalisme

Adapter les soins en fonction du matériel disponible à domicile exige une grande flexibilité, une organisation rigoureuse et une bonne dose de créativité. Que le patient dispose ou non d'équipements médicaux adaptés, l'aide-soignant doit savoir ajuster ses techniques pour offrir des soins de qualité tout en assurant le confort et la sécurité du patient. Cela implique d'optimiser l'utilisation du matériel existant, de compenser par des solutions temporaires en cas de manque d'équipement, et de maintenir un dialogue constant avec les familles et les autres professionnels de santé pour anticiper les besoins matériels. En s'adaptant aux contraintes de chaque domicile, l'aide-soignant remplit non seulement son rôle technique, mais aussi sa mission humaine, en garantissant une prise en charge digne et sécurisée, quel que soit l'environnement.

Gestion des situations d'urgence

- Identifier et gérer les urgences à domicile (chutes, aggravation des symptômes, détresse respiratoire).

Identifier et gérer les urgences à domicile, comme les chutes, l'aggravation des symptômes ou la détresse respiratoire, est une compétence cruciale pour l'aide-soignant. Contrairement à un environnement hospitalier, où les équipements et l'assistance médicale sont immédiatement disponibles, le domicile du patient présente des contraintes supplémentaires. L'aide-soignant doit être capable de réagir rapidement, avec sang-froid, tout en assurant la sécurité du patient et en alertant les secours si nécessaire. La gestion de ces urgences repose sur une observation attentive, une évaluation rapide de la situation et la mise en place des gestes appropriés en attendant l'intervention d'un professionnel de santé ou des secours d'urgence.

Identifier et gérer les chutes

Les chutes sont l'un des accidents les plus fréquents chez les personnes âgées ou en perte de mobilité, et elles peuvent entraîner des conséquences graves, telles que des fractures, des contusions ou une perte de confiance qui limite encore davantage l'autonomie. Pour l'aide-soignant, savoir **identifier une chute à risque** et réagir rapidement est essentiel pour minimiser les dommages et prendre en charge le patient efficacement.

Lorsqu'une chute se produit, la première étape consiste à **évaluer la gravité de la situation**. Si le patient est encore au sol, il est important de ne pas le relever immédiatement. L'aide-soignant doit d'abord vérifier s'il y a des signes visibles de blessures, comme des coupures, des saignements ou une douleur intense. Ensuite, il faut demander au patient s'il ressent des douleurs spécifiques, notamment au niveau des hanches, des genoux ou des poignets, qui sont des zones souvent touchées lors des chutes. Si le patient se plaint de douleurs aiguës, il est essentiel de **ne pas tenter de le bouger**, car cela pourrait aggraver une fracture ou une autre blessure interne. Dans ce cas, l'aide-soignant doit appeler les secours pour une prise en charge médicale.

Si le patient semble ne pas avoir de blessures graves et s'il est en mesure de bouger, l'aide-soignant peut aider à le relever en douceur, en utilisant des **techniques de levage appropriées** pour éviter de se blesser lui-même ou d'aggraver l'état du patient. Il est important de le guider dans le mouvement, en lui demandant de se tourner sur le côté avant de s'asseoir, puis de se relever progressivement avec l'aide de l'aide-soignant ou en s'appuyant sur un meuble stable. Une fois relevé, le patient doit être confortablement installé, et ses signes vitaux doivent être surveillés pour s'assurer qu'il ne souffre pas de complications secondaires, comme des vertiges ou une baisse de la tension artérielle.

Après une chute, il est essentiel d'évaluer ce qui a conduit à l'accident. L'aide-soignant doit vérifier l'environnement pour identifier les **facteurs de risque**, comme un sol glissant, des objets laissés au sol, ou une mauvaise disposition des meubles. En informant la famille ou en réaménageant l'espace de vie, on peut prévenir de futures chutes en retirant les obstacles ou en installant des dispositifs de sécurité, tels que des tapis antidérapants ou des barres d'appui.

Aggravation des symptômes : reconnaître les signes de détérioration

L'aide-soignant doit également être capable d'identifier rapidement une **aggravation des symptômes** chez les patients atteints de maladies chroniques ou en soins palliatifs. Les signes d'une détérioration peuvent être subtils, mais ils doivent être pris au sérieux pour éviter une évolution vers une urgence médicale. Il est donc essentiel de **connaître l'état de base** du patient et de surveiller régulièrement les changements, que ce soit au niveau de la douleur, de la respiration, ou de l'état général.

L'un des signes les plus courants d'aggravation est une **douleur accrue**. Si un patient souffre d'une maladie chronique comme l'arthrite ou le cancer, la douleur peut augmenter soudainement. L'aide-soignant doit être attentif à toute manifestation de douleur plus intense, que ce soit par des plaintes verbales ou des signes non verbaux, comme des grimaces, une agitation ou un repli sur soi. En cas d'augmentation brutale de la douleur, il est important d'ajuster la prise en charge, en informant l'infirmier ou le médecin, qui pourra prescrire un ajustement du traitement antalgique. Si le patient prend déjà des médicaments pour soulager la douleur, l'aide-soignant doit s'assurer qu'ils sont administrés conformément aux prescriptions et surveiller les effets de ce traitement.

Un autre signe d'aggravation est la **détérioration de l'état général**, qui peut se manifester par une grande faiblesse, une fatigue inhabituelle ou des difficultés à effectuer des tâches simples. Si le patient montre des signes de confusion, de désorientation ou de somnolence inhabituelle, cela peut indiquer une complication, comme une infection, une déshydratation ou une insuffisance cardiaque. Dans ces cas, l'aide-soignant doit contacter rapidement un professionnel de santé pour évaluer la situation et décider des actions à entreprendre, comme l'administration de médicaments ou un transfert à l'hôpital.

La **surveillance des signes vitaux** est un autre élément clé de la gestion des urgences liées à l'aggravation des symptômes. En mesurant régulièrement la température, la tension artérielle, le pouls et la respiration, l'aide-soignant peut détecter des anomalies. Par exemple, une fièvre élevée peut être le signe d'une infection qui nécessite une attention médicale urgente, tandis qu'une chute brutale de la tension artérielle peut indiquer une défaillance cardiaque.

Gestion de la détresse respiratoire

La **détresse respiratoire** est une urgence médicale fréquente chez les patients atteints de maladies pulmonaires ou cardiaques, comme l'insuffisance respiratoire chronique (BPCO) ou l'insuffisance cardiaque. Les signes d'une détresse respiratoire incluent une respiration rapide et superficielle, des sifflements lors de la respiration, un essoufflement soudain ou une difficulté à parler. Dans ces moments, l'aide-soignant doit réagir rapidement pour stabiliser le patient en attendant l'arrivée des secours ou l'intervention d'un professionnel de santé.

La première étape consiste à **aider le patient à adopter une position qui facilite la respiration**. La position assise avec le torse légèrement penché en avant, par exemple, peut aider à ouvrir les voies respiratoires et permettre une meilleure oxygénation. Si le patient utilise de l'oxygène à domicile, l'aide-soignant doit vérifier que l'appareil fonctionne correctement et ajuster le débit d'oxygène si cela fait partie des consignes données par l'équipe soignante. Il est essentiel de rester calme, car l'anxiété du patient peut aggraver la détresse respiratoire. Une communication rassurante et des gestes lents peuvent aider à apaiser le patient et à réduire son essoufflement.

Si la situation ne s'améliore pas malgré ces mesures, ou si le patient présente des signes de cyanose (coloration bleutée des lèvres ou des extrémités), il est impératif d'**appeler les secours** immédiatement. En attendant leur arrivée, l'aide-soignant doit continuer à surveiller les signes vitaux du patient et rester à ses côtés pour le soutenir moralement et physiquement.

Collaborer avec les professionnels de santé et alerter les secours

Dans toutes les situations d'urgence à domicile, l'aide-soignant joue un rôle clé en étant le premier à identifier le problème, mais il doit aussi savoir **quand alerter les secours** ou contacter un professionnel de santé. En fonction de la gravité de la situation, il peut s'agir d'appeler les urgences ou de contacter l'infirmier coordinateur pour obtenir des conseils.

La communication avec l'équipe soignante est cruciale pour gérer les urgences efficacement. L'aide-soignant doit être capable de **fournir des informations précises** sur l'état du patient, les symptômes observés et les actions entreprises, afin que les secours puissent intervenir de manière appropriée dès leur arrivée. Il est aussi important d'informer la famille du patient, en expliquant la situation calmement et en les rassurant sur les mesures prises.

- Coordination avec les services d'urgence et suivi.

La **coordination avec les services d'urgence** et le suivi après une intervention sont des éléments clés de la prise en charge des patients à domicile. Lorsque survient une situation critique, comme une chute grave, une détresse respiratoire ou une aggravation rapide des symptômes, l'aide-soignant doit non seulement agir avec efficacité pour stabiliser le patient, mais aussi assurer une communication fluide avec les équipes d'urgence. Cette coordination est essentielle pour garantir une réponse rapide et appropriée à la situation, tout en assurant une continuité des soins après l'intervention des secours. L'aide-soignant joue un rôle de relais crucial entre le patient, la famille et les professionnels de santé, en veillant à la bonne transmission des informations et en assurant le suivi pour optimiser la prise en charge globale du patient.

Reconnaître les signes nécessitant une intervention d'urgence

La première étape dans la coordination avec les services d'urgence commence par la **capacité à identifier rapidement les signes** qui nécessitent l'intervention des secours. L'aide-soignant doit être attentif aux changements soudains dans l'état de santé du patient : des douleurs insupportables, des difficultés respiratoires, une perte de conscience ou une incapacité à se relever après une chute. Face à de tels signes, il est essentiel d'agir sans attendre et de contacter les services d'urgence.

Dans ce contexte, il est crucial que l'aide-soignant soit **préparé à fournir des informations claires et précises** au moment de l'appel aux urgences. Cela inclut la description des symptômes du patient, le type de soin déjà réalisé, et toute information pertinente sur ses antécédents médicaux (maladies chroniques, traitement en cours, allergies, etc.). Plus les informations sont précises, plus l'équipe médicale d'urgence peut se préparer à intervenir efficacement dès son arrivée.

Communiquer efficacement avec les équipes d'urgence

Lorsque les services d'urgence sont appelés à intervenir, l'aide-soignant devient le **point de contact principal** pour fournir des informations complètes sur l'état de santé du patient, les soins déjà apportés, et la chronologie des événements. Cette transmission d'informations est cruciale pour permettre aux équipes médicales d'agir rapidement et de poser un diagnostic initial fiable.

Lors de l'arrivée des secours, l'aide-soignant doit **fournir un briefing concis et précis**, incluant les observations sur l'évolution de l'état du patient, les soins administrés et les médicaments prescrits, ainsi que toute information concernant les éventuelles allergies ou traitements spécifiques. Par exemple, dans le cas d'une détresse respiratoire, il est important de signaler si le patient a déjà une assistance respiratoire à domicile et à quel niveau d'oxygène il est réglé. Ces détails permettent aux urgentistes de prendre des décisions éclairées et d'adapter leur intervention en fonction du contexte.

En plus des informations médicales, l'aide-soignant doit aussi faire attention à **gérer l'environnement familial**. Lorsque les secours interviennent à domicile, la présence de proches peut compliquer la situation en ajoutant du stress ou de l'émotion. L'aide-soignant peut jouer un rôle de médiateur, en informant la famille de l'évolution de la situation tout en les invitant à laisser les professionnels intervenir sereinement. Cela permet de créer une ambiance plus calme et propice à une intervention efficace.

Assurer une prise en charge immédiate en attendant les secours

En attendant l'arrivée des services d'urgence, l'aide-soignant doit souvent **continuer à gérer la situation**, en stabilisant le patient dans la mesure du possible et en veillant à son confort. Cela peut inclure des gestes de premiers secours, comme l'aide à la respiration dans le cas d'une détresse respiratoire ou l'application de gestes adaptés en cas de chute. Dans tous les cas, l'aide-soignant doit maintenir le patient dans une position confortable et surveiller de près ses signes vitaux.

Si l'état du patient s'aggrave, par exemple en cas de perte de conscience, l'aide-soignant doit être prêt à réagir immédiatement en suivant les protocoles d'urgence, comme la mise en position latérale de sécurité (PLS) ou l'administration des gestes de réanimation si nécessaire. Ces actions sont cruciales pour stabiliser le patient avant l'arrivée des secours et garantir qu'il reste dans les meilleures conditions possibles pendant cette période critique.

Le transfert d'informations pour assurer la continuité des soins

Lorsque les équipes d'urgence prennent le relais, l'aide-soignant ne cesse pas d'être impliqué dans la prise en charge du patient. La **transmission d'informations** est une étape clé pour assurer une continuité des soins sans rupture entre le domicile et l'hôpital. L'aide-soignant doit veiller à ce que toutes les informations médicales importantes soient bien relayées aux urgences : liste des médicaments en cours, antécédents médicaux, derniers soins apportés et toute observation pertinente sur l'évolution des symptômes.

Si le patient est transféré à l'hôpital, il est souvent nécessaire d'**informer l'entourage** et de faire le lien avec l'infirmier coordinateur ou le médecin traitant, afin qu'ils puissent suivre l'évolution de l'état de santé du patient et ajuster la prise en charge après l'hospitalisation. L'aide-soignant, par son rôle central dans l'accompagnement à domicile, est souvent celui qui connaît le mieux les besoins spécifiques du patient et ses habitudes de vie, des éléments essentiels à partager pour faciliter son retour à domicile ou son transfert vers un service médicalisé.

Le suivi après l'intervention d'urgence

Une fois l'intervention d'urgence terminée et le patient pris en charge, le **suivi à domicile** est une étape cruciale pour assurer une bonne récupération et éviter une nouvelle détérioration de l'état de santé. Si le patient est resté à domicile après l'intervention, l'aide-soignant doit redoubler de vigilance dans les jours qui suivent pour surveiller les signes de reprise ou d'aggravation des symptômes. Cela inclut une surveillance accrue des signes vitaux, de la douleur ou des symptômes respiratoires, ainsi qu'un contrôle de l'administration des médicaments prescrits.

Le **suivi post-hospitalisation** est également une phase critique. Si le patient a été hospitalisé, son retour à domicile peut s'accompagner de nouveaux besoins en soins, comme une assistance respiratoire, des pansements complexes, ou un régime alimentaire spécifique. L'aide-soignant doit alors être informé de ces nouvelles consignes et s'assurer que tout le matériel nécessaire est disponible à domicile pour garantir une transition en douceur. En collaborant avec l'infirmier coordinateur, les médecins et les services de soins à domicile, l'aide-soignant contribue à la mise en place d'un **plan de soins adapté** qui évite les rechutes ou les nouvelles urgences.

Le suivi inclut aussi la **communication avec la famille**, qui doit être informée des nouvelles consignes et des signes à surveiller. L'aide-soignant peut jouer un rôle d'accompagnement pour former les proches à reconnaître les symptômes d'alerte et à gérer les situations qui pourraient se représenter, notamment en leur expliquant comment réagir et qui contacter en cas de besoin.

La prévention des urgences à domicile

Une partie de la gestion des urgences à domicile passe également par la **prévention**. En étant attentif à l'état de santé du patient au quotidien, l'aide-soignant peut identifier les signes avant-coureurs d'une aggravation et **prévenir les situations critiques**. Cela inclut l'observation attentive des changements dans le comportement ou les symptômes, comme une augmentation de la fatigue, des difficultés respiratoires plus fréquentes, ou des douleurs inhabituelles.

Pour les patients à risque, l'aide-soignant peut recommander des ajustements dans l'environnement domestique pour réduire les risques de chute ou de complications. Par exemple, l'installation de barres d'appui, de tapis antidérapants ou de dispositifs d'aide à la mobilité peut aider à prévenir les accidents. De même, une surveillance régulière des signes vitaux permet de détecter des anomalies avant qu'elles ne deviennent critiques, et d'ajuster les soins en conséquence.

Chapitre 6

Travailler en collaboration interdisciplinaire

Le rôle de l'aide-soignant au sein de l'équipe médicale

- Collaboration avec les infirmiers, médecins, kinésithérapeutes, et autres professionnels de santé.

La collaboration entre l'aide-soignant et les autres professionnels de santé, tels que les infirmiers, médecins, kinésithérapeutes et autres intervenants, est essentielle pour assurer une prise en charge globale et de qualité des patients à domicile. Ce travail en équipe permet de coordonner les soins, d'optimiser les interventions, et d'adapter les traitements aux besoins spécifiques de chaque patient. La synergie entre ces différents acteurs repose sur une communication fluide, le partage d'informations pertinentes et une compréhension claire des rôles et des responsabilités de chacun. En s'intégrant harmonieusement dans cette équipe, l'aide-soignant contribue non seulement à l'exécution des soins, mais aussi à leur efficacité globale, en veillant à ce que chaque patient bénéficie d'un suivi personnalisé et adapté à son état de santé.

L'aide-soignant : un lien privilégié entre le patient et l'équipe médicale

L'aide-soignant joue souvent un rôle central dans la relation entre le patient et l'équipe médicale. En étant au plus près du patient au quotidien, il devient le **premier observateur** des évolutions de son état de santé, des signes d'amélioration ou de détérioration, et des besoins spécifiques qui peuvent émerger. Cette proximité avec le patient place l'aide-soignant en position idéale pour **transmettre des informations essentielles** aux autres professionnels de santé.

Par exemple, lors de soins réguliers, l'aide-soignant peut remarquer des signes de fatigue accrue, des douleurs qui s'intensifient ou un changement dans l'appétit du patient. Ces observations, même si elles peuvent sembler mineures, sont cruciales pour permettre à l'infirmier ou au médecin de réévaluer le traitement ou d'ajuster les soins. En communiquant ces informations de manière claire et précise, l'aide-soignant facilite la prise de décisions éclairées par les autres membres de l'équipe, contribuant ainsi à une meilleure prise en charge.

De plus, en relayant les préoccupations ou les ressentis du patient, l'aide-soignant permet de **mieux personnaliser les soins**. Certains patients, notamment ceux en fin de vie ou atteints de maladies chroniques, peuvent avoir des besoins spécifiques qui ne sont pas immédiatement visibles à travers les examens médicaux. L'aide-soignant, par son contact quotidien et son rôle d'écoute, peut ainsi faire remonter ces informations aux médecins ou infirmiers, afin que ces derniers puissent adapter les traitements ou les interventions en fonction des préférences et du bien-être global du patient.

La collaboration avec les infirmiers : complémentarité dans les soins

L'une des collaborations les plus fréquentes et les plus cruciales pour l'aide-soignant est celle avec les **infirmiers**, que ce soit dans le cadre de soins à domicile ou en milieu hospitalier. Cette relation est fondée sur la complémentarité des rôles : l'aide-soignant prend en charge les soins de base (toilette, habillage, surveillance des signes vitaux) et assure une **présence constante**, tandis que l'infirmier intervient pour des actes techniques plus spécialisés (injections, pansements complexes, perfusions) et la gestion des traitements médicaux.

La collaboration entre l'aide-soignant et l'infirmier repose sur une **communication continue**. L'aide-soignant doit informer l'infirmier de tout changement observé chez le patient : évolution des symptômes, réactions à un traitement, ou encore signes de douleur ou d'inconfort. Ce dialogue permet à l'infirmier de mieux ajuster ses interventions et d'adapter les soins en conséquence. Par exemple, si l'aide-soignant signale une rougeur ou une irritation lors de la toilette, l'infirmier pourra intervenir rapidement pour évaluer la situation et prévenir des complications, telles que des escarres.

Cette collaboration est également essentielle lors de **situations d'urgence**. En cas de détérioration rapide de l'état du patient, l'aide-soignant doit savoir alerter l'infirmier immédiatement, tout en effectuant les gestes de premiers secours nécessaires. Une bonne coordination permet de gagner du temps et de stabiliser le patient avant l'arrivée d'un médecin ou des secours, si nécessaire.

La collaboration avec les médecins : transmettre les observations et ajuster les soins

Le **médecin traitant** ou spécialiste joue un rôle central dans la gestion du traitement du patient. Cependant, contrairement à l'infirmier et à l'aide-soignant, le médecin n'est pas présent quotidiennement au domicile et dépend donc des informations qui lui sont transmises pour ajuster les traitements et prendre les décisions appropriées. L'aide-soignant, en étant au plus près du patient, agit comme un **intermédiaire clé** dans ce processus.

L'aide-soignant doit faire preuve de précision lorsqu'il transmet des informations au médecin, que ce soit lors des visites médicales à domicile ou à travers des rapports réguliers. Les **observations sur l'état général du patient**, comme les variations de poids, de température ou de comportement, permettent au médecin d'évaluer l'efficacité du traitement ou d'anticiper une éventuelle dégradation de l'état de santé. Par exemple, si un patient diabétique montre des signes d'hypoglycémie ou de malaise, il est essentiel que l'aide-soignant communique ces informations au médecin pour qu'il puisse réévaluer la dose d'insuline ou ajuster le régime alimentaire du patient.

De plus, le **rôle de conseil** de l'aide-soignant peut être précieux pour les médecins. En comprenant les habitudes quotidiennes du patient, ses besoins émotionnels ou ses difficultés à suivre un traitement, l'aide-soignant peut suggérer des ajustements pratiques qui facilitent l'adhésion du patient à son traitement. Cela permet au médecin de prescrire des solutions plus adaptées à la réalité de la vie du patient à domicile.

La collaboration avec les kinésithérapeutes : favoriser l'autonomie du patient

La **kinésithérapie** joue un rôle crucial dans la rééducation et le maintien de la mobilité des patients, en particulier ceux souffrant de troubles musculosquelettiques, de maladies neurodégénératives ou de complications post-chirurgicales. L'aide-soignant, en étroite collaboration avec le **kinésithérapeute**, aide à prolonger les effets bénéfiques des séances de rééducation au quotidien, notamment en **appliquant les recommandations** et les exercices proposés par le professionnel de santé.

Par exemple, un patient en rééducation après une fracture peut avoir besoin de répéter des exercices de mobilisation ou d'équilibre plusieurs fois par jour pour renforcer ses muscles et récupérer sa mobilité. L'aide-soignant, en intégrant ces exercices dans la routine du patient, favorise sa progression tout en veillant à respecter les consignes du kinésithérapeute. Cette collaboration nécessite une communication régulière pour adapter les exercices en fonction des capacités et de l'évolution du patient.

L'aide-soignant veille également à ce que le **cadre de vie** du patient soit adapté à ses besoins de rééducation. En collaboration avec le kinésithérapeute, il peut aider à réorganiser l'espace pour faciliter les déplacements du patient ou éviter les risques de chutes. Par exemple, en retirant les obstacles, en disposant des barres d'appui ou en ajustant le mobilier, l'aide-soignant crée un environnement plus sûr et plus propice à la rééducation.

Coordination avec d'autres professionnels de santé

Outre les infirmiers, médecins et kinésithérapeutes, l'aide-soignant peut être amené à collaborer avec d'autres professionnels de santé, tels que les **ergothérapeutes**, les **diététiciens**, ou encore les **psychologues**. Cette diversité de collaborations est essentielle pour une prise en charge globale, qui répond non seulement aux besoins physiques du patient, mais aussi à ses besoins nutritionnels, psychologiques et environnementaux.

Avec un **ergothérapeute**, l'aide-soignant peut échanger sur l'adaptation du domicile pour faciliter l'autonomie du patient. L'ergothérapeute peut proposer des aménagements spécifiques, comme des équipements ergonomiques ou des aides techniques, que l'aide-soignant pourra installer ou superviser au quotidien. Ce travail conjoint permet de créer un environnement qui favorise la sécurité et l'autonomie du patient, tout en respectant ses capacités physiques et cognitives.

En collaboration avec un **diététicien**, l'aide-soignant peut également ajuster l'alimentation du patient en fonction des recommandations nutritionnelles, en veillant à respecter les régimes prescrits (diabète, insuffisance rénale, troubles digestifs). En préparant les repas ou en assistant le patient pendant les repas, l'aide-soignant contribue à l'équilibre nutritionnel et à l'amélioration de l'état général du patient.

Enfin, la **dimension psychologique** ne doit pas être négligée. L'aide-soignant, souvent en première ligne pour observer l'état émotionnel du patient, peut collaborer avec un psychologue ou un psychiatre pour signaler des symptômes de dépression, d'anxiété ou d'isolement. En relayant ces informations et en appliquant les stratégies recommandées par les professionnels de santé mentale, l'aide-soignant aide à maintenir le bien-être psychologique du patient.

- Communication des observations et ajustement des soins en équipe.

La **communication des observations** et l'**ajustement des soins** en équipe sont des éléments essentiels pour assurer une prise en charge cohérente et de qualité des patients, en particulier dans le cadre des soins à domicile. Chaque membre de l'équipe soignante – qu'il s'agisse des aides-soignants, infirmiers, médecins, kinésithérapeutes ou autres professionnels de santé – apporte une contribution spécifique, mais pour que cette prise en charge soit efficace, une communication fluide et continue est nécessaire. L'aide-soignant, en étant au plus près du patient au quotidien, joue un rôle clé dans l'observation des évolutions de son état de santé, des changements subtils ou des signes avant-coureurs de complications. Ces observations, lorsqu'elles sont bien partagées avec le reste de l'équipe, permettent d'ajuster les soins et d'adapter les traitements en fonction des besoins réels du patient.

L'observation quotidienne comme base des soins

L'un des principaux rôles de l'aide-soignant est de **surveiller l'état général du patient** au quotidien. Cette observation va au-delà des simples tâches techniques : elle englobe une attention aux détails qui peuvent paraître anodins mais qui révèlent souvent des changements importants dans la santé ou le bien-être du patient. Cela peut inclure des signes de douleur, des variations dans l'appétit, une fatigue inhabituelle, des difficultés respiratoires, ou encore des signes de détresse émotionnelle.

Ces observations sont essentielles car elles permettent de **détecter des anomalies** avant qu'elles ne deviennent des urgences médicales. Par exemple, un patient qui devient plus irritable ou agité peut souffrir de douleurs non exprimées ou mal gérées. De même, une perte de poids inattendue peut indiquer une mauvaise absorption des nutriments ou des effets secondaires d'un traitement. L'aide-soignant, en étant en contact régulier avec le patient, est en mesure d'identifier ces signes avant les autres membres de l'équipe, qui ne sont pas toujours présents au quotidien.

Une bonne **communication de ces observations** aux autres professionnels de santé, notamment les infirmiers et les médecins, est cruciale. Elle permet de partager des informations précises qui peuvent conduire à un ajustement des soins ou à des décisions médicales plus rapides. Un simple commentaire sur un changement de comportement ou de routine peut ainsi inciter un médecin à revoir un traitement ou un infirmier à adapter ses interventions.

Le partage d'informations avec l'équipe : fluidité et précision

Pour que les soins soient ajustés de manière optimale, la communication entre les différents professionnels de santé doit être fluide, précise et rapide. L'aide-soignant doit s'assurer que les informations qu'il observe sont **clairement transmises** à l'équipe, afin que chaque membre puisse ajuster ses actions en fonction de l'état du patient. Cette transmission d'informations se fait souvent de manière formelle, par des rapports écrits ou des réunions d'équipe, mais aussi de manière informelle, lors de discussions quotidiennes entre les intervenants.

Lorsqu'un aide-soignant observe une évolution préoccupante dans l'état de santé d'un patient – par exemple, une plaie qui ne cicatrise pas bien ou des symptômes respiratoires qui s'aggravent –, il est essentiel d'en informer l'infirmier ou le médecin avec des détails concrets. Cela permet à ces derniers de prendre des décisions éclairées sur les traitements ou les interventions à mettre en place. Les informations doivent être **structurées et précises** : depuis combien de temps le symptôme est apparu, quelles en sont les manifestations, quelles sont les tentatives de prise en charge qui ont été effectuées, etc.

Le **partage d'informations** n'est pas seulement utile pour ajuster les soins techniques, mais aussi pour améliorer le bien-être global du patient. Par exemple, un kinésithérapeute peut remarquer que le patient éprouve des difficultés à se déplacer, tandis que l'aide-soignant peut souligner une fatigue croissante. En croisant ces informations, le médecin peut ajuster le traitement médicamenteux ou prescrire des séances de rééducation supplémentaires pour améliorer la mobilité.

L'importance de la réactivité et de l'adaptation des soins

Une communication fluide permet à l'équipe soignante de **réagir rapidement** face aux changements dans l'état de santé du patient. Par exemple, si un aide-soignant observe une élévation anormale de la température chez un patient fragile, cette information doit être immédiatement transmise à l'infirmier ou au médecin, qui pourront évaluer s'il est nécessaire de modifier le traitement ou de prescrire des examens complémentaires. Une telle réactivité permet d'éviter que la situation ne se détériore et de **prévenir des complications** plus graves.

Le processus d'ajustement des soins passe souvent par des échanges réguliers entre l'aide-soignant et les autres professionnels de santé. Ces ajustements peuvent concerner de nombreux aspects : la **gestion de la douleur**, la prise de médicaments, la nutrition, ou encore le niveau d'assistance pour les activités quotidiennes. Par exemple, un patient en phase de rééducation peut, après plusieurs séances avec le kinésithérapeute, retrouver une certaine autonomie. L'aide-soignant, en étant informé de ces progrès, pourra encourager le patient à réaliser plus d'activités seul, tout en continuant à le soutenir en cas de besoin. À l'inverse, si l'état du patient se dégrade, l'aide-soignant pourra réduire l'autonomie laissée au patient pour éviter les risques de chute ou d'épuisement.

Ces ajustements des soins peuvent également concerner des aspects **psychosociaux**. Par exemple, si un aide-soignant remarque que le patient semble isolé ou souffre d'un état dépressif, il peut en informer l'équipe afin que des mesures soient prises pour améliorer le soutien psychologique du patient. Cela peut inclure l'intervention d'un psychologue ou l'organisation de visites plus fréquentes de la famille ou des bénévoles.

Outils de communication et de coordination

Pour assurer une communication fluide et efficace, l'utilisation d'**outils adaptés** est souvent nécessaire. Dans le cadre des soins à domicile, cela peut inclure des carnets de suivi, des dossiers médicaux partagés, ou encore des plateformes de communication en ligne. Ces outils permettent à chaque membre de l'équipe de consulter rapidement les **notes des autres professionnels** et de suivre l'évolution du patient en temps réel.

Les carnets de liaison, par exemple, sont un moyen simple mais efficace de transmettre des informations entre l'aide-soignant, l'infirmier et le médecin. Chaque professionnel y consigne ses observations, les soins réalisés, et toute évolution notable dans l'état de santé du patient. De cette manière, même si les membres de l'équipe ne se rencontrent pas physiquement, ils peuvent toujours suivre les interventions effectuées et ajuster leur propre approche en conséquence.

Dans certaines situations, des **réunions d'équipe** peuvent être organisées pour discuter des cas les plus complexes ou des situations qui nécessitent une coordination étroite entre plusieurs intervenants. Ces réunions permettent de croiser les regards et d'élaborer des plans de soins plus complets, en tenant compte des différents aspects de la prise en charge. Par exemple, dans le cas d'un patient âgé en soins palliatifs, l'aide-soignant, l'infirmier, le médecin et le psychologue peuvent échanger sur les meilleures stratégies pour gérer la douleur, préserver la qualité de vie et soutenir la famille.

Le rôle du patient et de sa famille dans la communication

La communication des observations et l'ajustement des soins en équipe ne concernent pas uniquement les professionnels de santé. **Le patient et sa famille** doivent également être inclus dans ce processus. L'aide-soignant, par sa proximité quotidienne avec le patient, est souvent le premier à entendre ses préoccupations, ses ressentis et ses besoins. En relayant ces informations à l'équipe soignante, il permet de mieux personnaliser les soins et d'ajuster les interventions en fonction des attentes du patient.

Par exemple, si un patient exprime des craintes par rapport à un traitement ou une gêne liée à certains soins, ces éléments doivent être communiqués à l'infirmier ou au médecin afin qu'une discussion puisse avoir lieu avec le patient pour adapter les soins en respectant ses volontés. De même, la famille, qui est souvent très impliquée dans les soins à domicile, peut apporter des **informations précieuses** sur l'évolution de l'état du patient ou sur ses besoins spécifiques. En incluant la famille dans les discussions sur les soins, l'aide-soignant et le reste de l'équipe renforcent la prise en charge globale et veillent à ce que chaque décision soit adaptée aux souhaits du patient.

L'importance des réunions de coordination

  o   Échanges sur l'évolution des patients.

Les **échanges sur l'évolution des patients** constituent un pilier fondamental du suivi et de la coordination des soins, en particulier dans le cadre des soins à domicile où plusieurs professionnels de santé interviennent. Ces échanges réguliers permettent de partager des informations précieuses sur l'état de santé du patient, d'ajuster les traitements, d'adapter les soins en fonction de l'évolution de la maladie, et de maintenir une cohérence dans la prise en charge. L'aide-soignant, souvent en première ligne au quotidien, joue un rôle clé dans ces échanges en observant des détails cruciaux qui peuvent échapper à d'autres membres de l'équipe soignante. Pour garantir une prise en charge efficace, ces communications doivent être fluides, précises et bien structurées, permettant ainsi à chaque intervenant de répondre au mieux aux besoins du patient.

Le rôle de l'aide-soignant dans l'observation de l'évolution

L'aide-soignant, par sa présence régulière auprès du patient, devient un **observateur privilégié** des changements qui se produisent dans son état de santé. Ces changements peuvent être physiques (douleurs accrues, perte d'appétit, aggravation de symptômes), psychologiques (humeur dépressive, anxiété), ou comportementaux (repli sur soi, fatigue inhabituelle). L'aide-soignant observe également comment le patient réagit aux traitements en cours, s'il semble mieux gérer la douleur ou, au contraire, s'il a des difficultés à respecter les consignes médicales.

Ces **observations quotidiennes** sont souvent des indicateurs précoces de l'évolution de la maladie ou de l'efficacité d'un traitement. Par exemple, une personne âgée souffrant d'une infection peut présenter des signes subtils, comme une confusion légère ou une faiblesse accrue, avant que la fièvre n'apparaisse. Un patient souffrant de diabète peut commencer à montrer des signes d'hypoglycémie avant même que les analyses de sang ne révèlent un déséquilibre. C'est en prêtant attention à ces détails que l'aide-soignant contribue à la prévention des complications, en partageant ces informations avec le reste de l'équipe médicale.

Échanges réguliers pour une adaptation des soins

Les **échanges d'informations** sur l'évolution du patient doivent être réguliers et structurés pour garantir une adaptation rapide des soins. Ces échanges peuvent se faire à plusieurs niveaux : au quotidien entre l'aide-soignant et l'infirmier, ou lors de réunions plus formelles avec le médecin traitant, le kinésithérapeute, ou d'autres intervenants, selon les besoins du patient.

Lors de ces échanges, il est essentiel que l'aide-soignant communique des **informations précises et objectives**. Plutôt que de se limiter à des impressions générales, il doit partager des faits concrets : la fréquence et l'intensité des douleurs, les modifications dans l'alimentation ou l'hydratation, la qualité du sommeil, ou encore les signes vitaux relevés au cours de la journée. Cette précision permet aux autres professionnels de santé d'**ajuster leurs interventions** en conséquence. Par exemple, un médecin pourra revoir un traitement antidouleur ou un kinésithérapeute adaptera ses exercices en fonction de la capacité physique du patient.

Ces échanges permettent aussi d'anticiper les besoins futurs du patient. En observant une dégradation progressive de la mobilité, l'aide-soignant peut, par exemple, suggérer l'installation d'équipements supplémentaires, comme une barre d'appui ou un déambulateur. De même, si des signes de dénutrition apparaissent, il peut être envisagé de faire appel à un diététicien pour ajuster le régime alimentaire du patient.

Communication proactive pour prévenir les complications

Les échanges sur l'évolution des patients ne se limitent pas à la simple transmission de faits ; ils sont aussi un moyen d'**anticiper les complications** potentielles. L'aide-soignant, en étant constamment en contact avec le patient, peut remarquer des tendances qui, sans être des urgences immédiates, pourraient devenir problématiques si elles ne sont pas rapidement traitées. Par exemple, si un patient atteint de BPCO commence à montrer des signes d'essoufflement plus fréquents, l'aide-soignant doit en informer l'infirmier ou le médecin avant que cette difficulté respiratoire n'évolue en détresse respiratoire.

Une **communication proactive** permet donc de réagir avant qu'un problème ne s'aggrave. L'infirmier pourra ajuster la fréquence des visites ou les soins prodigués, tandis que le médecin pourra revoir le traitement médicamenteux en fonction des nouvelles informations. Cette approche préventive permet non seulement d'améliorer la qualité de vie du patient, mais aussi de limiter les hospitalisations ou les complications médicales évitables.

Adapter la communication à l'équipe et au patient

La nature des échanges sur l'évolution des patients dépend aussi de la **composition de l'équipe soignante** et des besoins spécifiques du patient. Par exemple, pour un patient sous traitement palliatif, les échanges avec le médecin porteront davantage sur le confort, la gestion de la douleur, et l'accompagnement psychologique, tandis qu'avec un kinésithérapeute, l'accent sera mis sur le maintien de la mobilité et la prévention des escarres.

Il est également important que l'aide-soignant sache **adapter son langage** en fonction des interlocuteurs. Avec le médecin, il peut utiliser des termes médicaux précis pour décrire les symptômes ou les évolutions, tandis qu'avec la famille, il faudra expliquer ces changements dans un langage plus accessible, afin qu'ils comprennent les enjeux et puissent participer au suivi du patient. Une communication adaptée favorise une meilleure compréhension entre tous les intervenants et renforce la prise en charge globale du patient.

Les outils de communication pour un suivi efficace

Pour que les échanges sur l'évolution des patients soient fluides et organisés, il est important de disposer d'**outils de communication** adaptés. Les carnets de liaison ou dossiers de soins partagés sont des moyens simples mais efficaces pour consigner les observations quotidiennes de l'aide-soignant et des autres membres de l'équipe. Ces documents permettent de garder une trace des évolutions et facilitent la transmission d'informations, même lorsque les intervenants ne se rencontrent pas directement.

En plus des carnets, des **réunions d'équipe** régulières permettent d'aborder les cas complexes ou les situations évolutives nécessitant une adaptation rapide des soins. Ces réunions, qu'elles soient formelles ou informelles, sont des moments d'échange essentiels pour partager les observations, discuter des options de traitement, et coordonner les interventions. Par exemple, dans le cadre de soins palliatifs, ces échanges permettent d'évaluer en équipe la gestion de la douleur et de revoir le plan de soins en fonction de l'évolution de la maladie.

Le rôle du patient et de sa famille dans les échanges

Dans les soins à domicile, il est également essentiel d'inclure **le patient et sa famille** dans les échanges sur l'évolution de son état. Le patient, lorsqu'il est en mesure de le faire, doit pouvoir exprimer ses ressentis, ses besoins et ses attentes. Cette participation active dans le suivi de sa propre santé renforce l'efficacité des soins et permet de mieux adapter les interventions à ses préférences. L'aide-soignant, qui interagit régulièrement avec le patient, peut faciliter cette communication en relayant les préoccupations ou les souhaits du patient aux autres membres de l'équipe.

De plus, la **famille joue un rôle clé** dans la prise en charge à domicile. En étant informée des changements dans l'état du patient, elle peut mieux comprendre les soins prodigués, soutenir le patient dans son quotidien, et anticiper les décisions à venir. Une communication transparente avec les proches permet également de renforcer leur implication, ce qui contribue à améliorer la qualité de vie du patient et à prévenir les situations de crise.

- Ajustement des protocoles de soins en fonction de l'évolution de la santé du patient.

L'ajustement des protocoles de soins en fonction de l'évolution de la santé du patient est un processus essentiel pour garantir une prise en charge efficace, adaptée et personnalisée. Chaque patient évolue à son propre rythme, et son état de santé peut connaître des améliorations, des stabilisations ou, au contraire, des dégradations. Face à ces variations, l'aide-soignant, en collaboration avec les autres professionnels de santé, doit s'assurer que les soins prodigués répondent en permanence aux besoins actuels du patient. Cette capacité à adapter les protocoles de soins, parfois en temps réel, est une clé pour optimiser la qualité de vie du patient, prévenir les complications, et garantir une continuité des soins harmonieuse.

Observer les changements dans l'état de santé

La première étape dans l'ajustement des protocoles de soins repose sur une **observation attentive** et régulière de l'état de santé du patient. L'aide-soignant, par sa proximité quotidienne avec le patient, est souvent le premier à identifier des signes de changement dans sa condition physique ou psychologique. Ces changements peuvent être évidents, comme une douleur accrue ou une fièvre, mais aussi plus subtils, tels qu'une perte d'appétit, des troubles du sommeil ou des variations d'humeur.

Par exemple, un patient souffrant d'insuffisance cardiaque peut montrer des signes de fatigue ou d'essoufflement qui s'aggravent avec le temps, indiquant une dégradation de son état. À l'inverse, un patient en rééducation après une intervention chirurgicale peut progressivement retrouver sa mobilité, nécessitant un ajustement dans la manière dont l'aide-soignant l'assiste dans ses déplacements.

Ces **signes d'évolution** doivent être scrupuleusement notés et communiqués aux autres membres de l'équipe soignante, notamment aux infirmiers et aux médecins. Ces informations sont cruciales pour déterminer s'il est nécessaire de modifier les soins, de réévaluer un traitement, ou d'adopter de nouvelles approches pour mieux répondre aux besoins du patient.

Collaborer avec les professionnels de santé pour ajuster les soins

L'ajustement des protocoles de soins repose sur une **collaboration étroite** entre l'aide-soignant et les autres professionnels de santé, notamment les infirmiers, les médecins, les kinésithérapeutes ou les diététiciens. Chacun apporte son expertise pour analyser les évolutions observées et décider des ajustements nécessaires.

Si l'aide-soignant remarque, par exemple, une aggravation des douleurs chez un patient atteint d'arthrose, il doit en informer l'infirmier ou le médecin. Ceux-ci pourront alors réévaluer le traitement antidouleur, en modifiant les doses ou en introduisant de nouveaux médicaments plus adaptés. De même, un patient en fin de vie, dont l'état se détériore, peut nécessiter des ajustements pour améliorer son confort, comme le renforcement de la prise en charge de la douleur ou la révision des soins de confort, comme la toilette ou le positionnement au lit.

Cette **communication constante** permet à l'équipe de s'ajuster de manière réactive aux besoins du patient. Parfois, ces ajustements doivent être réalisés rapidement, comme dans le cas d'une infection nécessitant une réévaluation immédiate des antibiotiques, ou de la mise en place d'une assistance respiratoire en cas de détresse. Dans d'autres situations, les ajustements se font de manière plus progressive, à mesure que l'état du patient évolue favorablement ou que des améliorations sont constatées.

Personnaliser les soins selon les besoins évolutifs du patient

L'ajustement des protocoles de soins implique une **personnalisation constante** des interventions, en fonction de l'évolution de l'état de santé du patient, mais aussi de ses préférences, de ses capacités et de son environnement de vie. Aucun protocole ne doit être rigide : il doit s'adapter aux particularités du patient et à son rythme d'évolution.

Prenons l'exemple d'un patient en phase de rééducation après une opération de la hanche. Si, au début, il avait besoin d'une assistance constante pour se lever et se déplacer, avec l'amélioration de sa mobilité, l'aide-soignant pourra ajuster sa manière de l'accompagner. À mesure que le patient progresse, les soins évolueront vers un soutien plus léger, encourageant son autonomie tout en veillant à prévenir les chutes. Ce **développement progressif** dans les soins est essentiel pour maintenir la motivation du patient et favoriser sa récupération.

Dans les soins palliatifs, l'ajustement se fait davantage en fonction du **confort** et de la qualité de vie du patient. Au fur et à mesure que la maladie progresse, l'aide-soignant et l'équipe médicale doivent adapter les soins pour maximiser le bien-être du patient, en modifiant la gestion de la douleur, en ajustant les soins corporels, ou en adaptant la prise en charge nutritionnelle si le patient a des difficultés à s'alimenter.

Surveiller et ajuster les traitements médicaux

L'ajustement des protocoles de soins concerne également la **gestion des traitements médicaux**. L'aide-soignant, bien qu'il ne soit pas responsable de la prescription des traitements, joue un rôle crucial dans leur administration et leur suivi. Il observe comment le patient réagit aux médicaments, si des effets secondaires apparaissent, ou si le traitement ne semble pas produire les effets escomptés.

En cas de signes indiquant un problème avec un traitement, comme des vertiges après la prise de médicaments ou des réactions cutanées, l'aide-soignant doit en informer immédiatement l'infirmier ou le médecin. Ce dernier pourra alors ajuster la prescription, changer la molécule utilisée ou revoir les doses administrées. Ce type d'ajustement est essentiel pour garantir que le patient bénéficie des soins les plus adaptés, sans subir d'effets secondaires inutiles.

Le suivi de **l'observance thérapeutique** (le fait que le patient prenne ses médicaments correctement) est également un aspect clé de l'ajustement des soins. Certains patients, en particulier les personnes âgées ou atteintes de troubles cognitifs, peuvent oublier de prendre leurs médicaments ou les prendre de manière incorrecte. L'aide-soignant, en surveillant cette observance, peut intervenir en cas de besoin pour ajuster la manière dont les médicaments sont administrés, ou pour rappeler les doses à prendre. Si des difficultés sont récurrentes, il pourra en référer au médecin pour envisager des ajustements dans la forme des médicaments (gouttes, comprimés plus faciles à avaler, etc.).

Adapter les protocoles en fonction des capacités du patient

L'évolution de l'état de santé du patient peut aussi affecter sa **capacité à réaliser certaines activités** ou à suivre des recommandations médicales. L'aide-soignant doit être attentif à ces limitations et ajuster les soins en fonction des capacités du patient, tout en respectant son autonomie et ses choix.

Par exemple, si un patient souffre d'une maladie neurodégénérative comme la maladie de Parkinson, il peut perdre progressivement sa capacité à se nourrir seul ou à s'habiller. L'aide-soignant doit ajuster les soins pour offrir une assistance de plus en plus présente, tout en continuant à stimuler l'autonomie du patient dans la mesure du possible. Il peut s'agir d'introduire des **aides techniques** (comme des couverts ergonomiques ou des vêtements faciles à enfiler) ou de réorganiser le domicile pour rendre les soins plus accessibles et sûrs.

L'importance de l'évaluation continue et des réajustements

L'ajustement des protocoles de soins repose sur une **évaluation continue** de l'état du patient et une réactivité face aux changements. Cette évaluation se fait en temps réel, lors des soins quotidiens, mais aussi lors de **réunions de suivi** avec l'équipe soignante. L'aide-soignant doit être prêt à signaler rapidement tout changement significatif dans l'état du patient et à participer à la réévaluation des soins en collaboration avec l'équipe médicale.

Les **réajustements** ne concernent pas seulement l'état de santé physique du patient, mais aussi son bien-être global. L'aide-soignant doit prendre en compte les dimensions psychologiques et sociales, en veillant à ce que le patient ne soit pas seulement pris en charge sur le plan médical, mais qu'il bénéficie également d'un soutien émotionnel et social adapté à sa situation. Cela peut impliquer de renforcer le lien avec la famille, de suggérer l'intervention de professionnels tels que des psychologues, ou de proposer des activités favorisant le bien-être mental du patient.

Travailler avec la famille et les proches aidants

- Intégrer les proches dans le plan de soins : explication et démonstration des gestes.

Intégrer les proches dans le plan de soins est une démarche essentielle pour garantir une prise en charge globale et continue du patient à domicile. En expliquant et en démontrant les gestes à effectuer, l'aide-soignant contribue non seulement à renforcer la qualité des soins, mais aussi à rassurer et à impliquer la famille. La participation des proches permet de maintenir un soutien régulier, même en l'absence de professionnels, et de renforcer la confiance et la cohésion autour du patient. Cependant, pour que cette intégration soit réussie, elle doit s'accompagner d'une pédagogie adaptée, de démonstrations claires et d'un suivi régulier pour s'assurer que les proches se sentent compétents et à l'aise dans leur rôle de soutien.

L'importance de l'implication des proches dans les soins

Lorsque les soins sont prodigués à domicile, la **présence des proches** est souvent une ressource précieuse. Ils jouent un rôle fondamental dans l'accompagnement quotidien du patient, et leur implication dans le plan de soins permet d'assurer une continuité entre les interventions des professionnels et les moments où le patient est seul avec sa famille. En intégrant les proches dans les soins, on leur donne non seulement des outils pratiques pour aider le patient, mais aussi un moyen de **se sentir utiles** et de participer activement au bien-être de leur proche.

Impliquer la famille est aussi un moyen de **réduire l'isolement** ressenti par de nombreux patients, notamment les personnes âgées ou en situation de dépendance. En apprenant à réaliser certains gestes ou en participant à des soins de base, les proches partagent des moments de proximité avec le patient, ce qui renforce leur lien affectif. De plus, l'implication des proches permet souvent au patient de se sentir plus en sécurité et soutenu, ce qui a un impact direct sur son moral et son bien-être psychologique.

Expliquer le plan de soins de manière claire et accessible

La première étape pour intégrer les proches dans les soins est de leur **expliquer clairement le plan de soins** et les besoins du patient. L'aide-soignant doit s'assurer que les proches comprennent bien l'état de santé du patient, les gestes à réaliser, ainsi que les raisons pour lesquelles certains soins sont nécessaires. Cette explication doit être adaptée au niveau de compréhension des proches, sans jargon médical excessif, mais avec suffisamment de détails pour qu'ils saisissent les enjeux de chaque intervention.

Par exemple, pour un patient souffrant d'une insuffisance respiratoire, il est essentiel d'expliquer à la famille comment surveiller les signes de détresse respiratoire, comment utiliser correctement un appareil d'oxygénothérapie, et quand alerter un professionnel de santé. Ces informations permettent aux proches de **réagir rapidement** en cas d'urgence, tout en leur donnant des indications claires sur la manière de contribuer au confort du patient au quotidien.

La **transparence** est également cruciale : les proches doivent être informés des défis ou des risques potentiels liés aux soins, afin de ne pas être pris au dépourvu. Par exemple, s'il y a un risque de chute pour un patient à mobilité réduite, il est important d'expliquer les précautions à prendre et les gestes à adopter pour éviter de telles situations.

Démontrer les gestes techniques et pratiques

Après avoir expliqué le plan de soins, l'aide-soignant doit prendre le temps de **démontrer les gestes** que les proches seront amenés à réaliser. Cette démonstration est essentielle pour garantir que les soins prodigués par les proches seront réalisés de manière sécurisée et efficace. L'aide-soignant peut, par exemple, montrer comment aider un patient à se lever de son lit, comment faire une toilette partielle, ou encore comment administrer un traitement sous surveillance médicale.

Lors de ces démonstrations, il est important d'aller **étape par étape**, en détaillant chaque geste et en expliquant pourquoi il est fait de cette manière. Par exemple, lors d'un transfert du lit à une chaise roulante, l'aide-soignant montrera non seulement les gestes techniques pour soulever le patient en toute sécurité, mais aussi les postures à adopter pour protéger le dos du proche aidant. En insistant sur les aspects ergonomiques et sécuritaires, l'aide-soignant aide les proches à éviter les blessures, que ce soit pour eux-mêmes ou pour le patient.

Après la démonstration, l'aide-soignant doit encourager les proches à **réaliser les gestes eux-mêmes**, sous sa supervision. Cette pratique est essentielle pour qu'ils acquièrent de la confiance et corrigent immédiatement d'éventuelles erreurs. Par exemple, un proche peut être invité à installer le patient dans un fauteuil tout en étant guidé par l'aide-soignant, qui rectifie si besoin la position des mains ou l'angle de déplacement. Cette approche progressive permet aux proches de s'entraîner dans un environnement rassurant, tout en étant soutenus par un professionnel.

Adapter les gestes au niveau de compétence des proches

Tous les proches n'ont pas les mêmes capacités physiques ou la même aisance pour réaliser des soins. Certains peuvent avoir des appréhensions ou des difficultés physiques à effectuer certains gestes, comme soulever un patient ou manipuler des dispositifs médicaux. L'aide-soignant doit donc être attentif au **niveau de compétence** de chaque proche et adapter les gestes en conséquence.

Pour les proches plus à l'aise, l'aide-soignant peut enseigner des soins plus techniques, comme la surveillance des paramètres vitaux ou l'utilisation de matériel médical spécifique (sonde, perfusion). Pour ceux qui ont plus de difficultés ou qui sont réticents à intervenir dans des gestes plus complexes, il est possible de se concentrer sur des soins **plus simples mais tout aussi importants**, comme la prise de repas, l'accompagnement dans les déplacements ou la surveillance des signes d'aggravation de la maladie.

L'aide-soignant doit aussi prendre en compte les **limites physiques** des proches, notamment s'il s'agit de personnes âgées ou souffrant elles-mêmes de pathologies. Dans ces cas, il est important d'enseigner des techniques qui préservent leur sécurité, comme l'utilisation d'outils d'assistance (lève-personne, déambulateur), ou de leur expliquer qu'il est préférable de demander de l'aide si un geste leur semble trop difficile à réaliser seuls.

Assurer un suivi et une disponibilité pour les proches

Une fois les gestes expliqués et démontrés, l'aide-soignant doit continuer à **assurer un suivi régulier** et rester disponible pour répondre aux questions des proches. Il est fréquent que des doutes ou des difficultés surviennent après les premières tentatives de soins réalisées sans supervision directe. L'aide-soignant doit donc encourager les proches à poser des questions et à demander de l'aide chaque fois qu'ils en ressentent le besoin.

Ce suivi peut se faire lors des visites régulières de l'aide-soignant, qui pourra observer si les gestes sont bien réalisés, ou lors de réunions d'équipe avec d'autres professionnels de santé pour ajuster les soins si nécessaire. Par exemple, si un proche éprouve des difficultés à gérer un matériel médical spécifique, l'aide-soignant peut proposer une nouvelle démonstration ou adapter les soins pour rendre l'utilisation de ce matériel plus simple.

De plus, l'aide-soignant doit toujours rester **disponible en cas de besoin**, en expliquant aux proches comment le joindre ou comment contacter d'autres professionnels en cas de doute ou de situation d'urgence. Ce soutien continu permet aux proches de se sentir **soutenus et encadrés**, ce qui renforce leur confiance dans leur capacité à intervenir.

Préserver l'équilibre émotionnel des proches

Prendre soin d'un proche malade ou dépendant peut être une **source de stress émotionnel** et de fatigue pour la famille. En les intégrant dans le plan de soins, l'aide-soignant doit également veiller à ne pas trop en demander aux proches, et à respecter leurs limites émotionnelles et physiques. Il est important de leur rappeler qu'ils ne sont pas seuls dans cette prise en charge, et qu'ils peuvent toujours se reposer sur les professionnels pour les tâches plus complexes ou difficiles.

L'aide-soignant joue aussi un rôle dans la **prévention de l'épuisement des aidants**. En leur expliquant l'importance de prendre soin d'eux-mêmes, en leur suggérant des moments de pause, et en les orientant vers des ressources externes (aides à domicile supplémentaires, associations d'aidants), il aide à préserver l'équilibre émotionnel des proches, afin qu'ils puissent continuer à accompagner le patient sur le long terme.

- Soutien aux proches aidants : reconnaître leurs difficultés et proposer des solutions de répit.

Le **soutien aux proches aidants** est un aspect fondamental de la prise en charge des patients à domicile. Les proches aidants jouent un rôle essentiel, souvent invisible, en prodiguant des soins quotidiens à leurs proches malades, âgés ou en situation de dépendance. Cependant, cette implication, bien qu'indispensable, peut devenir épuisante et générer des **difficultés physiques, émotionnelles et psychologiques** importantes. Reconnaître ces difficultés et proposer des solutions de répit est crucial pour préserver le bien-être des aidants et assurer une prise en charge durable et de qualité pour le patient.

Reconnaître les difficultés des proches aidants

Les proches aidants, bien qu'animés par l'amour et le devoir de soutien, sont souvent confrontés à des **défis multiples** qui peuvent les épuiser à long terme. Ces défis incluent la charge physique des soins, la fatigue émotionnelle liée à la détérioration de l'état de santé du patient, et l'isolement social que ressentent de nombreux aidants. Reconnaître ces difficultés est la première étape pour offrir un soutien adapté.

La charge physique des soins

Les tâches de soins au quotidien, telles que l'aide au lever, à la toilette, aux repas, ou encore la gestion des médicaments, peuvent être physiquement exigeantes, surtout lorsque le patient souffre de mobilité réduite ou nécessite une assistance permanente. **Soulever un patient, le déplacer, ou l'aider à se positionner** sont des gestes qui, répétitifs, peuvent entraîner des douleurs ou des blessures chez les aidants, en particulier ceux qui sont eux-mêmes âgés ou en mauvaise santé. Beaucoup de proches aidants ne sont pas formés aux gestes techniques qui permettraient de protéger leur propre corps lors de ces interventions, ce qui les expose à des risques accrus de blessures musculaires ou articulaires.

La fatigue émotionnelle et psychologique

S'occuper d'un proche malade est également une source de **fatigue émotionnelle et psychologique**. Voir un être cher perdre progressivement son autonomie, souffrir de douleurs chroniques, ou encore faire face à une maladie incurable peut créer une détresse émotionnelle profonde chez l'aidant. L'anxiété, la tristesse, et parfois la colère ou la frustration peuvent s'accumuler avec le temps, surtout si l'aidant se sent seul ou démuni face à la situation.

Il est également fréquent que les proches aidants développent un **sentiment de culpabilité**, particulièrement lorsqu'ils ressentent de l'épuisement ou éprouvent le besoin de prendre du recul. Ils peuvent se sentir tiraillés entre leur devoir de soin et leur besoin personnel de repos, ce qui les empêche parfois de reconnaître leurs propres limites et de demander de l'aide.

L'isolement social

L'un des défis majeurs pour les proches aidants est **l'isolement social**. En prenant en charge un proche de manière continue, de nombreux aidants mettent de côté leur propre vie sociale, leurs loisirs ou même leur carrière professionnelle. Ce retrait progressif de la vie sociale peut entraîner un sentiment de solitude, exacerbé par le manque de reconnaissance de leur rôle dans la société. Les aidants peuvent se sentir oubliés ou incompris, n'ayant que peu d'occasions de partager leurs expériences et leurs difficultés avec d'autres personnes vivant la même situation.

Proposer des solutions de répit pour soulager les proches aidants

Une fois les difficultés des proches aidants reconnues, il est important de leur offrir des **solutions de répit**, qui permettent de **déléguer certaines responsabilités** tout en leur donnant la possibilité de se ressourcer, de prendre soin d'eux-mêmes, et de retrouver un équilibre entre leur rôle d'aidant et leurs propres besoins.

Les services de répit à domicile

L'une des solutions les plus accessibles et les plus efficaces pour offrir un répit aux aidants est la mise en place de **services de répit à domicile**. Ces services consistent à faire intervenir des professionnels de santé, comme des aides-soignants ou des auxiliaires de vie, pour prendre en charge le patient pendant une période déterminée, permettant ainsi à l'aidant de s'absenter ou de se reposer.

Ces interventions peuvent être ponctuelles, par exemple une demi-journée ou un week-end, ou régulières, offrant ainsi un soutien constant à l'aidant. Le **répit à domicile** permet à l'aidant de souffler tout en ayant la certitude que son proche est entre de bonnes mains. De plus, cette approche limite le déplacement du patient, qui reste dans un environnement familier, ce qui est particulièrement important pour les personnes souffrant de maladies neurodégénératives comme Alzheimer.

Les structures de répit temporaire

Une autre solution de répit consiste à proposer au patient un **séjour temporaire dans une structure spécialisée**, comme une maison de répit ou un centre de soins de suite. Ces structures sont conçues pour accueillir temporairement des patients dépendants, permettant à leurs aidants de prendre une pause plus longue, sans avoir à se soucier de la gestion quotidienne des soins.

Cette solution peut être particulièrement utile lorsque l'aidant a besoin d'un repos prolongé, comme pendant des vacances, ou lorsqu'il doit gérer des impératifs personnels ou professionnels. Les **séjours temporaires** en structure offrent une prise en charge complète, assurée par des professionnels, tout en permettant à l'aidant de récupérer physiquement et émotionnellement.

Le soutien psychologique pour les aidants

Outre les solutions pratiques, il est important d'offrir aux proches aidants un **soutien psychologique** pour les aider à gérer le stress, l'anxiété et la tristesse associés à leur rôle. Des groupes de parole ou des consultations individuelles avec des psychologues spécialisés peuvent offrir un espace de parole et d'échange pour les aidants, où ils peuvent partager leurs émotions, leurs frustrations, et recevoir des conseils sur la manière de gérer leur charge mentale.

Participer à des **groupes de soutien** permet également aux aidants de rencontrer d'autres personnes vivant des situations similaires, créant ainsi un réseau de solidarité et d'entraide. Ces échanges renforcent le sentiment d'être compris et reconnu, tout en offrant des perspectives nouvelles sur la manière de vivre leur rôle d'aidant.

Les solutions financières et administratives

Prendre soin d'un proche malade ou dépendant peut également générer des **difficultés financières** pour les aidants, surtout lorsqu'ils doivent réduire leur temps de travail ou quitter leur emploi. Il est important de les informer des aides financières disponibles, comme l'Allocation Personnalisée d'Autonomie (APA) ou la Prestation de Compensation du Handicap (PCH), qui peuvent financer une partie des services d'aide à domicile ou de répit.

L'aide-soignant ou l'assistante sociale peut également accompagner les proches dans les **démarches administratives**, en les aidant à identifier les ressources disponibles et à obtenir des subventions ou des aides spécifiques, comme le **congé de proche aidant** ou le **droit au répit**, prévu par la loi pour permettre aux aidants de prendre des pauses sans craindre de perdre leur emploi ou leur revenu.

Encourager l'équilibre entre rôle d'aidant et vie personnelle

L'un des défis majeurs pour les proches aidants est de trouver un équilibre entre leur rôle d'aidant et leur propre vie personnelle. L'aide-soignant peut jouer un rôle clé en encourageant les aidants à **prendre soin d'eux-mêmes**, en leur rappelant que leur propre bien-être est essentiel pour qu'ils puissent continuer à s'occuper de leur proche. Il est important de leur rappeler qu'ils ont le droit de se reposer, de prendre du temps pour eux, et de maintenir des activités sociales ou des loisirs en dehors de leur rôle d'aidant.

Cet équilibre est souvent difficile à atteindre, mais il est crucial pour éviter l'**épuisement** ou le **burnout** des aidants. L'aide-soignant peut donc proposer des stratégies simples, comme établir un planning de soins, demander l'intervention de professionnels pour certaines tâches, ou encore organiser des moments de répit réguliers. Ces stratégies permettent de **décharger les aidants** et de garantir que le patient reçoit toujours une attention bienveillante, tout en préservant la santé et la qualité de vie des proches.

Chapitre 7

Les technologies et innovations dans les soins à domicile

Les dispositifs médicaux à domicile

      o   Nouveaux équipements et leur utilisation (moniteurs de santé à distance, dispositifs intelligents pour la mobilité).

Les **nouveaux équipements médicaux** et technologiques, comme les **moniteurs de santé à distance** et les **dispositifs intelligents pour la mobilité**, sont en train de révolutionner la prise en charge des patients à domicile. Ces innovations permettent d'améliorer la qualité des soins, d'assurer un suivi plus précis de l'état de santé des patients et de renforcer leur autonomie, tout en soulageant la charge des aidants et des professionnels de santé. En intégrant ces outils dans le quotidien des soins, les aide-soignants et les proches peuvent offrir une assistance plus réactive, adaptée et sécurisée.

Moniteurs de santé à distance : suivi continu et réactivité

Les **moniteurs de santé à distance** font partie des innovations les plus prometteuses pour la gestion des patients à domicile. Ces dispositifs permettent de suivre en temps réel un certain nombre de paramètres vitaux, tels que la pression artérielle, la fréquence cardiaque, la saturation en oxygène, la glycémie, ou encore la température corporelle. Ces données sont ensuite transmises à distance aux professionnels de santé, qui peuvent les consulter en temps réel et réagir rapidement en cas de détection d'anomalies.

Pour les patients souffrant de maladies chroniques, comme l'insuffisance cardiaque, le diabète ou les affections pulmonaires, ces moniteurs représentent une **surveillance constante**, permettant d'éviter les déplacements fréquents vers les centres médicaux. Par exemple, un patient diabétique peut utiliser un capteur connecté qui surveille en continu son taux de glucose, et si une anomalie est détectée, un signal est immédiatement envoyé à son médecin ou à son infirmier, qui peut ajuster le traitement à distance ou donner des consignes précises.

L'avantage de ces dispositifs est qu'ils permettent de **réagir avant qu'une urgence ne survienne**. Plutôt que d'attendre qu'un patient signale un symptôme de détérioration, les professionnels de santé peuvent anticiper et intervenir en amont. Cela est particulièrement précieux pour les patients âgés ou ceux ayant des difficultés à reconnaître ou à exprimer leurs symptômes.

Ces équipements sont souvent accompagnés d'applications mobiles ou de plateformes web, qui permettent aux aidants, aux proches et aux professionnels de consulter les **données de santé** à tout moment. Cette transparence renforce la coordination des soins entre les différents intervenants. L'aide-soignant peut ainsi accéder aux relevés des dernières heures ou des derniers jours avant d'effectuer une visite, et adapter les soins en fonction de l'état actuel du patient. Cette surveillance à distance est également rassurante pour les proches, qui savent que la santé de leur être cher est surveillée en continu, même lorsqu'ils ne sont pas présents.

Dispositifs intelligents pour la mobilité : redonner de l'autonomie

Parmi les innovations les plus marquantes en matière de **dispositifs intelligents pour la mobilité**, on trouve des solutions technologiques qui permettent aux patients à mobilité réduite de retrouver une partie de leur autonomie, tout en minimisant les risques de chute ou d'accidents domestiques. Ces dispositifs vont bien au-delà des aides traditionnelles, comme les cannes ou les fauteuils roulants, en intégrant des technologies intelligentes pour faciliter la mobilité, tout en assurant un haut niveau de sécurité.

L'un des dispositifs les plus populaires est le **fauteuil roulant intelligent**. Ce type de fauteuil est équipé de capteurs qui permettent de détecter les obstacles et de naviguer dans des espaces restreints. Certains modèles intègrent également une fonction de **montée d'escaliers**, permettant au patient de se déplacer librement dans des maisons qui ne sont pas adaptées à l'accessibilité, sans avoir besoin d'une intervention humaine. Ces fauteuils peuvent également être contrôlés par la voix ou par des gestes, pour les patients ayant des difficultés à manipuler des commandes manuelles.

Les **déambulateurs intelligents** sont une autre innovation majeure. Équipés de capteurs, ils peuvent alerter le patient en cas de danger, comme un sol glissant ou un déséquilibre. Certains modèles sont également connectés à une application mobile qui permet de suivre l'activité physique du patient et de signaler tout incident à un proche ou à un professionnel de santé. Ce type de déambulateur peut également intégrer des fonctionnalités de guidage, pour assister le patient dans ses déplacements, notamment dans des environnements extérieurs ou des lieux peu familiers.

Les **exosquelettes**, bien que plus spécialisés, commencent à jouer un rôle important dans la réhabilitation et la mobilité des personnes atteintes de troubles neurologiques ou ayant subi des accidents. Ces dispositifs assistent le mouvement des membres, permettant au patient de marcher, de se lever ou de s'asseoir avec un soutien mécanique. Bien que ces technologies soient encore en développement pour un usage domestique, elles représentent un espoir considérable pour les patients qui souhaitent retrouver une mobilité partielle ou totale.

L'utilisation au quotidien : autonomie et sécurité

L'intégration des **dispositifs intelligents** dans le quotidien des patients à domicile doit être accompagnée d'une bonne **formation** à leur utilisation, tant pour les patients eux-mêmes que pour les proches aidants et les professionnels de santé. Ces dispositifs, bien qu'intuitifs, nécessitent une phase d'apprentissage pour être utilisés de manière optimale et sécurisée.

L'aide-soignant joue un rôle central dans cette phase de transition. Il peut accompagner le patient et ses proches dans la **prise en main** des équipements, en expliquant leur fonctionnement et en rassurant sur les éventuelles appréhensions liées à la technologie.

Par exemple, lorsqu'un fauteuil roulant intelligent est installé à domicile, l'aide-soignant peut montrer comment utiliser les différentes fonctions, comme l'évitement d'obstacles ou la commande vocale, tout en supervisant les premières utilisations pour s'assurer que le patient se sente à l'aise et en sécurité.

Ces **dispositifs intelligents** apportent également une tranquillité d'esprit supplémentaire en matière de sécurité. Par exemple, certains fauteuils roulants intelligents ou capteurs de mobilité sont équipés de systèmes d'alerte qui informent automatiquement les proches ou les professionnels de santé en cas de chute ou de problème de mobilité. Ces dispositifs peuvent envoyer des notifications sur un smartphone, permettant une intervention rapide si nécessaire. Cette capacité de **surveillance active** est particulièrement importante pour les patients qui vivent seuls ou qui sont susceptibles de faire des chutes sans pouvoir alerter immédiatement.

Impact sur le quotidien des aidants et des professionnels de santé

Ces nouveaux équipements permettent non seulement d'améliorer la vie des patients, mais aussi de **soulager les aidants**et de faciliter le travail des professionnels de santé. En réduisant la dépendance du patient pour certaines tâches, comme les déplacements ou la surveillance continue de la santé, ces dispositifs intelligents offrent aux aidants des moments de répit. Ils permettent aux proches de se concentrer sur des aspects plus émotionnels du soutien, tout en sachant que les aspects techniques et médicaux sont pris en charge par des dispositifs fiables et performants.

De plus, pour les **aide-soignants et les infirmiers**, ces outils apportent une précision et une continuité dans le suivi du patient. Les moniteurs de santé à distance, par exemple, fournissent des données continues et fiables qui permettent de prendre des décisions médicales basées sur des faits, plutôt que sur des observations ponctuelles. L'aide-soignant peut ainsi adapter les soins prodigués en fonction des **données actualisées**, plutôt que d'attendre les résultats d'examens médicaux ou les retours du patient.

Une prise en charge plus personnalisée et préventive

Grâce à l'intégration de ces technologies, les soins à domicile deviennent plus **personnalisés** et **préventifs**. Les moniteurs de santé à distance permettent de repérer rapidement les changements dans l'état de santé du patient, bien avant que des symptômes visibles n'apparaissent. Par exemple, un patient souffrant d'insuffisance cardiaque pourra voir sa situation surveillée de manière continue grâce à un moniteur cardiaque connecté, et si des anomalies sont détectées, le médecin pourra ajuster le traitement avant que la situation ne devienne critique.

Les dispositifs intelligents pour la mobilité, en redonnant de l'autonomie aux patients, permettent également de **maintenir une activité physique** plus régulière et adaptée, ce qui est crucial pour prévenir les complications liées à l'immobilité, comme les escarres ou la fonte musculaire. Les patients sont encouragés à bouger davantage, à participer à des activités sociales et à rester engagés dans leur quotidien, ce qui améliore leur qualité de vie et leur bien-être global.

- Formation continue aux nouvelles technologies pour les aides-soignants.

La **formation continue aux nouvelles technologies** est devenue une composante essentielle du métier d'aide-soignant. L'évolution rapide des outils technologiques dans le domaine de la santé, qu'il s'agisse de dispositifs de suivi à distance, de matériel médical connecté ou de solutions intelligentes pour la mobilité, exige que les aides-soignants soient formés de manière régulière pour s'adapter à ces nouvelles pratiques. Cette formation leur permet de non seulement maîtriser l'utilisation de ces technologies, mais aussi de mieux accompagner les patients et les proches dans leur prise en main, tout en améliorant la qualité des soins prodigués.

L'importance de l'adaptation aux nouvelles technologies

Les **nouvelles technologies** transforment profondément le quotidien des soins à domicile. Pour les aides-soignants, ces outils sont à la fois des alliés et des défis, car ils imposent une **mise à jour constante des compétences**. La formation continue devient donc indispensable pour rester à jour sur les innovations qui apparaissent régulièrement dans le domaine de la santé.

Les dispositifs connectés, les moniteurs de santé à distance, les appareils intelligents pour la mobilité ou encore les outils de télémédecine permettent d'améliorer la précision des soins, de prévenir les urgences et d'apporter un suivi plus personnalisé aux patients. Cependant, pour que ces technologies soient utilisées de manière optimale, il est essentiel que les aides-soignants aient une parfaite maîtrise de leur fonctionnement. Ils doivent savoir non seulement comment les utiliser, mais aussi comment interpréter les données qu'ils fournissent et réagir en conséquence. Cela exige une **formation continue**, capable de les tenir informés des dernières avancées et de leur donner les compétences nécessaires pour intégrer ces innovations dans leurs pratiques quotidiennes.

Acquérir la maîtrise des dispositifs médicaux connectés

Les dispositifs médicaux connectés, comme les **moniteurs de santé à distance**, sont aujourd'hui largement utilisés pour le suivi des paramètres vitaux des patients à domicile. Ces outils, qui mesurent en continu des données telles que la tension artérielle, la fréquence cardiaque, la saturation en oxygène ou la glycémie, permettent un suivi plus précis et réactif des patients souffrant de maladies chroniques ou de pathologies complexes.

Pour les aides-soignants, la **formation à l'utilisation de ces dispositifs** est essentielle. Ils doivent savoir comment mettre en place et configurer ces outils, comment recueillir les données, et surtout, comment interpréter les résultats pour adapter les soins en fonction des besoins du patient. Par exemple, s'ils observent des fluctuations dans les paramètres vitaux d'un patient, ils doivent pouvoir réagir en informant rapidement l'infirmier ou le médecin, afin que des ajustements soient faits dans le traitement.

La formation continue permet aussi d'acquérir des compétences dans la **maintenance et la gestion** de ces appareils. En effet, ces dispositifs nécessitent parfois des mises à jour logicielles, des calibrations ou des réglages spécifiques pour garantir leur bon fonctionnement. Un aide-soignant bien formé pourra gérer ces aspects techniques avec assurance, sans dépendre systématiquement d'une assistance externe.

Maîtriser les outils de télésanté et de télémédecine

La **télésanté** et la **télémédecine** font désormais partie intégrante des soins à domicile, offrant aux patients la possibilité d'être suivis par leurs médecins ou infirmiers sans se déplacer. Ces outils, qui permettent de consulter un professionnel de santé à distance grâce à des plateformes de vidéoconférence ou de messagerie sécurisée, demandent aussi une formation spécifique pour les aides-soignants, qui sont souvent les intermédiaires entre le patient et le médecin dans ce contexte.

La formation permet aux aides-soignants de maîtriser l'utilisation des plateformes numériques, de savoir comment organiser une consultation à distance, comment préparer les documents médicaux à transmettre (résultats de tests, photos de plaies, etc.), et comment accompagner le patient lors des consultations en ligne. Par exemple, un aide-soignant doit être capable de guider le patient dans l'utilisation d'une tablette ou d'un ordinateur, de vérifier que la connexion est stable, et de faciliter la communication entre le patient et le professionnel de santé. Cela implique des compétences non seulement techniques, mais aussi **pédagogiques**, car il s'agit d'expliquer clairement le processus au patient, souvent âgé ou peu habitué à la technologie.

En outre, la télémédecine permet aux aides-soignants de bénéficier d'un **accès direct aux conseils médicaux**, ce qui facilite l'ajustement des soins au quotidien. Lors d'une consultation à distance, l'aide-soignant peut poser des questions en temps réel sur l'évolution du patient, et ajuster immédiatement les gestes de soin ou les traitements à appliquer.

S'adapter aux dispositifs intelligents pour la mobilité

Les dispositifs intelligents pour la mobilité, tels que les **fauteuils roulants connectés**, les **déambulateurs intelligents** ou les **exosquelettes**, sont conçus pour redonner de l'autonomie aux patients ayant des difficultés motrices. Ces outils nécessitent une formation spécifique pour que les aides-soignants puissent les installer, les ajuster et guider les patients dans leur utilisation.

Par exemple, les fauteuils roulants intelligents sont souvent équipés de capteurs de mouvement et d'évitement d'obstacles, permettant aux patients de se déplacer de manière plus autonome. Les aides-soignants doivent savoir comment paramétrer ces fauteuils, comment les charger et les entretenir, et comment s'assurer que les patients les utilisent en toute sécurité. De même, les **exosquelettes**, utilisés dans les programmes de rééducation, exigent des compétences spécifiques, car ils impliquent de suivre des protocoles de réhabilitation adaptés à chaque patient.

La formation continue sur ces dispositifs inclut souvent des **séances de démonstration pratique**, où les aides-soignants peuvent tester les équipements, se familiariser avec leurs fonctionnalités, et apprendre à les adapter aux besoins individuels des patients. Cela permet d'offrir un **accompagnement personnalisé** et de garantir que les technologies sont utilisées de manière optimale pour améliorer la qualité de vie du patient.

Améliorer l'interprétation des données et la prise de décision

Les nouvelles technologies dans le domaine de la santé génèrent une grande quantité de **données médicales**. Pour les aides-soignants, il ne s'agit pas seulement de collecter ces données, mais aussi de savoir comment les **interpréter** et en tirer des conclusions pour adapter les soins. Cette compétence nécessite une formation spécifique pour comprendre les bases de l'analyse des données médicales, comme la reconnaissance des écarts par rapport aux valeurs normales, la compréhension des tendances dans les relevés de santé, et la capacité à identifier les signes avant-coureurs de complications médicales.

Par exemple, en utilisant un **moniteur cardiaque connecté**, l'aide-soignant pourra repérer des anomalies dans le rythme cardiaque du patient, comme une arythmie ou une bradycardie. Il doit savoir comment interpréter ces données, et, en fonction des consignes du médecin, adapter son intervention. Si une alerte est déclenchée, il devra également **prendre des décisions rapides**, comme appeler les secours ou ajuster les soins prodigués en attendant une intervention médicale.

Cette capacité à analyser et à réagir en fonction des données technologiques permet de renforcer la **proactivité** dans la prise en charge des patients. Grâce à la formation continue, les aides-soignants acquièrent la confiance nécessaire pour utiliser ces technologies de manière efficace et autonome, tout en collaborant avec les autres professionnels de santé pour adapter les soins en temps réel.

Accompagner les patients et les proches dans l'utilisation des technologies

L'un des rôles clés de l'aide-soignant est aussi d'**accompagner les patients et leurs proches** dans la prise en main des nouvelles technologies. Les patients, souvent âgés ou peu familiers avec les outils numériques, peuvent ressentir de l'appréhension ou rencontrer des difficultés à utiliser les dispositifs médicaux connectés ou les outils de télésanté. L'aide-soignant, grâce à sa formation continue, devient un **pédagogue** qui guide les patients dans l'utilisation de ces outils de manière rassurante et adaptée.

Par exemple, il pourra montrer comment utiliser une application de surveillance de la glycémie, comment positionner correctement un capteur de tension artérielle ou comment démarrer une consultation en télémédecine. Il pourra également répondre aux questions des proches, leur montrer comment consulter les relevés de santé du patient sur une application, ou encore les aider à configurer des alertes pour être informés en cas de problème.

Cet accompagnement est essentiel pour que les technologies ne soient pas perçues comme des obstacles, mais comme des **facilitateurs** du quotidien, tant pour le patient que pour sa famille. En étant formé à la pédagogie et à l'assistance technique, l'aide-soignant peut créer un **environnement de confiance**, où le patient se sent capable et en sécurité, même en utilisant des technologies avancées.

Le télé-soin et la télémédecine

  o   Utilisation des outils numériques pour améliorer la coordination et le suivi des soins.

L'**utilisation des outils numériques** dans le domaine des soins à domicile transforme profondément la manière dont les soins sont coordonnés et suivis. Ces outils, qu'il s'agisse de plateformes de gestion des soins, de dossiers médicaux partagés, d'applications de télésanté ou encore de capteurs connectés, permettent une meilleure communication entre les professionnels de santé, une réactivité accrue face aux évolutions de l'état du patient, et une prise en charge plus personnalisée. L'aide-soignant, en première ligne de la gestion quotidienne des patients, peut tirer un immense bénéfice de ces innovations, qui facilitent non seulement la gestion des soins, mais aussi leur suivi en temps réel, tout en améliorant la coordination avec les autres intervenants de santé et les proches aidants.

Optimisation de la coordination des soins grâce aux outils numériques

L'un des avantages majeurs des outils numériques dans les soins à domicile est leur capacité à **optimiser la coordination** entre les différents professionnels de santé. Dans un environnement où plusieurs intervenants — aide-soignants, infirmiers, médecins, kinésithérapeutes, et parfois même des spécialistes — collaborent pour la prise en charge d'un même patient, il est crucial que tous ces acteurs puissent communiquer efficacement. Les outils numériques facilitent cette **coordination interprofessionnelle**, en centralisant les informations et en permettant un accès rapide et sécurisé aux données de santé du patient.

Les **dossiers médicaux partagés** sont au cœur de cette transformation. Grâce à ces systèmes, tous les professionnels impliqués dans les soins d'un patient peuvent accéder aux informations médicales en temps réel, comme les antécédents, les traitements en cours, les résultats d'examens ou encore les observations quotidiennes de l'aide-soignant. Par exemple, un aide-soignant peut enregistrer des informations sur la prise de médicaments, la gestion de la douleur, ou l'évolution de l'état du patient après une séance de kinésithérapie, et ces données seront immédiatement visibles par l'infirmier ou le médecin traitant. Cela permet d'éviter les **doubles interventions**, de réduire les erreurs liées à un manque de communication, et d'adapter les soins en fonction des informations les plus récentes.

En utilisant ces outils, l'aide-soignant n'a plus besoin de multiplier les appels ou les échanges de courriers pour transmettre des informations critiques à l'équipe médicale. De plus, les outils numériques permettent souvent d'inclure **les proches du patient** dans cette boucle de communication, les informant des soins prodigués, des rendez-vous à venir, ou des recommandations médicales spécifiques.

Améliorer la traçabilité et la sécurité des soins

L'un des grands défis des soins à domicile est de garantir une **traçabilité précise** de tous les actes effectués et des décisions prises. Les outils numériques, en automatisant une grande partie de la gestion des informations, permettent d'assurer une traçabilité complète des soins. Chaque intervention, chaque observation, chaque ajustement de traitement est enregistré et horodaté, ce qui permet de **retracer précisément le parcours de soins** du patient.

Cette traçabilité renforce également la **sécurité des soins**. Par exemple, en enregistrant les médicaments administrés, les doses et les horaires, l'aide-soignant réduit le risque d'erreurs de dosage ou de confusion entre plusieurs traitements. Si un patient prend plusieurs médicaments avec des horaires spécifiques, les **applications de gestion des soins** peuvent envoyer des rappels automatiques à l'aide-soignant pour assurer que les médicaments sont donnés au bon moment et dans les bonnes quantités. Ces applications peuvent aussi alerter en cas de potentielle interaction médicamenteuse, garantissant ainsi un **suivi rigoureux et sécurisé**.

De plus, les outils numériques offrent la possibilité de suivre les **paramètres vitaux** du patient de manière régulière et de comparer ces données dans le temps. Par exemple, une application qui enregistre les niveaux de glycémie, la pression artérielle ou la température corporelle permet de détecter rapidement des variations anormales et de réagir en conséquence. Si les résultats s'écartent des valeurs normales, une alerte est envoyée au médecin ou à l'infirmier, qui peut alors ajuster le traitement ou planifier une visite de contrôle.

Les applications de télésanté pour un suivi en temps réel

La **télésanté** est un autre aspect crucial de la numérisation des soins à domicile. Les applications de télésanté permettent aux patients et aux professionnels de santé de **communiquer en temps réel**, d'organiser des consultations à distance, et de suivre l'évolution de l'état de santé du patient sans nécessité de déplacement. Pour les aides-soignants, ces outils sont précieux car ils facilitent les échanges avec les médecins et permettent de **réagir rapidement** en cas de besoin.

Par exemple, si l'aide-soignant observe une détérioration dans l'état de santé du patient, il peut rapidement organiser une **consultation à distance** avec le médecin traitant via une application de télémédecine. Le médecin peut alors évaluer la situation, donner des consignes précises ou ajuster un traitement, sans avoir à se déplacer. Cela permet de gagner du temps et de limiter les risques d'aggravation de la situation. L'aide-soignant peut également transmettre des données médicales en temps réel, comme des photos de plaies, des relevés de température ou des vidéos, pour aider le médecin à poser un diagnostic à distance.

Ces applications permettent aussi d'organiser des **rendez-vous de suivi réguliers**, évitant ainsi des déplacements souvent fatigants pour les patients fragiles ou en perte de mobilité. Les aides-soignants peuvent ainsi accompagner le patient lors de ces rendez-vous virtuels, en facilitant la communication entre le patient et le médecin, tout en assurant que les soins à domicile soient en adéquation avec les recommandations médicales.

L'apport des capteurs et dispositifs connectés pour un suivi personnalisé

Les **capteurs connectés** représentent une autre avancée technologique majeure dans le suivi des soins à domicile. Ces dispositifs, qui surveillent en temps réel des paramètres de santé comme le rythme cardiaque, la saturation en oxygène ou les mouvements corporels, permettent aux aides-soignants et aux professionnels de santé de bénéficier d'un **suivi personnalisé** et en continu.

Pour les aides-soignants, l'utilisation de ces capteurs facilite grandement le travail quotidien. Plutôt que de devoir mesurer manuellement certains paramètres vitaux à intervalles réguliers, les capteurs transmettent automatiquement les données via des plateformes numériques. Par exemple, un patient souffrant d'insuffisance respiratoire équipé d'un capteur de saturation en oxygène pourra être surveillé en permanence, et l'aide-soignant sera alerté immédiatement si les niveaux descendent en dessous d'un certain seuil.

Ces dispositifs permettent également d'identifier des **changements subtils** dans l'état de santé d'un patient, souvent imperceptibles lors d'une simple observation visuelle. Par exemple, un capteur de mouvement installé dans le domicile d'un patient âgé peut détecter des signes de baisse d'activité, suggérant une perte de mobilité ou de fatigue, même si le patient n'en parle pas directement. Ces informations permettent à l'aide-soignant d'**anticiper les besoins** et de proposer des ajustements dans les soins avant que la situation ne se dégrade.

Encourager une approche collaborative avec les proches aidants

Les outils numériques permettent aussi de renforcer la **collaboration avec les proches aidants**, en facilitant la transmission des informations et en leur donnant un rôle actif dans le suivi des soins. Les applications de gestion des soins permettent souvent aux proches d'accéder à des données en temps réel, de suivre l'évolution de l'état de santé du patient, et d'être informés des soins prodigués par les professionnels.

Cela permet aux proches de mieux comprendre les besoins spécifiques du patient et d'intervenir de manière plus informée.

Par exemple, si un patient prend plusieurs médicaments ou doit suivre des recommandations diététiques précises, une application peut envoyer des rappels aux proches pour s'assurer que ces consignes sont respectées. Cela réduit la charge mentale des proches, qui peuvent ainsi se concentrer sur le **soutien émotionnel** du patient, tout en ayant une vue d'ensemble claire des soins quotidiens.

- Avantages et limites des nouvelles technologies pour l'aide-soignant.

Les **nouvelles technologies** transforment profondément le travail des aides-soignants, en apportant des outils et des dispositifs qui facilitent la prise en charge des patients, améliorent la qualité des soins, et renforcent la communication avec les autres professionnels de santé. Cependant, si ces technologies offrent de nombreux **avantages**, elles présentent également des **limites** qu'il est important de comprendre pour bien les intégrer dans le quotidien des soins. Pour l'aide-soignant, l'enjeu est de savoir utiliser ces outils de manière efficace, tout en restant vigilant face aux défis qu'ils peuvent poser.

Avantages des nouvelles technologies pour l'aide-soignant

1. Amélioration de la qualité des soins

L'un des principaux avantages des nouvelles technologies est l'amélioration de la **qualité des soins** prodigués aux patients. Les dispositifs médicaux connectés, comme les moniteurs de santé à distance ou les capteurs vitaux, permettent de suivre de manière continue les paramètres de santé du patient. Pour l'aide-soignant, cela signifie qu'il peut intervenir plus rapidement en cas de besoin, en se basant sur des **données précises et en temps réel**. Par exemple, un moniteur de fréquence cardiaque connecté alerte automatiquement si les niveaux deviennent critiques, ce qui permet de prévenir des urgences avant qu'elles ne surviennent.

Ces technologies apportent aussi une meilleure **personnalisation des soins**. Les données collectées par les dispositifs permettent d'adapter les interventions en fonction des besoins spécifiques du patient, que ce soit pour ajuster un traitement, adapter l'accompagnement physique, ou prévenir des complications liées à une pathologie chronique. Cela permet à l'aide-soignant de se concentrer sur les aspects humains et relationnels des soins, tout en ayant la certitude que les paramètres de santé sont surveillés en continu.

2. Amélioration de la coordination des soins

Les outils numériques facilitent également la **coordination entre les différents intervenants** qui participent à la prise en charge d'un patient. En utilisant des dossiers médicaux partagés, des applications de gestion des soins ou des plateformes de télémédecine, l'aide-soignant peut **communiquer facilement** avec les infirmiers, les médecins ou les kinésithérapeutes, sans devoir se déplacer ou passer des appels téléphoniques. Toutes les informations sont centralisées et accessibles à tout moment, ce qui permet d'ajuster les soins de manière coordonnée.

Cette meilleure communication réduit aussi les risques d'**erreurs de traitement** ou de **doublons d'interventions**. Par exemple, si un médecin prescrit un changement de médicament ou si un kinésithérapeute adapte un protocole de rééducation, l'aide-soignant est immédiatement informé et peut appliquer ces consignes dès la visite suivante. Les outils numériques permettent donc une prise en charge plus fluide et réactive, tout en assurant une continuité des soins plus sécurisée.

3. Réduction de la charge administrative

Les nouvelles technologies permettent aussi de réduire la **charge administrative** souvent chronophage pour les aides-soignants. Les applications de gestion des soins ou les logiciels de suivi permettent de **numériser les rapports de soins**, d'enregistrer automatiquement les observations faites lors des visites, et de générer des comptes rendus détaillés à transmettre aux autres professionnels de santé. Ces systèmes automatisés libèrent du temps, permettant à l'aide-soignant de se concentrer davantage sur les soins eux-mêmes, plutôt que sur les tâches administratives.

En outre, ces outils facilitent également la **planification des interventions**. Des applications dédiées permettent de regrouper les rendez-vous, d'organiser les tournées de manière optimisée, et d'éviter les chevauchements ou les oublis de visites. Cela améliore la gestion du temps et permet de mieux répartir les tâches, notamment dans le cadre d'une prise en charge multi-professionnelle.

4. Autonomie et sécurité pour les patients

Les dispositifs intelligents pour la mobilité, comme les **fauteuils roulants connectés**, les **déambulateurs intelligents** ou les **capteurs de chute**, permettent aux patients de retrouver une certaine autonomie tout en garantissant leur sécurité. Ces outils allègent la charge des aides-soignants en rendant le patient plus indépendant pour certains actes de la vie quotidienne, comme se déplacer, se lever ou surveiller son état de santé.

Ces technologies permettent également d'améliorer la **prévention des accidents**. Par exemple, les capteurs de chute installés dans le domicile d'un patient envoient une alerte immédiate à l'aide-soignant ou à la famille en cas de chute, permettant une intervention rapide. Cela rassure à la fois les proches et le patient, tout en réduisant le risque de complications liées à des chutes non détectées.

Limites des nouvelles technologies pour l'aide-soignant

1. Complexité d'utilisation et formation nécessaire

Si les nouvelles technologies présentent de nombreux avantages, elles peuvent aussi être **complexes à utiliser**, surtout pour des aides-soignants qui n'ont pas l'habitude des outils numériques. La diversité des dispositifs, chacun ayant ses propres interfaces et fonctionnalités, peut rendre leur prise en main difficile. Pour que l'aide-soignant puisse utiliser efficacement ces technologies, une **formation continue** est nécessaire.

Cette formation est indispensable pour maîtriser les aspects techniques des outils (paramétrage, entretien, dépannage), mais aussi pour savoir **interpréter les données** transmises par les dispositifs connectés. Sans une bonne formation, l'aide-soignant risque de ne pas exploiter tout le potentiel des technologies à sa disposition, voire de commettre des erreurs liées à une mauvaise utilisation.

2. Dépendance aux technologies et risques techniques

L'intégration des technologies dans les soins crée une certaine **dépendance** vis-à-vis de ces outils, qui peuvent parfois tomber en panne ou ne pas fonctionner correctement. Un dispositif connecté défaillant, un bug dans une application ou une panne de réseau peuvent entraîner des interruptions dans le suivi des soins ou des retards dans la prise de décision.

Cette dépendance technique soulève aussi des questions en matière de **sécurité des données**. Les dossiers médicaux et les informations de santé collectées par les dispositifs connectés sont sensibles, et il est essentiel de garantir leur confidentialité. Les aides-soignants doivent être conscients des risques liés aux cyberattaques ou aux fuites de données, et suivre les protocoles de sécurité pour protéger les informations des patients. Une mauvaise gestion de la sécurité numérique pourrait entraîner des conséquences graves pour le patient et la confiance dans les dispositifs.

3. Distanciation des soins humains

L'introduction massive des technologies dans les soins peut aussi entraîner une **distanciation des soins humains**. Si les outils numériques permettent d'améliorer l'efficacité des soins, ils peuvent, paradoxalement, réduire l'aspect humain et la relation directe avec le patient. Les aides-soignants pourraient, par exemple, être tentés de se reposer sur les capteurs pour surveiller l'état du patient, au détriment d'une observation plus directe et d'un dialogue avec lui.

Cette situation pourrait renforcer l'isolement du patient, en particulier chez les personnes âgées, pour qui la **relation avec l'aide-soignant** est souvent une des rares interactions sociales de la journée. Il est donc crucial de trouver un **équilibre**entre l'utilisation des technologies pour améliorer la prise en charge, et le maintien d'une approche humaine et attentive, centrée sur l'écoute et l'empathie.

4. Coût et accessibilité des technologies

Le **coût élevé** de certaines technologies peut également constituer une limite pour leur adoption généralisée dans les soins à domicile. Les dispositifs médicaux connectés, les outils de télémédecine ou les équipements intelligents pour la mobilité peuvent représenter un investissement important, que tous les patients ou toutes les structures de soins ne peuvent pas se permettre.

De plus, les disparités dans l'**accessibilité au numérique** posent la question de l'équité dans l'accès aux soins technologiques. Certains patients, notamment les personnes âgées ou vivant dans des zones rurales, peuvent avoir des difficultés à accéder à des connexions internet stables, à manipuler des appareils connectés ou à utiliser des applications de télésanté. Pour l'aide-soignant, cela représente un défi supplémentaire, car il devra non seulement s'adapter aux besoins du patient, mais aussi compenser les **carences technologiques** de l'environnement.

Chapitre 8

L'accompagnement des pathologies spécifiques à domicile

Soins gériatriques à domicile

       o   Particularités du vieillissement (fragilité, polypathologies, soins de fin de vie).

Le vieillissement est un processus naturel qui s'accompagne de changements physiques, psychologiques et sociaux. Cependant, chez certaines personnes âgées, ce processus peut être marqué par des **particularités spécifiques**, notamment la **fragilité**, les **polypathologies** et les besoins liés aux **soins de fin de vie**. Ces caractéristiques rendent les soins pour les personnes âgées complexes et nécessitent une approche adaptée, centrée sur la compréhension des effets du vieillissement, la gestion des maladies chroniques multiples, et un accompagnement respectueux et personnalisé dans les dernières étapes de la vie.

Fragilité : une vulnérabilité accrue

La **fragilité** est l'une des caractéristiques les plus marquantes du vieillissement. Elle se manifeste par une **diminution des réserves physiologiques** et une perte de la résilience face aux agressions extérieures, qu'elles soient physiques, émotionnelles ou environnementales. La fragilité ne désigne pas une maladie en soi, mais plutôt un état de **vulnérabilité**accrue, qui rend la personne âgée plus susceptible de développer des complications en réponse à des événements mineurs comme une infection, une chute, ou une hospitalisation.

Chez une personne âgée fragile, un événement apparemment bénin peut déclencher une **cascade de complications**. Par exemple, une grippe ou une infection urinaire peut rapidement entraîner une décompensation générale, conduisant à une perte d'autonomie, une faiblesse généralisée, voire une hospitalisation. L'un des enjeux majeurs des soins aux personnes âgées fragiles est donc de prévenir ces complications en **anticipant les risques** et en intervenant rapidement au moindre signe de détérioration de l'état de santé.

L'aide-soignant joue ici un rôle clé dans l'**observation** et la **prévention**. Il doit être attentif aux signes subtils de déclin, comme une fatigue inhabituelle, une perte d'appétit, ou des troubles du sommeil. Ces symptômes peuvent être les premiers indicateurs d'un problème plus grave, nécessitant une évaluation plus poussée par un infirmier ou un médecin. De plus, la fragilité nécessite une prise en charge globale, où l'objectif est de **maintenir la qualité de vie** du patient tout en évitant les interventions inutiles ou invasives qui pourraient aggraver son état.

Poly-pathologies : gérer la complexité des maladies chroniques

Avec l'âge, il est courant que les personnes âgées souffrent de **poly-pathologies**, c'est-à-dire qu'elles présentent plusieurs maladies chroniques en même temps. Ces pathologies peuvent inclure des maladies cardiovasculaires, respiratoires, rénales, le diabète, l'arthrose, des troubles cognitifs comme la maladie d'Alzheimer, ou encore des cancers. La gestion des **maladies multiples** chez une personne âgée est complexe, car chaque pathologie influence l'autre, et les traitements médicamenteux peuvent provoquer des interactions ou des effets secondaires qui nécessitent une vigilance accrue.

La poly-pathologie impose une **adaptation permanente des soins**. Le traitement d'une maladie peut interférer avec une autre, et les soins doivent être ajustés pour trouver un équilibre entre l'efficacité thérapeutique et le bien-être global du patient. Par exemple, un patient souffrant d'insuffisance cardiaque et de diabète nécessitera une surveillance rapprochée de ses fonctions cardiaques tout en assurant un contrôle strict de sa glycémie. Cependant, certains traitements pour le cœur peuvent affecter le métabolisme des sucres, nécessitant des ajustements constants.

Cette complexité demande une **collaboration étroite** entre les différents professionnels de santé impliqués dans les soins de la personne âgée. L'aide-soignant, en étant en contact régulier avec le patient, est souvent celui qui remarque en premier les effets secondaires des traitements ou les signes d'une nouvelle complication. Son rôle est crucial pour relayer ces observations aux médecins et infirmiers, afin que les soins puissent être réévalués et ajustés en temps réel.

Un autre défi lié aux poly-pathologies est la **poly-médication**, qui expose les personnes âgées à des risques accrus d'effets indésirables, d'interactions médicamenteuses ou de confusion. L'aide-soignant doit être particulièrement vigilant dans la gestion des médicaments, en veillant à ce que les doses soient respectées, et en surveillant les signes d'intolérance ou de confusion, qui peuvent indiquer des problèmes liés aux traitements.

Soins de fin de vie : accompagner avec dignité et compassion

Les **soins de fin de vie** sont une étape délicate, tant pour la personne âgée que pour ses proches. Ils nécessitent une approche centrée sur le **confort**, le **soulagement de la douleur**, et le **respect des souhaits du patient**. L'objectif des soins palliatifs est d'offrir une **qualité de vie maximale**, même lorsque la guérison n'est plus possible, tout en accompagnant le patient de manière holistique, en tenant compte de ses dimensions physiques, psychologiques, sociales et spirituelles.

Dans les dernières étapes de la vie, la gestion de la douleur devient une priorité. Les personnes âgées en fin de vie souffrent souvent de douleurs chroniques, parfois difficiles à exprimer. L'aide-soignant doit être formé à **reconnaître les signes de douleur**, que ce soit par des plaintes directes du patient ou par des signes non verbaux, comme des grimaces, de l'agitation, ou des changements d'humeur. Une communication régulière avec l'infirmier ou le médecin permet d'adapter les traitements antalgiques en fonction de l'évolution de la douleur.

L'accompagnement en fin de vie ne se limite pas à la gestion de la douleur. Il s'agit aussi d'offrir un soutien émotionnel au patient et à ses proches. L'aide-soignant joue un rôle fondamental dans cet accompagnement, en étant **présent et à l'écoute**, en respectant les souhaits du patient concernant ses soins, et en lui offrant des moments de réconfort et d'humanité. Par exemple, certains patients peuvent préférer une approche plus douce lors de la toilette ou de l'alimentation, ou exprimer des souhaits spécifiques quant à la manière dont ils souhaitent vivre leurs derniers moments.

Le **soutien aux proches** est également une dimension cruciale des soins de fin de vie. Voir un proche en fin de vie peut être une expérience éprouvante, et les proches ont souvent besoin d'être accompagnés dans cette période difficile. L'aide-soignant peut leur offrir un soutien psychologique, les informer sur le déroulement des soins, et les encourager à prendre part aux derniers moments de vie de leur proche, selon les désirs du patient.

Préserver la dignité et l'autonomie malgré la fragilité

Un enjeu fondamental des soins aux personnes âgées, qu'elles soient fragiles, atteintes de poly-pathologies ou en fin de vie, est de préserver autant que possible leur **dignité** et leur **autonomie**. Même en situation de grande dépendance, il est essentiel de respecter les choix du patient, de le laisser participer aux décisions qui concernent ses soins, et de lui offrir des soins adaptés à ses besoins et à ses souhaits.

L'aide-soignant, en étant au plus près du patient, doit veiller à **préserver son autonomie**, même dans les gestes simples du quotidien. Cela peut inclure l'encouragement à réaliser des gestes d'hygiène seul lorsque cela est possible, ou à choisir ses vêtements ou son repas. Ces petits choix permettent à la personne âgée de rester acteur de sa vie, malgré les limitations imposées par l'âge et la maladie.

- o Intervenir face à la perte d'autonomie et accompagner la famille dans ce processus.

La **perte d'autonomie** chez une personne âgée ou dépendante est un moment délicat, souvent vécu comme une étape difficile tant pour le patient que pour sa famille. Elle se manifeste par l'incapacité progressive ou soudaine à accomplir seul des actes de la vie quotidienne, comme se nourrir, se laver, se déplacer ou prendre ses médicaments. Face à cette situation, l'aide-soignant joue un rôle central dans l'accompagnement du patient, en adaptant les soins et en veillant à préserver au maximum sa dignité. En parallèle, il doit également **accompagner la famille** pour qu'elle comprenne ce processus, s'y adapte et puisse soutenir leur proche de manière efficace et bienveillante.

Comprendre la perte d'autonomie et ses implications

La perte d'autonomie est un processus qui peut être progressif ou soudain, en fonction des causes sous-jacentes. Elle peut résulter de maladies chroniques (comme Alzheimer ou la maladie de Parkinson), d'accidents (fractures, AVC) ou simplement du vieillissement naturel. Cette perte d'autonomie se manifeste par une **diminution des capacités physiques ou cognitives** qui rend le patient dépendant pour les activités du quotidien.

Pour le patient, cette dépendance nouvelle ou accrue est souvent source de **frustration, de tristesse ou de honte**. Le sentiment de ne plus pouvoir faire seul des choses simples qu'il maîtrisait auparavant peut affecter son moral et son estime de soi. Il est donc essentiel que l'aide-soignant soit particulièrement attentif à ces émotions, et intervienne de manière **respectueuse et empathique**, pour éviter que la perte d'autonomie ne devienne un facteur d'isolement ou de découragement.

Intervenir face à la perte d'autonomie : adaptation des soins

Lorsqu'un patient commence à perdre son autonomie, l'aide-soignant doit adapter ses interventions pour répondre à ces nouveaux besoins, tout en cherchant à **maintenir au maximum l'autonomie restante**. L'objectif est de permettre au patient de participer activement à ses soins, même de manière limitée, pour qu'il garde un sentiment de contrôle sur sa vie.

1. Adapter les soins physiques

Le premier aspect de l'intervention concerne les soins physiques. Lorsque le patient devient incapable de réaliser certains gestes de la vie quotidienne, comme se laver, s'habiller ou manger, l'aide-soignant intervient pour **assister** ou **prendre en charge** ces tâches. Cependant, il est essentiel de ne pas faire systématiquement à la place du patient. Au contraire, l'aide-soignant doit l'encourager à faire ce qu'il peut encore faire seul, même si cela prend plus de temps. Cette approche permet de préserver sa **motricité**, de renforcer sa confiance et de limiter le sentiment de dépendance totale.

Par exemple, lors de la toilette, le patient peut être invité à se laver les parties du corps qu'il peut atteindre, tandis que l'aide-soignant l'assiste pour le reste. De même, au moment des repas, des adaptations peuvent être apportées, comme l'utilisation de **couverts ergonomiques** ou d'assiettes spécifiques, pour aider le patient à se nourrir seul. Ces petits ajustements permettent de maintenir une part d'autonomie, tout en assurant une prise en charge complète lorsque cela est nécessaire.

2. Utiliser des dispositifs d'assistance

Face à la perte d'autonomie, l'aide-soignant peut aussi proposer et installer des **dispositifs d'assistance** pour faciliter les gestes du quotidien. Cela peut inclure des équipements pour la mobilité, comme un **déambulateur**, un **fauteuil roulant** ou des **barres de soutien** dans la salle de bain, qui permettent au patient de se déplacer en toute sécurité. Ces dispositifs ne visent pas seulement à compenser la perte d'autonomie, mais aussi à réduire les risques de chute ou d'accidents, tout en facilitant les déplacements du patient dans son environnement.

De plus, des outils plus spécifiques peuvent être utilisés pour les soins d'hygiène ou les repas, comme des chaises de douche, des vêtements adaptés ou des aides techniques pour la prise des médicaments. Ces dispositifs permettent non seulement d'améliorer la qualité de vie du patient, mais aussi de réduire la charge de travail des proches aidants.

3. Stimuler l'autonomie par la rééducation

Dans certains cas, la perte d'autonomie peut être partiellement **réversible** grâce à des séances de rééducation. L'aide-soignant, en collaboration avec un kinésithérapeute ou un ergothérapeute, peut participer à ces programmes en aidant le patient à retrouver une certaine mobilité ou capacité fonctionnelle. Cela peut inclure des exercices doux pour renforcer la musculature, améliorer l'équilibre, ou favoriser la réadaptation après une opération.

L'objectif est de renforcer les capacités du patient tout en prévenant les complications liées à l'immobilité, comme les **escarres** ou la **perte musculaire**. L'aide-soignant peut encourager le patient à suivre régulièrement les exercices prescrits, en veillant à ne pas dépasser ses capacités pour éviter la fatigue ou les blessures.

Accompagner la famille dans la gestion de la perte d'autonomie

La perte d'autonomie d'un proche est souvent une source d'**angoisse** et de **stress** pour la famille, qui peut se sentir démunie face aux nouveaux besoins du patient. Il est fréquent que les proches aient des difficultés à accepter cette situation et qu'ils oscillent entre vouloir tout faire pour le patient et être dépassés par la charge émotionnelle et physique que cela représente.

1. Expliquer la situation et les besoins du patient

La première étape pour accompagner la famille est de leur **expliquer clairement la situation** du patient, les causes de sa perte d'autonomie et ce qu'ils peuvent faire pour l'aider. Cette explication doit être faite avec pédagogie, en prenant le temps d'aborder les aspects médicaux, mais aussi psychologiques et pratiques de la dépendance. L'aide-soignant peut notamment informer les proches des **dispositifs d'aide disponibles**, comme les aides à domicile, les équipements médicaux, ou encore les solutions de répit pour éviter l'épuisement des aidants.

Il est aussi essentiel de leur expliquer l'importance de maintenir une approche équilibrée, en encourageant leur proche à **participer activement à sa prise en charge**, plutôt que de tout faire à sa place. Cela permet à la personne en perte d'autonomie de préserver un certain contrôle sur sa vie, tout en renforçant les liens familiaux dans un contexte de collaboration, plutôt que de dépendance totale.

2. Soutenir les proches aidants

S'occuper d'un proche en perte d'autonomie peut être extrêmement **épuisant**, tant sur le plan physique qu'émotionnel. L'aide-soignant joue un rôle clé en offrant un **soutien psychologique** aux proches aidants, en leur rappelant qu'ils ne sont pas seuls et qu'il est normal de se sentir dépassé par moments. Il est également important de les encourager à demander de l'aide quand ils en ont besoin, et de les orienter vers des services de répit ou des groupes de soutien, pour éviter le **burn-out des aidants**.

L'aide-soignant peut aussi les former à **réaliser certains gestes techniques**, comme aider à la toilette ou à la mobilité, en leur montrant des techniques pour éviter les blessures et en leur expliquant comment adapter l'environnement pour rendre les soins plus faciles à gérer. Cela permet aux proches de se sentir plus compétents et plus à l'aise dans leur rôle d'aidants, tout en assurant la sécurité du patient.

3. Encourager la communication et l'implication des proches

Enfin, l'aide-soignant doit encourager la **communication** entre le patient et ses proches. La perte d'autonomie peut entraîner un certain repli sur soi de la part du patient, qui peut avoir du mal à accepter cette nouvelle dépendance et préférer ne pas en parler. Il est donc important de créer un climat de confiance, où les proches se sentent libres d'exprimer leurs émotions, leurs doutes et leurs peurs, tout en restant à l'écoute des besoins et des souhaits de leur proche en perte d'autonomie.

Il est également bénéfique d'impliquer les proches dans certains soins ou activités du quotidien, sans pour autant les surcharger. Par exemple, un proche peut accompagner le patient dans une promenade, participer à la préparation des repas, ou aider lors des exercices de rééducation. Ces moments partagés renforcent les liens familiaux et permettent à la personne en perte d'autonomie de **se sentir soutenue**, tant sur le plan physique que moral.

Les soins pour patients atteints de maladies neurodégénératives

- Alzheimer, Parkinson et autres démences : Comment adapter les soins, gérer les troubles cognitifs, et aider le patient à maintenir son autonomie.

Les maladies neurodégénératives telles que la maladie d'Alzheimer, la maladie de Parkinson et d'autres formes de démence représentent des défis complexes pour la prise en charge des patients. Ces pathologies affectent non seulement les

capacités physiques, mais aussi les **fonctions cognitives**, altérant la mémoire, le langage, le jugement et la motricité. Pour les patients atteints de ces maladies, le maintien d'une **autonomie relative** et la gestion des **troubles cognitifs** nécessitent une adaptation spécifique des soins. L'objectif principal de l'aide-soignant est d'accompagner le patient dans sa vie quotidienne tout en préservant sa dignité, en gérant les symptômes de manière proactive et en soutenant les proches dans ce processus.

Adapter les soins aux spécificités de chaque maladie

Les maladies d'Alzheimer, de Parkinson et autres démences, bien qu'elles partagent des caractéristiques communes liées à la dégradation des fonctions cognitives et motrices, présentent des symptômes spécifiques nécessitant des **soins adaptés**.

1. La maladie d'Alzheimer

La maladie d'Alzheimer est la forme la plus courante de démence, caractérisée par une **dégradation progressive de la mémoire**, des fonctions cognitives et, à terme, des capacités motrices. Les patients peuvent éprouver des troubles de l'orientation, de la mémoire à court terme, des difficultés à accomplir des tâches simples du quotidien, et des changements d'humeur ou de comportement. Face à cette évolution, il est essentiel d'adapter les soins à mesure que la maladie progresse.

L'aide-soignant doit être attentif aux **besoins émotionnels et cognitifs** du patient. Le quotidien doit être structuré, avec des **routines régulières** qui apaisent le patient et réduisent l'anxiété liée aux oublis ou à la désorientation. Par exemple, en répétant les gestes ou les consignes de manière calme et bienveillante, ou en instaurant des rituels pour les repas, les soins d'hygiène ou les moments de repos, on aide le patient à maintenir une certaine stabilité.

L'utilisation d'**aides visuelles** (pictogrammes, photos, étiquettes) dans l'environnement du patient peut également l'aider à mieux s'orienter dans son espace de vie. Par exemple, placer des étiquettes sur les portes des pièces ou des objets essentiels peut aider un patient atteint d'Alzheimer à retrouver plus facilement ce dont il a besoin, comme les toilettes ou la cuisine.

2. La maladie de Parkinson

La maladie de Parkinson se caractérise par une **dégénérescence du système nerveux**, affectant principalement les fonctions motrices, mais aussi parfois la cognition à un stade avancé. Les tremblements, la rigidité musculaire, la lenteur des mouvements (akinésie) et les troubles de l'équilibre sont les principaux symptômes moteurs. La gestion des soins pour un patient parkinsonien repose sur l'**adaptation des interventions** à la perte progressive de mobilité tout en tenant compte des éventuels troubles cognitifs associés.

L'aide-soignant doit adapter les **soins physiques** pour minimiser les efforts du patient et éviter les chutes ou les blessures. Par exemple, lors de la toilette ou de l'habillage, il est recommandé d'utiliser des vêtements faciles à enfiler et d'instaurer des moments de repos fréquents pour limiter la fatigue. Le soutien lors des déplacements est essentiel, car les patients atteints de Parkinson peuvent perdre l'équilibre ou geler pendant leurs mouvements (freezing). Il est utile d'encourager des techniques comme la **marche à petits pas** ou l'utilisation d'un **déambulateur** pour sécuriser les déplacements.

Les soins incluent également une attention particulière à la **gestion des médicaments** qui doivent être pris à des moments précis pour éviter les fluctuations des symptômes moteurs. L'aide-soignant doit veiller à ce que les médicaments soient administrés à la bonne heure, car un retard peut aggraver les symptômes, rendant les mouvements encore plus difficiles.

3. Autres démences

D'autres formes de démence, comme la **démence à corps de Lewy** ou la **démence vasculaire**, présentent des symptômes mixtes, combinant troubles cognitifs et problèmes physiques. Pour ces patients, les soins doivent être flexibles et répondre aux besoins variés que ces pathologies imposent. Cela inclut souvent la surveillance des troubles de la **mémoire**, des **hallucinations** ou des **confusions**, tout en assurant un soutien physique pour les actes de la vie quotidienne.

Gérer les troubles cognitifs et comportementaux

Les troubles cognitifs, tels que la perte de mémoire, la désorientation, et les difficultés à se concentrer ou à communiquer, sont souvent les symptômes les plus déstabilisants pour les patients et leurs familles. Ces troubles peuvent également s'accompagner de **changements comportementaux**, comme l'agitation, l'agressivité, l'anxiété ou l'apathie. L'aide-soignant doit adopter des stratégies spécifiques pour **gérer ces troubles cognitifs** tout en préservant l'autonomie du patient.

1. La stimulation cognitive

Une des approches les plus efficaces pour maintenir les fonctions cognitives d'un patient est de le stimuler régulièrement par des activités adaptées à ses capacités. Cela peut inclure des **exercices de mémoire** simples (comme associer des images à des mots), des **jeux cognitifs** pour renforcer l'attention ou des activités créatives comme le dessin, la musique ou les puzzles. Le but est de maintenir le cerveau actif et de donner au patient un sentiment d'utilité et d'engagement.

Ces activités doivent être choisies en fonction du **stade de la maladie**. Par exemple, dans les premiers stades de la maladie d'Alzheimer, des jeux de mémoire ou des discussions sur des souvenirs anciens peuvent aider à renforcer les connexions cognitives. Plus tard, des activités plus simples, comme trier des objets par couleur ou par forme, peuvent être plus appropriées.

2. Gérer l'anxiété et les troubles comportementaux

Les patients atteints de démences peuvent être sujets à des moments de **désorientation aiguë** ou d'agitation. Ces épisodes peuvent être déclenchés par un changement de routine, un environnement bruyant ou la frustration liée à leur perte de capacités. Pour gérer ces situations, il est important que l'aide-soignant adopte une approche **calme et rassurante**.

Les **techniques de redirection** sont souvent efficaces pour apaiser un patient en proie à l'anxiété ou à l'agressivité. Il s'agit de détourner l'attention du patient de la source de son agitation vers une activité plus apaisante ou réconfortante. Par exemple, si le patient est agité parce qu'il cherche un objet qu'il ne retrouve pas, l'aide-soignant peut lui proposer de se concentrer sur un album de photos ou de l'aider à retrouver un autre objet significatif.

Le recours à la **réassurance** et à la **validation des émotions** est également crucial. Plutôt que de contredire le patient lorsqu'il exprime une idée erronée (par exemple, lorsqu'il confond des époques ou des personnes), il est souvent plus bénéfique de le conforter et de **valider son ressenti**, tout en redirigeant doucement la conversation vers le présent.

Maintenir l'autonomie du patient

L'un des objectifs centraux dans la prise en charge des personnes atteintes de maladies neurodégénératives est de **maintenir leur autonomie** aussi longtemps que possible. Cela permet non seulement d'améliorer leur qualité de vie, mais aussi de préserver leur **dignité** et de réduire le sentiment de dépendance totale.

1. Encourager la participation active

Même dans les stades avancés de ces maladies, il est essentiel de **laisser le patient faire ce qu'il peut encore faire seul**. Cela peut inclure des tâches simples comme choisir ses vêtements, se brosser les cheveux ou participer à la préparation des repas. L'aide-soignant doit trouver le juste équilibre entre l'assistance nécessaire et la **stimulation de l'autonomie**. Le patient doit sentir qu'il participe activement à sa propre vie, même si cela demande plus de temps ou des ajustements.

2. Adapter l'environnement pour plus de sécurité

L'environnement du patient doit être **adapté** pour favoriser son autonomie tout en garantissant sa sécurité. Par exemple, les meubles doivent être disposés de manière à faciliter les déplacements, en évitant les obstacles qui pourraient entraîner des chutes. Des **barres d'appui** peuvent être installées dans les toilettes ou la salle de bain, et des **tapis antidérapants**placés dans les zones à risque.

Les **objets du quotidien** doivent être simplifiés pour être facilement utilisables par le patient. Par exemple, des couverts adaptés, des vêtements à fermeture facile ou des boutons de grande taille sur les appareils électroniques permettent au patient de continuer à utiliser ces objets de manière autonome.

3. Favoriser un environnement familier et rassurant

Enfin, l'environnement du patient doit être **familier et apaisant**. Un espace désordonné ou rempli d'éléments inconnus peut augmenter la confusion et l'anxiété. Il est préférable de conserver des **repères familiers**, comme des photos, des objets personnels ou des meubles qu'il connaît bien. Le maintien de ces repères visuels et émotionnels aide à **réduire la désorientation** et à créer un cadre rassurant pour le patient.

- Stratégies pour minimiser les comportements d'agitation ou de confusion.

Les **comportements d'agitation** et de **confusion** sont fréquents chez les patients atteints de maladies neurodégénératives comme la maladie d'Alzheimer, la démence ou la maladie de Parkinson. Ces épisodes, souvent déclenchés par des facteurs internes ou environnementaux, peuvent être déstabilisants pour les patients eux-mêmes, mais aussi pour leurs proches et les professionnels de santé. Pour minimiser ces comportements, il est essentiel d'adopter des **stratégies adaptées** qui apaisent, redirigent, et créent un environnement sécurisé et rassurant. L'objectif est de prévenir ces épisodes en comprenant leurs déclencheurs et en intervenant de manière proactive, tout en respectant le bien-être émotionnel du patient.

1. Comprendre les causes de l'agitation et de la confusion

Avant d'intervenir pour minimiser les comportements d'agitation, il est important de comprendre les **causes** de ces troubles. L'agitation et la confusion peuvent être provoquées par de nombreux facteurs, tels que la **désorientation temporelle et spatiale**, la **frustration liée à une perte d'autonomie**, des **douleurs non exprimées**, la **fatigue**, ou encore des changements dans l'environnement du patient. Parfois, les patients atteints de démence ou d'Alzheimer peuvent se sentir submergés par l'incapacité de reconnaître des visages, de retrouver leurs objets ou de comprendre ce qui se passe autour d'eux, ce qui entraîne une forte anxiété.

Il est également important de noter que certains comportements d'agitation peuvent être déclenchés par des **problèmes physiques** comme une infection, une douleur, ou des effets secondaires liés aux médicaments. Dans ces cas, il est crucial d'identifier et de traiter ces causes sous-jacentes avant d'envisager des stratégies comportementales.

2. Créer un environnement apaisant et structuré

L'une des premières étapes pour prévenir l'agitation et la confusion est de **créer un environnement stable et apaisant**. Les patients atteints de troubles cognitifs sont souvent sensibles aux changements et à l'imprévisibilité. Un environnement trop bruyant, désordonné ou changeant peut amplifier leur confusion et déclencher des épisodes d'anxiété.

Maintenir une routine quotidienne

La mise en place d'une **routine claire et régulière** est l'un des moyens les plus efficaces de réduire l'agitation. Les patients se sentent plus en sécurité lorsqu'ils savent à quoi s'attendre et peuvent anticiper les événements de la journée. La répétition des mêmes gestes à la même heure — repas, toilette, promenades, moments de repos — crée une structure rassurante qui aide à prévenir les comportements perturbateurs. Par exemple, si un patient sait que chaque matin à la même heure, il prend son petit-déjeuner puis va faire une promenade, cela peut réduire le stress lié à l'incertitude.

Limiter les stimuli et simplifier l'environnement

Il est également important de **limiter les stimuli visuels et sonores** dans l'environnement du patient. Des lumières trop vives, des bruits forts ou des changements fréquents de décor peuvent aggraver l'agitation. L'environnement doit être **simple et prévisible**, avec des objets familiers et des repères visuels qui permettent au patient de s'orienter facilement.

Pour éviter la confusion, les objets importants (comme les vêtements, les médicaments ou les outils d'aide à la mobilité) doivent être rangés de manière visible et facile d'accès. Placer des **étiquettes ou des images** sur les portes et les armoires peut également aider à guider le patient dans son espace de vie, en réduisant ainsi l'anxiété liée à la désorientation.

3. Adopter une communication claire et apaisante

La manière dont l'aide-soignant ou les proches **communiquent** avec le patient a un impact majeur sur la gestion de l'agitation. Les personnes atteintes de troubles cognitifs peuvent avoir des difficultés à comprendre les consignes complexes ou à suivre une conversation rapide. Il est donc essentiel d'adapter la communication pour minimiser la confusion et l'anxiété.

Utiliser des phrases courtes et simples

Lorsqu'on s'adresse à un patient sujet à la confusion, il est recommandé de **parler lentement**, en utilisant des **phrases courtes et simples**. L'aide-soignant doit éviter de donner plusieurs informations en même temps, afin de ne pas surcharger le patient. Par exemple, plutôt que de dire « Il est temps de prendre ton médicament et ensuite on ira déjeuner », il est préférable de donner une instruction à la fois : « Prends ce médicament. Ensuite, on ira manger. »

Utiliser le contact visuel et les gestes

Le **contact visuel** est un élément apaisant et facilite la compréhension. L'aide-soignant doit se placer à la hauteur du patient, le regarder dans les yeux et s'assurer qu'il a bien capté son attention avant de parler. Utiliser des **gestes** ou des **mimes** pour accompagner les paroles peut aussi aider à clarifier le message. Par exemple, montrer un verre d'eau en demandant au patient de boire ou lui tendre une brosse à dents pour signifier le moment de la toilette rend la communication plus accessible.

Réassurer et valider les émotions

Lorsque le patient exprime de la confusion ou de l'agitation, il est crucial de **valider ses émotions** plutôt que de les contredire ou de les minimiser. Si un patient se sent perdu ou désorienté, le fait de lui dire « Tout va bien, tu es en sécurité » avec un ton rassurant peut l'apaiser. Le patient doit sentir que ses préoccupations sont prises au sérieux, même si elles sont irrationnelles. Il est aussi important d'éviter de le corriger systématiquement lorsqu'il exprime des idées fausses, comme confondre les époques ou les personnes, ce qui pourrait aggraver son anxiété.

4. Utiliser des techniques de redirection et de distraction

Lorsqu'un patient montre des signes d'agitation ou de confusion, il peut être utile de recourir à des **techniques de redirection** ou de **distraction** pour détourner son attention de la source de stress. Ces méthodes consistent à proposer une activité ou un objet qui capte l'attention du patient et le calme.

Proposer une activité apaisante

La redirection peut prendre la forme d'une activité qui réconforte ou stimule le patient de manière positive. Par exemple, proposer une promenade, écouter de la musique, feuilleter un album de photos ou réaliser une tâche manuelle (comme plier des serviettes) peut aider à détourner le patient de son agitation. Ces activités simples sont souvent efficaces pour apaiser un esprit confus ou agité.

Utiliser des objets familiers et apaisants

Les **objets familiers** peuvent jouer un rôle apaisant. Par exemple, un patient peut trouver du réconfort en tenant un objet qu'il associe à des souvenirs positifs, comme un coussin, une couverture ou une photo de famille. Ces objets familiers permettent au patient de retrouver un lien avec des souvenirs rassurants, réduisant ainsi son niveau d'agitation.

5. Anticiper et prévenir les épisodes d'agitation

La prévention est un aspect clé pour réduire l'agitation et la confusion. L'aide-soignant doit apprendre à **anticiper** les situations à risque et à intervenir avant que l'agitation ne devienne incontrôlable.

Surveiller les signes avant-coureurs

Il est important de repérer les **signes avant-coureurs** de l'agitation, comme des mouvements brusques, des changements dans la respiration, une expression d'inquiétude ou une montée d'anxiété. En étant attentif à ces indices, l'aide-soignant peut intervenir rapidement, soit en engageant une conversation rassurante, soit en proposant une activité apaisante.

Éviter les facteurs déclencheurs

Certains événements ou situations peuvent déclencher des comportements d'agitation. Il est important de les **identifier** et de les éviter autant que possible. Par exemple, des changements brusques de routine, des situations sociales stressantes ou des environnements bruyants peuvent exacerber les symptômes d'un patient atteint de démence. En maintenant une **routine stable** et en créant un environnement calme, l'aide-soignant peut prévenir de nombreux épisodes d'agitation.

Soins pour patients atteints de maladies chroniques (diabète, insuffisance cardiaque, etc.)

- o   Gestion des traitements de longue durée à domicile (régimes, surveillance de l'état de santé).

La **gestion des traitements de longue durée à domicile** est un processus complexe qui nécessite une vigilance constante, une organisation rigoureuse, et une approche personnalisée pour chaque patient. Les personnes souffrant de maladies chroniques ou nécessitant des soins prolongés, tels que le diabète, l'hypertension, l'insuffisance cardiaque ou des troubles respiratoires, ont souvent besoin de suivre des traitements sur une longue période. Cela inclut non seulement la prise régulière de médicaments, mais aussi l'adaptation de leur régime alimentaire, la surveillance de leur état de santé, et la gestion des soins de manière globale. Le rôle de l'aide-soignant dans ce contexte est essentiel pour garantir que ces traitements soient suivis correctement, tout en maintenant la qualité de vie du patient et en prévenant les complications.

1. Adapter le régime alimentaire aux besoins du patient

Les patients sous traitement de longue durée ont souvent besoin d'un **régime alimentaire adapté** à leur pathologie. Certaines maladies chroniques, comme le diabète, l'insuffisance rénale, les maladies cardiovasculaires ou les troubles digestifs, nécessitent des régimes spécifiques pour prévenir les complications et soutenir les effets des traitements médicaux. La gestion de ces régimes fait partie intégrante des soins à domicile, et l'aide-soignant joue un rôle clé en assurant que les consignes diététiques sont respectées et que les repas du patient répondent à ses besoins nutritionnels.

Régimes spécifiques pour les maladies chroniques

Chaque pathologie peut nécessiter des ajustements alimentaires particuliers. Par exemple, dans le cas d'un patient diabétique, l'objectif est de maintenir un taux de glucose stable, ce qui implique de **contrôler l'apport en glucides** tout en veillant à un équilibre entre les différents nutriments. Le patient doit éviter les sucres rapides, privilégier les fibres, et répartir ses repas tout au long de la journée pour éviter des variations brusques de la glycémie. L'aide-soignant doit donc être capable de **planifier et**

de préparer des repas équilibrés, en tenant compte de ces restrictions alimentaires.

Pour les patients souffrant de maladies cardiovasculaires, comme l'hypertension ou l'insuffisance cardiaque, le régime alimentaire doit être pauvre en sel pour éviter la rétention d'eau et l'aggravation des symptômes. Il est souvent conseillé de favoriser les **aliments riches en potassium** et de limiter les graisses saturées. L'aide-soignant peut alors proposer des alternatives saines aux habitudes alimentaires du patient, comme l'utilisation d'épices au lieu du sel, et veiller à ce que les recommandations médicales soient respectées au quotidien.

Adapter les repas aux goûts et capacités du patient

Tout en suivant les prescriptions diététiques, il est important que les repas restent **plaisants et adaptés** aux capacités du patient. Certaines personnes âgées ou malades peuvent avoir des difficultés à mâcher ou à digérer certains aliments, ou encore une perte d'appétit. Dans ces cas, l'aide-soignant doit s'assurer que les repas sont non seulement nutritifs, mais aussi faciles à consommer, en préparant par exemple des purées, des soupes, ou des aliments faciles à avaler.

2. Assurer la prise régulière des médicaments

La **gestion des médicaments** est un aspect fondamental des traitements de longue durée à domicile. De nombreux patients chroniques suivent des traitements complexes, qui impliquent souvent la prise de plusieurs médicaments à des moments spécifiques de la journée. Une mauvaise observance thérapeutique, que ce soit par oubli, confusion ou négligence, peut entraîner des **complications graves** et compromettre l'efficacité des traitements.

Organiser et sécuriser la prise de médicaments

L'aide-soignant doit veiller à ce que le patient prenne ses médicaments de manière régulière et conforme aux prescriptions médicales. Pour ce faire, il est souvent nécessaire d'établir un **planning précis** des prises, en utilisant des outils comme des piluliers organisés par jour et par moment de la journée. Ces piluliers permettent au patient de visualiser clairement ce qu'il doit prendre, réduisant ainsi les risques d'oubli ou de confusion.

L'utilisation de **rappels** est également une bonne stratégie pour s'assurer de la prise correcte des médicaments. L'aide-soignant peut utiliser des **alarme-rappels** sur des téléphones, des montres ou des appareils électroniques pour alerter le patient au moment de prendre ses médicaments, surtout s'il est partiellement autonome. Il est aussi essentiel de vérifier régulièrement que les médicaments sont bien pris et de noter toute **intolérance ou effet secondaire** que le patient pourrait ressentir.

Surveiller les interactions médicamenteuses

Les patients en traitement de longue durée prennent souvent plusieurs médicaments simultanément, ce qui augmente le risque d'**interactions médicamenteuses**. Il est essentiel pour l'aide-soignant d'être attentif à ces interactions possibles, en surveillant tout signe d'aggravation de l'état de santé ou de réaction inhabituelle après la prise d'un médicament. Les nausées, les vertiges, les éruptions cutanées ou encore une fatigue excessive peuvent être des signes d'une mauvaise tolérance ou d'interactions entre les médicaments. Ces signes doivent être immédiatement rapportés au médecin traitant pour ajuster la prescription si nécessaire.

3. Surveillance régulière de l'état de santé

La **surveillance de l'état de santé** du patient est cruciale pour anticiper les complications et ajuster les traitements. Les patients sous traitement de longue durée nécessitent souvent une

surveillance médicale continue, qui inclut la mesure de certains paramètres vitaux, l'évaluation de l'évolution des symptômes, et la détection de tout changement dans l'état général du patient.

Mesurer les paramètres vitaux

L'aide-soignant est souvent chargé de surveiller les **paramètres vitaux** du patient, comme la tension artérielle, la glycémie, la température, le pouls ou la saturation en oxygène. Ces mesures permettent de suivre l'évolution de la maladie et de prévenir les complications. Par exemple, chez un patient hypertendu, une augmentation soudaine de la tension artérielle peut être le signe d'une déstabilisation de son état et nécessiter un ajustement du traitement.

Les patients atteints de diabète de type 1 ou de type 2 nécessitent une surveillance régulière de leur **taux de glycémie** pour s'assurer que le traitement par insuline ou les médicaments antidiabétiques sont efficaces. En cas d'hypoglycémie (taux de sucre trop bas) ou d'hyperglycémie (taux de sucre trop élevé), l'aide-soignant doit savoir **réagir rapidement** pour éviter des complications graves, comme des malaises, des convulsions ou des comas diabétiques.

Surveiller les symptômes et l'évolution des maladies

Au-delà des paramètres vitaux, il est essentiel que l'aide-soignant soit à l'écoute des **symptômes** que le patient peut ressentir au quotidien. Par exemple, chez un patient souffrant d'insuffisance cardiaque, l'apparition de **signes d'œdème** (gonflement des pieds ou des jambes), de fatigue anormale ou de difficulté à respirer peut indiquer une décompensation. Ces signes doivent être surveillés de près et signalés au médecin pour éviter une aggravation de la maladie.

De même, chez les patients souffrant de maladies respiratoires chroniques, comme la bronchopneumopathie chronique obstructive (BPCO), l'aide-soignant doit surveiller les **symptômes respiratoires** tels que l'essoufflement, la toux, ou les changements dans la couleur des expectorations, qui peuvent indiquer une infection ou une aggravation des symptômes.

4. Éducation du patient et des proches pour une prise en charge autonome

Pour que la gestion des traitements de longue durée soit efficace à domicile, il est indispensable de **former le patient et ses proches** à certaines pratiques de soins. L'aide-soignant a un rôle éducatif en expliquant les **gestes essentiels**, comme la prise des médicaments, l'autosurveillance des symptômes, ou encore la gestion de l'alimentation et de l'activité physique.

Encourager l'autonomie du patient

Si l'état de santé du patient le permet, il est important de l'impliquer dans la gestion de son traitement, pour qu'il se sente acteur de sa prise en charge. Cela peut inclure la **vérification de ses propres paramètres vitaux**, la gestion de son pilulier, ou la préparation de ses repas en respectant les consignes diététiques. Cette **autonomie relative** aide à maintenir le moral du patient et à réduire la dépendance complète à l'aide-soignant.

Informer et impliquer les proches

Les **proches aidants** jouent souvent un rôle clé dans la gestion des traitements à domicile. L'aide-soignant doit donc s'assurer qu'ils comprennent bien les exigences du traitement, qu'ils savent comment réagir en cas de problème, et qu'ils sont capables de surveiller l'évolution de l'état de santé du patient. Par exemple, il peut être utile d'expliquer aux proches comment reconnaître les signes de décompensation ou d'aggravation de la maladie, ou de leur montrer comment utiliser certains dispositifs médicaux à domicile, comme un tensiomètre ou un glucomètre.

5. Collaboration avec les professionnels de santé

Enfin, la gestion des traitements de longue durée à domicile nécessite une **collaboration étroite** entre l'aide-soignant et les autres professionnels de santé, tels que les médecins, les infirmiers, les kinésithérapeutes ou les pharmaciens. Cette collaboration permet d'ajuster les soins en fonction des évolutions de la maladie et des besoins du patient.

L'aide-soignant est souvent en première ligne pour signaler des changements dans l'état de santé du patient, des **effets secondaires** ou des **difficultés à suivre le traitement**, ce qui permet au médecin de réagir rapidement. De plus, cette collaboration facilite la mise en place de soins complémentaires, comme des séances de kinésithérapie pour maintenir la mobilité du patient, ou la prescription d'aides techniques pour faciliter son quotidien.

o   Identifier et prévenir les complications.

Identifier et prévenir les complications est une composante essentielle des soins, surtout dans le cadre de la prise en charge de patients atteints de maladies chroniques, âgées, ou fragiles. Les complications, qu'elles soient liées à la maladie sous-jacente, aux traitements, ou à des facteurs externes comme l'environnement ou les habitudes de vie, peuvent aggraver l'état de santé du patient et entraîner des hospitalisations évitables, voire des risques vitaux. Pour un aide-soignant, savoir reconnaître les signes avant-coureurs de ces complications et intervenir de manière proactive est crucial. Cela demande une observation attentive, une bonne communication avec le patient, ses proches et les autres professionnels de santé, ainsi qu'une approche globale qui englobe aussi bien les aspects médicaux que les habitudes de vie.

1. Comprendre les facteurs de risque des complications

La première étape pour identifier et prévenir les complications est de **comprendre les facteurs de risque spécifiques** à chaque patient. Ces risques peuvent varier en fonction de la **pathologie**, du **traitement** suivi, de l'âge du patient, de ses antécédents médicaux et de son état général.

Pathologies chroniques

Les patients atteints de maladies chroniques, comme le diabète, l'hypertension, l'insuffisance cardiaque, ou des maladies respiratoires, sont souvent exposés à un risque accru de complications si leur état n'est pas surveillé de manière rigoureuse. Par exemple :

- Dans le cas du **diabète**, une mauvaise gestion de la glycémie peut entraîner des complications graves comme des hypoglycémies, des hyperglycémies, ou des lésions des nerfs et des vaisseaux sanguins (neuropathie, rétinopathie).
- Pour les patients souffrant d'**insuffisance cardiaque**, un excès de liquide non éliminé par le corps peut provoquer des œdèmes ou une décompensation cardiaque, tandis que les patients hypertendus sont plus susceptibles de subir un accident vasculaire cérébral (AVC) s'ils ne sont pas correctement surveillés.

Traitements

Les **traitements médicamenteux** peuvent également être à l'origine de complications si le patient ne respecte pas les doses prescrites, si des interactions médicamenteuses surviennent, ou si des effets secondaires graves apparaissent. Par exemple, les traitements anticoagulants, souvent prescrits aux patients à risque de thrombose, nécessitent une surveillance étroite pour éviter les risques de saignement. De même, certains médicaments peuvent provoquer des effets secondaires tels que la fatigue, les vertiges, ou des troubles digestifs, qui peuvent affecter l'état général du patient.

Âge et fragilité

Les patients âgés ou fragiles sont particulièrement à risque, en raison de leur **vulnérabilité accrue**. Leur corps récupère moins rapidement, et ils sont plus susceptibles de souffrir de complications comme les infections, les chutes, ou les escarres, qui peuvent rapidement détériorer leur état de santé. Pour ces patients, même de petites variations dans leur état peuvent signaler des problèmes graves.

2. Identifier les signes avant-coureurs des complications

Un élément clé de la prévention des complications est l'**observation attentive** des signes avant-coureurs. L'aide-soignant, étant en contact quotidien avec le patient, est souvent le premier à remarquer des changements subtils qui pourraient indiquer un début de complication.

Signes physiques

Les **signes physiques** sont souvent les premiers indicateurs d'une complication potentielle. Voici quelques exemples de signes qu'il est essentiel de surveiller :

- **Douleurs inhabituelles ou intensifiées** : Une douleur soudaine, localisée ou généralisée, peut indiquer une infection, une inflammation, ou une autre complication médicale.
- **Essoufflement ou difficulté à respirer** : Cela peut être un signe d'insuffisance respiratoire, de pneumonie, ou d'aggravation d'une pathologie cardiaque.

- **Œdème ou gonflement** : Un gonflement des membres inférieurs peut être le signe d'une rétention de liquide liée à une insuffisance cardiaque ou rénale.
- **Fièvre** : Une fièvre persistante ou élevée est souvent un signe d'infection, qu'il faut traiter rapidement, en particulier chez les patients immunodéprimés ou fragiles.
- **Altération de l'état mental** : Une confusion soudaine, des troubles de la mémoire, ou des changements d'humeur peuvent signaler une déshydratation, une infection, ou un déséquilibre métabolique.
- **Perte de poids ou de l'appétit** : Cela peut indiquer une dégradation de l'état général du patient, ou une complication liée à un traitement.

Signes comportementaux

Les **changements comportementaux** sont également importants à surveiller. Ils peuvent parfois refléter une détérioration de la santé physique ou mentale, ou être le signe d'une complication liée au traitement. Par exemple :

- Un patient habituellement coopératif qui devient **irritable ou agité** pourrait souffrir d'un inconfort physique ou de douleurs non exprimées.
- Une **diminution de la mobilité** ou des chutes fréquentes peuvent signaler une faiblesse accrue ou un déséquilibre médicamenteux.
- Un **repli sur soi** ou une **apathie** peut être un signe de dépression, fréquente chez les personnes atteintes de maladies chroniques ou en perte d'autonomie, mais aussi un indicateur d'une infection ou d'un autre problème médical.

3. Prévenir les complications par une surveillance proactive

La prévention des complications repose sur une **surveillance proactive** et une anticipation des risques. L'aide-soignant, en lien avec les autres professionnels de santé, doit mettre en place des stratégies pour réduire les risques et intervenir avant que les complications ne surviennent.

Suivi des paramètres vitaux

La surveillance régulière des **paramètres vitaux** est essentielle pour prévenir les complications. L'aide-soignant doit prendre régulièrement la **tension artérielle**, mesurer le **taux de glycémie**, vérifier la **saturation en oxygène**, et surveiller la **température** du patient. Ces données permettent de détecter rapidement des anomalies qui pourraient indiquer un déséquilibre dans l'état de santé du patient.

Par exemple, un patient diabétique dont la glycémie varie fréquemment ou dépasse les seuils recommandés doit être suivi de manière plus rigoureuse pour ajuster son traitement ou son régime alimentaire. De même, chez un patient souffrant d'insuffisance respiratoire, une baisse de la saturation en oxygène pourrait nécessiter une intervention immédiate, comme une modification du traitement ou l'utilisation d'une oxygénothérapie.

Prévenir les infections

Les **infections** sont l'une des principales causes de complications chez les patients vulnérables, en particulier les personnes âgées ou immunodéprimées. La prévention des infections passe par une **hygiène rigoureuse**, tant pour le patient que pour l'environnement de soins. L'aide-soignant doit veiller à la propreté des équipements médicaux, des surfaces, et des mains, ainsi qu'à la surveillance des plaies ou des dispositifs médicaux (comme les sondes ou les cathéters), qui peuvent être des portes d'entrée pour les infections.

Les **vaccinations** (contre la grippe, le pneumocoque, etc.) doivent également être à jour, surtout chez les patients présentant des facteurs de risque. Il est essentiel de sensibiliser les proches et le patient aux mesures de prévention des infections, comme l'hygiène des mains et l'évitement des lieux bondés pendant les périodes de risque élevé.

Prévenir les escarres et les chutes

Pour les patients alités ou ayant une mobilité réduite, les **escarres** et les **chutes** sont des complications fréquentes et graves. La prévention des escarres repose sur des **changements fréquents de position**, l'utilisation de **matelas adaptés** (matelas à air alterné, par exemple), et un soin attentif à l'état de la peau. L'aide-soignant doit régulièrement inspecter les zones à risque (talons, sacrum, coudes) et signaler toute rougeur ou lésion.

Les **chutes** peuvent être évitées en veillant à ce que l'environnement soit sécurisé, avec des **barres d'appui**, un **éclairage suffisant**, et des **chaussures adaptées** pour le patient. L'aide-soignant doit aussi s'assurer que les médicaments qui pourraient affecter l'équilibre (sédatifs, hypotenseurs) sont bien dosés, et que le patient utilise des aides à la mobilité (comme un déambulateur) si nécessaire.

4. Adapter les soins et réagir rapidement aux premiers signes de complication

Lorsque des signes de complications sont détectés, il est essentiel d'**adapter les soins** immédiatement et de signaler ces changements au médecin ou à l'infirmier en charge. Par exemple, si un patient hypertendu présente une tension artérielle élevée de manière répétée, il peut être nécessaire d'ajuster le traitement antihypertenseur. De même, si un patient montre des signes d'infection (fièvre, rougeur autour d'une plaie), des antibiotiques ou d'autres interventions peuvent être nécessaires.

La **communication avec l'équipe soignante** est donc cruciale. L'aide-soignant doit transmettre toutes les informations pertinentes aux autres professionnels de santé, en notant les symptômes observés, les mesures prises et leur efficacité. Cela permet une prise en charge coordonnée et une réaction rapide avant que la complication ne s'aggrave.

5. Éducation du patient et de ses proches

Enfin, la prévention des complications passe également par l'**éducation du patient et de ses proches**. L'aide-soignant doit expliquer comment reconnaître les signes de complications, les mesures à prendre en cas d'urgence, et comment gérer les soins au quotidien. Par exemple, un patient diabétique doit savoir comment surveiller sa glycémie, ajuster son alimentation, et réagir en cas d'hypoglycémie ou d'hyperglycémie. De même, les proches d'un patient à mobilité réduite doivent être formés aux techniques de manipulation et de prévention des chutes.

Chapitre 9

La communication avec les autres acteurs du soin et les autorités

Les relations avec les médecins traitants

- Transmettre les informations pertinentes de manière efficace : gestion des dossiers patients, observance des prescriptions.

La transmission efficace des **informations médicales** est un aspect crucial dans la prise en charge des patients à domicile. Elle garantit la **continuité des soins**, permet d'ajuster les traitements en fonction de l'évolution de l'état du patient et facilite la **communication entre les professionnels de santé** impliqués. L'aide-soignant, étant en première ligne dans l'accompagnement quotidien des patients, joue un rôle central dans cette gestion des informations. Cela implique la gestion rigoureuse des **dossiers patients**, la transmission des observations faites au cours des soins et le suivi de l'**observance des prescriptions médicales**. Ces informations doivent être transmises de manière claire, précise et complète pour éviter toute erreur ou omission qui pourrait compromettre la qualité des soins.

1. Gestion des dossiers patients : un outil essentiel de communication

Le **dossier patient** est le support principal qui centralise toutes les informations relatives à l'état de santé, aux traitements et aux soins du patient. Il permet à tous les professionnels de santé d'accéder aux données actualisées du patient, assurant ainsi une prise en charge cohérente et sans discontinuité. L'aide-soignant, dans le cadre de ses interventions à domicile, est souvent responsable de la mise à jour de ce dossier, en y inscrivant les observations faites lors des soins.

Rigueur et précision dans la tenue des dossiers

La **rigueur** est primordiale dans la gestion des dossiers patients. Chaque intervention, chaque observation, chaque traitement administré doit être **noté avec précision** et sans délai, afin que les informations soient toujours à jour et disponibles pour les autres professionnels. L'aide-soignant doit y consigner les soins effectués, tels que la toilette, la prise de médicaments, les soins corporels, ou encore les mesures de paramètres vitaux comme la pression artérielle, la glycémie ou la température.

Il est également essentiel d'inclure des **observations qualitatives** sur l'état général du patient. Cela peut concerner l'appétit, l'humeur, les signes de douleur, ou tout changement dans le comportement ou les capacités physiques. Par exemple, si un patient présente des signes de fatigue accrue, d'essoufflement ou des changements cutanés (comme des rougeurs pouvant indiquer le début d'une escarre), cela doit être noté de manière détaillée, car ces informations peuvent nécessiter une intervention médicale rapide.

Utilisation des outils numériques

De plus en plus, les dossiers patients sont **numérisés**, ce qui permet une transmission plus rapide et sécurisée des données aux autres membres de l'équipe soignante. L'aide-soignant peut saisir les informations directement dans des plateformes numériques, accessibles à distance par les infirmiers, médecins, et autres professionnels. Cette numérisation des dossiers offre plusieurs avantages :

- Elle réduit les risques d'erreurs ou de pertes d'informations.
- Elle facilite la **coordination des soins** entre les différents intervenants, chacun ayant accès aux données les plus récentes.
- Elle permet un suivi plus précis de l'évolution du patient, en comparant facilement les relevés de paramètres vitaux ou les observations faites au fil du temps.

Cependant, l'utilisation des outils numériques nécessite une **formation adéquate** pour garantir que toutes les informations sont bien saisies et partagées de manière sécurisée, dans le respect de la confidentialité des données du patient.

2. Transmettre les observations cliniques de manière efficace

En tant qu'intervenant direct auprès du patient, l'aide-soignant est souvent le premier à remarquer des changements dans l'état de santé du patient. Ces **observations cliniques** sont cruciales, car elles permettent d'ajuster les soins ou d'alerter l'équipe médicale en cas de dégradation de l'état du patient. Pour transmettre ces informations de manière efficace, il est nécessaire de respecter plusieurs principes.

Objectivité et clarté

Les observations faites par l'aide-soignant doivent être **objectives** et **claires**. Il est important de décrire les faits de manière précise, sans interprétation personnelle. Par exemple, au lieu de dire « le patient ne va pas bien », il est préférable de détailler les signes observés : « Le patient est essoufflé après avoir marché sur une courte distance, avec une saturation en oxygène mesurée à 92 %. » Cette objectivité permet aux autres professionnels de se baser sur des **données factuelles** pour évaluer l'état du patient.

De plus, les informations doivent être transmises de manière **synthétique** mais complète. Il est important de fournir des détails pertinents sans surcharger les comptes rendus avec des éléments non essentiels. Par exemple, si un patient diabétique présente des variations anormales de glycémie, l'aide-soignant doit non seulement noter les relevés mais aussi les facteurs potentiels qui ont pu influencer ces variations (comme un changement de régime alimentaire, un oubli de médicament, ou une activité physique inhabituelle).

Utilisation de la communication ascendante et descendante

La **communication descendante** consiste à appliquer les consignes transmises par les médecins ou les infirmiers, tandis que la **communication ascendante** permet de remonter les observations du terrain vers les responsables des soins. L'aide-soignant doit maîtriser ces deux types de communication pour garantir que les informations circulent efficacement entre les différentes parties.

Si un problème est identifié, comme une plaie qui s'infecte ou des signes d'une réaction indésirable à un médicament, l'aide-soignant doit **transmettre immédiatement** ces informations à l'infirmier ou au médecin traitant, afin qu'ils puissent intervenir rapidement. Il peut s'agir d'un simple appel ou de l'utilisation d'une plateforme numérique, mais la rapidité et la précision de cette communication sont cruciales pour éviter des complications.

3. Assurer l'observance des prescriptions médicales

L'observance thérapeutique, c'est-à-dire le respect des **prescriptions médicales**, est un élément fondamental pour assurer l'efficacité des traitements à domicile. De nombreux patients, notamment les personnes âgées ou atteintes de maladies chroniques, ont du mal à suivre leur traitement à la lettre, soit en raison de l'oubli, soit parce qu'ils ne comprennent pas toujours les consignes données par leur médecin. L'aide-soignant joue ici un rôle d'accompagnement, en s'assurant que les prescriptions sont respectées et que le patient comprend l'importance de son traitement.

Organisation des prises de médicaments

Une des principales tâches de l'aide-soignant est de **superviser la prise des médicaments**. Cela passe par la préparation de piluliers organisés par jour et par moment de la journée, pour s'assurer que le patient ne manque aucune prise. L'aide-soignant doit également vérifier que les doses prescrites sont bien respectées et que les médicaments sont pris aux heures recommandées, en particulier pour les traitements qui nécessitent une prise à des heures précises, comme l'insuline pour les patients diabétiques ou certains anticoagulants.

Vérification de l'observance et gestion des oublis

L'observance peut parfois être compromise par des **oublis** ou une **mauvaise compréhension** de la part du patient. Par exemple, certains patients peuvent oublier de prendre leurs médicaments ou ne pas respecter les consignes (comme prendre un médicament à jeun ou après un repas). L'aide-soignant doit rester vigilant et **vérifier régulièrement** que les traitements sont suivis correctement. En cas d'oubli, il est important de savoir comment réagir (selon les instructions du médecin), et de rappeler au patient l'importance de respecter son traitement.

Sensibilisation du patient à l'importance du traitement

L'éducation thérapeutique est essentielle pour améliorer l'observance. L'aide-soignant doit expliquer au patient les effets de son traitement, pourquoi il est important de le suivre scrupuleusement, et les risques en cas de non-observance. Par exemple, un patient souffrant d'hypertension doit comprendre que même s'il ne ressent pas de symptômes immédiats, un arrêt du traitement peut entraîner des complications graves comme un AVC ou une insuffisance cardiaque. En **rendant le patient acteur** de sa propre santé, l'aide-soignant contribue à améliorer l'efficacité des soins à long terme.

4. Communiquer avec les proches et les autres professionnels

La transmission des informations ne concerne pas uniquement les professionnels de santé. Les **proches aidants** du patient, qui jouent souvent un rôle central dans les soins à domicile, doivent également être informés des traitements en cours, des soins à effectuer, et des signes à surveiller. L'aide-soignant doit leur fournir des **explications claires et accessibles**, afin qu'ils puissent comprendre et soutenir le patient au quotidien.

Impliquer les proches dans la gestion des soins

Impliquer les proches dans la gestion des soins permet d'assurer une continuité dans la prise en charge, surtout en l'absence de l'aide-soignant. Les proches doivent savoir comment administrer les médicaments, comment surveiller certains signes (comme la température ou la glycémie), et quand alerter les professionnels de santé en cas de problème. Une bonne transmission de ces informations améliore la sécurité du patient et évite les erreurs.

Coordination avec les autres professionnels de santé

La communication avec les **autres professionnels de santé** (médecins, infirmiers, kinésithérapeutes) est essentielle pour ajuster les soins en fonction de l'évolution de l'état du patient. L'aide-soignant doit **partager régulièrement** ses observations avec les membres de l'équipe médicale, afin que chacun puisse adapter son intervention en conséquence. Une coordination efficace permet d'optimiser la prise en charge du patient et de prévenir les complications.

o Savoir quand et comment alerter les médecins sur l'évolution de l'état de santé du patient.

Savoir **quand et comment alerter un médecin** sur l'évolution de l'état de santé d'un patient est une compétence essentielle pour l'aide-soignant. En tant que professionnel de santé de proximité, l'aide-soignant est souvent le premier à observer les **signes subtils** d'une détérioration ou d'un changement dans l'état général du patient. Reconnaître ces signes et savoir comment communiquer de manière efficace avec le médecin sont cruciaux pour éviter que la situation ne se complique, prévenir les hospitalisations évitables, et garantir une prise en charge rapide et adaptée. Cela exige une **vigilance constante**, une capacité à **évaluer les priorités**, et une **communication claire et précise**.

1. Reconnaître les signes de détérioration de l'état de santé

La première étape pour alerter un médecin de manière pertinente est de **reconnaître les signes** qui indiquent une détérioration de l'état de santé du patient. Ces signes peuvent être **physiques**, **comportementaux** ou liés à des **mesures cliniques**. Il est important que l'aide-soignant sache distinguer entre des symptômes mineurs, qui peuvent être gérés par des ajustements de soins, et des signes qui nécessitent une intervention médicale rapide.

Signes physiques

Certains changements physiques doivent alerter immédiatement l'aide-soignant :

- **Douleurs soudaines ou inhabituelles** : Une douleur intense ou nouvelle, qu'elle soit localisée ou diffuse, peut être le signe d'une complication, comme une infection, une inflammation, ou une pathologie cardiaque. Par exemple, des douleurs thoraciques peuvent indiquer un problème cardiaque sérieux, nécessitant une intervention médicale immédiate.
- **Fièvre élevée ou persistante** : La fièvre est souvent le signe d'une infection. Une température corporelle supérieure à 38°C, surtout si elle persiste, doit être signalée rapidement, car elle peut indiquer une infection potentiellement grave, notamment chez les personnes âgées ou immunodéprimées.
- **Essoufflement ou difficulté respiratoire** : Si un patient souffre de dyspnée (difficulté à respirer) ou présente des signes d'essoufflement au repos, cela peut être le signe d'une aggravation d'une pathologie cardiaque ou respiratoire (comme l'insuffisance cardiaque ou une embolie pulmonaire). Ce type de symptôme nécessite une réaction immédiate.

- **Œdèmes ou gonflements** : L'apparition d'œdèmes, notamment au niveau des membres inférieurs, peut être un signe de rétention de liquide, souvent associé à des problèmes cardiaques ou rénaux. Un œdème qui augmente rapidement ou qui s'accompagne d'autres symptômes comme l'essoufflement doit être signalé.
- **Changements cutanés** : L'apparition de rougeurs, d'ulcères, ou de plaies sur la peau (comme des escarres) peut être le signe d'une infection ou d'une pression excessive, notamment chez les patients alités. Ces signes doivent être signalés rapidement pour éviter que la situation ne se détériore.

Signes comportementaux

Les **changements comportementaux** sont également des indicateurs importants d'une détérioration de l'état de santé :

- **Confusion ou désorientation soudaine** : Un patient qui devient soudainement confus, qui ne reconnaît plus son entourage ou qui a des difficultés à se souvenir d'événements récents peut présenter un signe de déshydratation, d'infection, ou d'une complication métabolique.
- **Agitation ou apathie** : Une agitation inexpliquée ou, au contraire, une apathie soudaine (désintérêt pour les activités ou pour les interactions sociales) peut être le signe d'un inconfort, d'une douleur non exprimée ou d'une réaction aux médicaments.
- **Changements d'humeur ou de comportement** : Un patient qui devient irritable, anxieux ou déprimé de manière soudaine peut manifester un symptôme sous-jacent d'un déséquilibre physiologique ou d'une réaction à un traitement. Ces signes comportementaux doivent être pris en compte et signalés au médecin.

Signes mesurables

Les mesures cliniques permettent de **quantifier** l'évolution de l'état du patient et d'identifier des anomalies précoces. Il est important que l'aide-soignant surveille régulièrement les paramètres vitaux et soit attentif aux écarts significatifs :

- **Tension artérielle** : Une tension artérielle trop élevée (hypertension) ou trop basse (hypotension) peut indiquer une déstabilisation du traitement. Par exemple, une tension systolique supérieure à 140 mmHg ou inférieure à 90 mmHg doit être signalée au médecin.
- **Fréquence cardiaque** : Une fréquence cardiaque anormalement rapide (tachycardie) ou lente (bradycardie) peut indiquer une arythmie cardiaque ou un déséquilibre électrolytique.
- **Glycémie** : Chez un patient diabétique, des variations importantes de la glycémie (hypoglycémie ou hyperglycémie) nécessitent une alerte rapide pour ajuster le traitement.
- **Saturation en oxygène** : Une saturation inférieure à 90 % est souvent un signe d'insuffisance respiratoire et doit être prise en charge immédiatement.

2. Quand alerter le médecin : différencier les urgences et les signes modérés

Il est essentiel que l'aide-soignant sache **différencier les situations d'urgence**, qui nécessitent une alerte immédiate, des signes plus modérés, qui peuvent être suivis de manière plus progressive mais doivent tout de même être signalés.

Situations d'urgence

Certaines situations nécessitent une alerte immédiate au médecin ou l'appel des services d'urgence. Il est important que l'aide-soignant sache **réagir rapidement** face à des symptômes graves qui peuvent mettre en danger la vie du patient :

- **Douleur thoracique** : Une douleur thoracique sévère et soudaine peut être le signe d'un infarctus du myocarde ou d'une embolie pulmonaire. Cette situation nécessite un appel immédiat aux services d'urgence.
- **Difficulté à respirer** : Toute difficulté respiratoire soudaine ou aggravée est une urgence, en particulier chez les patients souffrant de maladies respiratoires chroniques ou cardiaques.
- **Perte de connaissance** : Un évanouissement ou une perte de conscience doit toujours être considéré comme une urgence. Cela peut être le signe d'un AVC, d'une crise cardiaque, ou d'un autre événement grave.
- **Signes d'AVC** : Les signes d'accident vasculaire cérébral (paralysie d'un côté du corps, troubles de la parole, confusion soudaine) nécessitent une réaction immédiate, avec un appel aux secours pour une prise en charge rapide.

Signes modérés nécessitant une consultation rapide

D'autres symptômes peuvent ne pas représenter une urgence vitale immédiate mais nécessitent tout de même une **consultation rapide** avec le médecin. Par exemple :

- **Fièvre modérée** (entre 37,5°C et 38°C), surtout chez un patient âgé ou fragile, peut indiquer une infection débutante.
- **Changement d'appétit** : Une perte d'appétit soudaine peut indiquer une déshydratation, un déséquilibre métabolique, ou une infection.
- **Fatigue persistante** : Si un patient montre des signes de fatigue excessive pendant plusieurs jours, cela peut indiquer un problème sous-jacent comme une anémie, une insuffisance rénale ou un problème cardiaque.

3. Comment alerter le médecin de manière efficace

Une fois qu'un problème a été identifié, il est crucial de **communiquer efficacement** avec le médecin. La transmission des informations doit être **claire**, **concise** et **pertinente** pour permettre au médecin d'évaluer la gravité de la situation et d'ajuster les soins rapidement.

Rassembler les informations pertinentes

Avant d'appeler ou de transmettre un message au médecin, l'aide-soignant doit rassembler toutes les **informations pertinentes** :

- **Signes observés** : Décrire les symptômes avec précision (quand ils ont commencé, leur intensité, leur évolution).
- **Paramètres vitaux** : Fournir des données mesurées (tension artérielle, fréquence cardiaque, température, saturation en oxygène).
- **Contexte** : Préciser si le patient a modifié un traitement récemment, s'il a été exposé à un facteur de stress, ou s'il présente un autre facteur de risque.
- **Réactions du patient** : Indiquer comment le patient se sent, s'il a manifesté des inquiétudes ou des douleurs particulières.

Utiliser une communication concise et structurée

Lors de l'alerte au médecin, il est important d'être **concise** tout en fournissant toutes les informations importantes. Une méthode efficace est d'utiliser la technique **SBAR** (Situation, Background, Assessment, Recommendation) pour structurer la transmission des informations :

- **Situation** : Décrire brièvement le problème actuel. Par exemple, « Le patient présente une douleur thoracique aiguë depuis 30 minutes. »
- **Background (contexte)** : Donner des informations sur le contexte du patient. « Le patient a des antécédents

d'insuffisance cardiaque et a récemment changé de traitement. »
- **Assessment (évaluation)** : Décrire les observations cliniques et les paramètres vitaux. « Sa tension artérielle est de 160/100 mmHg, et sa fréquence cardiaque est de 110 battements par minute. »
- **Recommendation (recommandation)** : Suggérer une action ou demander des instructions. « Devrais-je appeler les urgences ou ajuster le traitement ? »

4. Suivi après l'alerte

Une fois que le médecin a été informé, il est essentiel de **suivre les consignes** données et de continuer à surveiller l'état du patient. Si le médecin prescrit un ajustement de traitement ou demande des examens complémentaires, l'aide-soignant doit s'assurer que ces mesures sont mises en place et doit continuer à observer attentivement tout changement dans l'état du patient.

En cas de nouvelle dégradation, il peut être nécessaire de **réévaluer la situation** et d'alerter à nouveau le médecin ou les services d'urgence.

La communication avec les services sociaux

○ Connaitre les aides disponibles pour les patients (APA, aides financières, assistance sociale) et comment en informer les familles.

Connaître les aides disponibles pour les patients, telles que l'**Allocation Personnalisée d'Autonomie (APA)**, les **aides financières** spécifiques, ou encore le recours à un **assistant social**, est essentiel pour assurer une prise en charge complète et adaptée. Ces aides permettent de soulager les patients et leurs familles sur le plan financier, tout en facilitant l'accès à des services d'assistance à domicile, des dispositifs médicaux ou des aménagements nécessaires. Pour l'aide-soignant, il est important de maîtriser ces dispositifs et de savoir comment en informer efficacement les familles, afin qu'elles puissent bénéficier de tous les soutiens possibles et ainsi améliorer la qualité de vie du patient.

1. L'Allocation Personnalisée d'Autonomie (APA) : un soutien pour les personnes âgées dépendantes

L'**Allocation Personnalisée d'Autonomie (APA)** est une aide financière destinée aux personnes âgées de 60 ans et plus, en perte d'autonomie. Elle est attribuée en fonction du **niveau de dépendance** du patient, mesuré par la **grille AGGIR** (Autonomie Gérontologique Groupe Iso-Ressources), et vise à financer les aides nécessaires à la vie quotidienne. Cela peut inclure l'intervention d'aides à domicile pour des tâches comme la toilette, l'habillage, la préparation des repas, ou encore la surveillance régulière de l'état de santé.

Qui peut en bénéficier ?

Pour être éligible à l'APA, le patient doit :

- Avoir **plus de 60 ans**.
- Résider en France de manière stable et régulière.
- Être évalué dans les **GIR 1 à 4** (niveaux de perte d'autonomie les plus élevés). Le niveau de dépendance est évalué par un professionnel de santé à domicile ou dans une structure d'accueil.

Comment informer les familles sur l'APA ?

L'aide-soignant joue un rôle clé en informant les familles sur l'existence de cette allocation et sur les démarches à suivre. Il est important d'expliquer aux familles que l'APA n'est pas soumise à des conditions de **ressources**, bien que le montant de l'aide varie en fonction des revenus. La famille doit être orientée vers un **assistant social** ou vers les services du **Conseil Départemental**, qui sont responsables de l'instruction des demandes.

Les familles doivent savoir que l'APA peut financer divers services :

- **Aide à domicile** pour les soins de la vie quotidienne.
- **Aménagement du logement** pour améliorer l'accessibilité et la sécurité.
- **Acquisition d'équipements spécifiques**, comme des lits médicalisés ou des fauteuils roulants.

L'aide-soignant peut également assister la famille en la guidant dans la **constitution du dossier** de demande, qui nécessite des informations sur la situation médicale et sociale du patient, ainsi qu'un certain nombre de documents administratifs (pièces d'identité, justificatifs de domicile, etc.).

2. Les aides financières spécifiques pour les patients en situation de dépendance ou de handicap

En plus de l'APA, d'autres aides financières sont disponibles pour soutenir les patients en perte d'autonomie ou souffrant de maladies chroniques et leurs familles. Ces aides varient en fonction de l'âge, du degré de dépendance ou du handicap, ainsi que des ressources financières du patient.

La Prestation de Compensation du Handicap (PCH)

La **Prestation de Compensation du Handicap (PCH)** est une aide destinée aux personnes en situation de handicap de moins de 60 ans (ou au-delà si le handicap est reconnu avant 60 ans). Elle vise à couvrir les **dépenses liées au handicap**, telles que l'acquisition d'équipements spécialisés, les aménagements du domicile, ou encore l'intervention d'aides humaines pour les tâches quotidiennes.

L'aide-soignant doit informer les familles que la PCH peut couvrir :

- Les **aides techniques** comme des fauteuils roulants, des équipements pour faciliter la mobilité ou des dispositifs auditifs.
- Les **aménagements du domicile** pour adapter l'environnement du patient à sa perte d'autonomie, comme des rampes d'accès ou des douches adaptées.
- Les **aides humaines**, en particulier pour les personnes lourdement handicapées, qui nécessitent un accompagnement permanent.

Pour les familles, il est souvent difficile de naviguer dans ces démarches. L'aide-soignant peut les orienter vers un **assistant social** ou vers la **Maison Départementale des Personnes Handicapées (MDPH)**, qui gère les demandes de PCH. Il peut aussi leur fournir des informations pratiques sur les documents à rassembler (certificat médical, justificatifs de dépenses, etc.) et sur les critères d'éligibilité.

Les aides de la Caisse Nationale de Solidarité pour l'Autonomie (CNSA)

La **CNSA** finance également divers dispositifs d'aide à l'autonomie pour les personnes âgées et handicapées. Les familles peuvent solliciter des subventions pour l'adaptation du logement, des aides techniques ou des équipements de rééducation.

3. Les aides à domicile et les services de soutien

En complément des allocations financières, de nombreuses **aides à domicile** sont disponibles pour accompagner les patients dans leur quotidien. Ces aides sont souvent partiellement financées par l'APA, la PCH ou d'autres dispositifs. Elles jouent un rôle essentiel dans le maintien à domicile des patients dépendants.

Les services d'aide à domicile

Les **aides à domicile** interviennent pour aider les patients dans les tâches quotidiennes telles que :

- **Toilette** et soins d'hygiène.
- **Habillage** et préparation des repas.
- **Aide à la mobilité** (lever, coucher, déplacements).
- **Surveillance de la prise de médicaments**.

Ces services sont fournis par des associations agréées ou des entreprises privées, et leur coût peut être partiellement couvert par l'APA ou d'autres dispositifs comme les **caisses de retraite** ou les **mutuelles**.

Le soutien psychologique et social

Outre les soins physiques, il existe des services de **soutien psychologique** et d'**accompagnement social** pour aider à gérer la **solitude** et le **stress** associés à la dépendance. Les patients et leurs familles peuvent être orientés vers des **psychologues** ou des **assistants sociaux** qui interviennent à domicile ou dans des centres spécialisés. L'aide-soignant peut également suggérer aux familles de rejoindre des **groupes de soutien** ou des **associations de malades**, qui offrent un espace de partage et de solidarité.

4. Le rôle des assistants sociaux dans l'accompagnement des familles

Les **assistants sociaux** sont des acteurs clés dans l'accompagnement des familles confrontées à la dépendance d'un proche. Ils jouent un rôle de **médiateurs**, en aidant les familles à naviguer dans les dispositifs administratifs, à constituer des dossiers de demande d'aide, et à faire face aux difficultés financières, sociales et psychologiques liées à la dépendance ou au handicap.

Orienter vers un assistant social

L'aide-soignant peut orienter les familles vers un **assistant social** pour :

- **Évaluer la situation sociale et financière** de la famille.

- Aider à monter les dossiers de demande d'**APA**, de **PCH**, ou d'autres aides.
- Mettre en place des **solutions de répit** pour les proches aidants (comme des accueils temporaires en structure).
- Informer sur les **droits sociaux** et les **prestations complémentaires** (aides au logement, exonérations fiscales, etc.).

Le rôle de l'aide-soignant est d'expliquer aux familles l'importance de faire appel à un assistant social pour anticiper et gérer les situations complexes, en particulier lorsque la dépendance progresse et que les besoins de prise en charge augmentent.

5. Comment informer les familles efficacement

L'aide-soignant a une mission d'**information** et d'**accompagnement** auprès des familles. Celles-ci peuvent se sentir dépassées par la complexité des démarches administratives et par les nombreux dispositifs disponibles. Il est donc important de savoir **communiquer de manière claire et rassurante**, tout en guidant les familles vers les ressources adaptées.

Utiliser un langage simple et accessible

Pour que l'information soit bien comprise, l'aide-soignant doit utiliser un **langage simple et accessible**, en évitant le jargon administratif ou médical. Par exemple, plutôt que de parler de "prestations compensatoires", il peut expliquer que la PCH permet de "financer l'achat d'un fauteuil roulant ou d'engager une personne pour aider à la maison". L'idée est de **dédramatiser** le processus administratif et de donner des exemples concrets pour que les familles voient l'intérêt des démarches.

Fournir des documents et des contacts utiles

L'aide-soignant peut aussi **fournir des documents** explicatifs (brochures, fiches pratiques) ou des **listes de contacts** pour que les familles sachent vers qui se tourner pour chaque démarche.

Par exemple, il peut indiquer les coordonnées de la MDPH pour les demandes de PCH, ou de l'assistant social local pour l'APA.

Encourager l'implication des proches

Les proches doivent être encouragés à **participer activement** à ces démarches. L'aide-soignant peut leur expliquer comment monter un dossier, quels documents rassembler, et les orienter vers les **structures locales** qui peuvent les aider (CCAS, services sociaux du département, etc.).

o Collaborer avec les travailleurs sociaux pour assurer une prise en charge complète.

Collaborer avec les travailleurs sociaux est essentiel pour assurer une prise en charge complète et holistique des patients à domicile, en particulier pour ceux qui sont en situation de dépendance, de vulnérabilité sociale ou de difficultés économiques. Les travailleurs sociaux apportent un soutien indispensable, en aidant à résoudre les problématiques administratives, financières et sociales que rencontrent les patients et leurs familles. En travaillant en partenariat avec eux, l'aide-soignant garantit non seulement un suivi médical et des soins adaptés, mais aussi une prise en compte des **besoins sociaux** et **psychologiques** du patient, permettant ainsi une meilleure qualité de vie et un maintien à domicile dans des conditions optimales.

1. Comprendre le rôle des travailleurs sociaux

Les **travailleurs sociaux**, qu'ils soient **assistants sociaux, conseillers en économie sociale et familiale** (CESF), ou **agents des Centres Communaux d'Action Sociale** (CCAS), interviennent pour accompagner les patients et leurs familles dans la gestion des difficultés liées à la santé, à la dépendance, et à leur environnement social. Leur mission consiste à :

- **Évaluer la situation sociale et économique** du patient pour déterminer ses besoins en matière d'aides et de soutien.
- **Orienter vers des dispositifs d'aide financière** comme l'APA, la PCH, ou les aides des caisses de retraite.
- Accompagner dans les démarches administratives pour l'obtention d'aides sociales et l'accès aux droits (logement, aides au paiement des factures, etc.).
- **Apporter un soutien psychologique** aux familles et aider à mettre en place des solutions de répit pour les aidants.
- **Faciliter la coordination entre les différents services** (services de soins à domicile, services d'aides ménagères, organismes de protection sociale).

L'aide-soignant, qui est au cœur des soins quotidiens, doit comprendre ces missions pour travailler efficacement avec les travailleurs sociaux. Cette collaboration permet de créer un lien entre l'aspect médical et social, en s'assurant que tous les besoins du patient sont pris en compte.

2. Collaborer pour évaluer les besoins du patient

L'une des premières étapes de la collaboration avec les travailleurs sociaux consiste à **évaluer globalement la situation** du patient, en intégrant à la fois les besoins médicaux et sociaux. Cette évaluation conjointe permet de mieux comprendre les difficultés auxquelles le patient est confronté, qu'il s'agisse de précarité financière, de problèmes de logement, de difficultés administratives, ou de l'isolement social.

Échanges réguliers d'informations

L'aide-soignant est souvent en première ligne pour observer l'environnement de vie du patient et détecter des **signes de difficultés** qui échappent parfois aux autres professionnels. Par exemple, il peut remarquer que le patient a des difficultés à régler ses factures, à subvenir à ses besoins alimentaires, ou qu'il vit dans un logement inadapté à sa perte d'autonomie (absence de barres d'appui, baignoire dangereuse, etc.).

En transmettant ces informations au travailleur social, l'aide-soignant contribue à **compléter l'évaluation** globale du patient, ce qui permet de mettre en place des solutions adaptées, comme des aides financières ou des travaux d'aménagement du domicile. Par exemple, un patient dont le logement n'est pas sécurisé pourrait bénéficier d'une aide pour financer des aménagements ou l'installation d'équipements de sécurité.

Soutien pour les démarches administratives

Les travailleurs sociaux jouent également un rôle fondamental pour assister les patients et leurs familles dans les démarches administratives. L'aide-soignant, qui entretient souvent une relation de confiance avec le patient, peut **faciliter l'accès** à ces services en expliquant à la famille les avantages de consulter un travailleur social. Par exemple, si une famille hésite à solliciter l'APA ou la PCH, l'aide-soignant peut encourager et orienter vers un assistant social pour les accompagner dans la constitution des dossiers.

3. Assurer une prise en charge coordonnée et globale

La prise en charge complète du patient ne peut se limiter aux soins physiques. La **coordination entre les professionnels de santé** et les travailleurs sociaux est cruciale pour offrir une réponse adaptée à la complexité des besoins des patients en perte d'autonomie, en situation de précarité, ou confrontés à des problématiques familiales. Cette coordination permet d'éviter les **ruptures de soins** et de garantir que toutes les dimensions de la vie du patient sont prises en compte.

Communiquer efficacement avec les travailleurs sociaux

Pour que cette collaboration soit fructueuse, il est essentiel que les échanges entre l'aide-soignant et les travailleurs sociaux soient **clairs, réguliers, et bien structurés**. L'aide-soignant doit transmettre des informations **précises** sur la situation du patient, tout en respectant les **règles de confidentialité** et en obtenant, si nécessaire, le consentement du patient pour partager ces informations.

Il est important que les deux parties s'informent mutuellement des **évolutions de la situation** du patient, par exemple si un changement d'état de santé ou de condition sociale nécessite un ajustement des aides ou des soins. L'aide-soignant peut également informer le travailleur social des difficultés rencontrées par la famille, afin que des solutions de soutien (comme des aides au répit pour les aidants) soient envisagées.

Participation aux réunions de concertation

Dans certains cas, des **réunions de concertation pluridisciplinaires** sont organisées pour discuter de la situation d'un patient, notamment lorsqu'il présente des besoins complexes. Ces réunions rassemblent médecins, infirmiers, aides-soignants, travailleurs sociaux et autres professionnels intervenant auprès du patient.

L'aide-soignant, grâce à sa connaissance quotidienne du patient, peut y jouer un rôle clé en partageant ses **observations** sur l'état de santé, les soins nécessaires et les difficultés rencontrées dans la vie quotidienne. Il peut également relayer les **préoccupations** du patient et de sa famille, afin que les décisions prises tiennent compte de leur situation particulière.

4. Mettre en place des solutions adaptées pour le maintien à domicile

Le **maintien à domicile** des personnes âgées ou dépendantes est souvent un objectif prioritaire, tant pour les patients que pour leurs familles. Toutefois, ce maintien ne peut se faire sans un soutien coordonné, à la fois médical et social. L'aide-soignant et le travailleur social jouent un rôle clé dans la mise en place des dispositifs et aides nécessaires pour que le patient puisse rester chez lui dans des conditions de sécurité et de confort.

Aménagement du logement

Le travailleur social peut aider à mettre en place des **solutions de financement** pour l'aménagement du domicile. Par exemple, il peut orienter la famille vers des dispositifs d'aide financière pour installer des équipements tels que des rampes d'accès, des douches adaptées, ou des monte-escaliers. L'aide-soignant peut signaler les **besoins en matière de sécurité** ou de mobilité (par exemple, si le patient a des difficultés à se déplacer ou risque de chuter) pour que le travailleur social puisse évaluer et activer les aides nécessaires.

Aides à la vie quotidienne

Les travailleurs sociaux sont également responsables de la mise en place des **services d'aide à domicile**, tels que les aides ménagères ou les auxiliaires de vie, qui assistent les patients dans les tâches quotidiennes. Ces services sont souvent financés par l'APA ou d'autres dispositifs, mais ils nécessitent une évaluation des besoins par un professionnel social. L'aide-soignant peut proposer à la famille de solliciter ces services si le patient montre des signes de fatigue ou s'il devient de plus en plus dépendant pour des activités comme la préparation des repas, l'hygiène ou l'habillage.

Aides pour les proches aidants

Les **proches aidants** jouent souvent un rôle clé dans le maintien à domicile du patient, mais ils peuvent s'épuiser physiquement et émotionnellement. L'aide-soignant, en collaboration avec le travailleur social, peut aider à mettre en place des **solutions de répit**, comme des accueils temporaires ou des aides ponctuelles à domicile. Il est important de sensibiliser les familles à ces options, car elles peuvent permettre d'éviter l'épuisement des aidants et d'assurer une meilleure qualité de vie pour tous.

5. Informer et soutenir les familles dans les démarches sociales

Les démarches administratives et sociales peuvent être **complexes** et décourageantes pour les familles, qui sont souvent confrontées à des situations difficiles sur le plan émotionnel et pratique. L'aide-soignant a un rôle important à jouer en informant et en soutenant les familles dans ces démarches, tout en les orientant vers les **services sociaux** appropriés.

Expliquer les dispositifs sociaux

Les familles ne connaissent pas toujours les **droits** et les **aides** auxquels elles peuvent prétendre. L'aide-soignant peut les informer sur les différentes aides disponibles, comme l'APA, la PCH, les aides des caisses de retraite, ou les exonérations fiscales. Il peut également leur expliquer l'importance de consulter un assistant social pour évaluer la situation financière et sociale de la famille et orienter vers les aides adaptées.

Accompagner dans la constitution des dossiers

Les démarches administratives peuvent être lourdes pour les familles, surtout lorsqu'elles sont confrontées à la maladie ou à la dépendance d'un proche. L'aide-soignant peut aider à **rassembler les documents nécessaires** pour monter un dossier de demande d'aide, comme les justificatifs de ressources, les certificats médicaux, ou les factures des soins et des équipements.

Coordination avec les structures hospitalières et de rééducation

- o Assurer la continuité des soins après une hospitalisation ou un séjour en rééducation.

Assurer la **continuité des soins** après une hospitalisation ou un séjour en rééducation est une étape cruciale pour la **récupération du patient** et son maintien dans de bonnes conditions à domicile. La transition entre le milieu hospitalier ou de rééducation et le retour à la maison peut être un moment délicat, surtout pour les patients fragiles ou souffrant de pathologies chroniques. Une coordination efficace entre les **professionnels de santé**, une **préparation rigoureuse**, et une **communication fluide** sont indispensables pour que les soins se poursuivent de manière fluide et adaptée, en évitant toute rupture qui pourrait compromettre la santé du patient.

1. La phase de préparation avant la sortie

La continuité des soins commence dès la phase de **préparation** à la sortie de l'hôpital ou du centre de rééducation. Cette étape implique une **collaboration étroite** entre l'hôpital, le médecin traitant, les infirmiers, les aides-soignants, les kinésithérapeutes, et parfois même les travailleurs sociaux, afin de planifier le retour du patient à domicile de manière sécurisée et organisée.

Planification des soins à domicile

Avant la sortie, une évaluation complète des **besoins du patient** doit être réalisée. Cela inclut :

- **État de santé** : Quelle est la condition physique et mentale du patient ? A-t-il récupéré suffisamment pour retourner à domicile ?
- **Traitement en cours** : Le patient doit-il poursuivre un traitement médicamenteux, des soins infirmiers, de la kinésithérapie, ou des soins palliatifs ?
- **Autonomie** : Le patient est-il capable de réaliser seul certaines activités de la vie quotidienne (se laver, s'habiller, manger), ou nécessite-t-il une assistance continue ?
- **Aménagement du domicile** : Le domicile est-il adapté à l'état de santé du patient ? Des modifications doivent-elles

être apportées (installation de barres d'appui, fauteuil roulant, etc.) ?

La planification implique également de s'assurer que le patient bénéficie d'un **suivi médical** approprié après sa sortie. Le médecin traitant doit être informé en temps réel de l'état du patient et des soins nécessaires, et des rendez-vous de suivi doivent être programmés à l'avance.

Coordination des acteurs du soin

La coordination entre les différents professionnels de santé est essentielle pour organiser le retour à domicile. Cela implique la **transmission des informations** nécessaires pour que les soins se poursuivent sans interruption. Les dossiers médicaux doivent être partagés entre l'hôpital et les intervenants à domicile (médecin traitant, infirmiers, aide-soignant, kinésithérapeute) pour que chacun dispose des informations pertinentes :

- **Traitements en cours** (médicaments, dosage, heures de prise).
- **Consignes spécifiques** (pansements à changer, surveillance des signes de complication, rééducation).
- **Équipements médicaux** à utiliser à domicile (sonde urinaire, appareil d'oxygénation, etc.).

L'aide-soignant, au contact quotidien du patient à domicile, a un rôle crucial pour assurer cette continuité, en appliquant les consignes, en surveillant l'évolution de l'état de santé et en alertant les professionnels si nécessaire.

2. Surveillance de l'état de santé et prévention des complications

Le retour à domicile après une hospitalisation ou un séjour en rééducation est une période sensible, durant laquelle le patient peut être encore fragile ou en pleine phase de récupération. L'aide-soignant doit donc être vigilant et assurer une **surveillance**

quotidienne pour prévenir les complications et détecter tout signe d'aggravation de l'état de santé.

Surveillance des signes cliniques

Il est essentiel de surveiller les **signes cliniques** qui peuvent indiquer une complication ou un besoin d'ajuster les soins :

- **Fièvre ou douleur persistante** : Cela peut être le signe d'une infection, notamment après une intervention chirurgicale. Une fièvre supérieure à 38°C ou une douleur intense et continue doit être signalée immédiatement.
- **Fatigue excessive** ou **essoufflement** : Ce sont des signes qui peuvent indiquer une décompensation cardiaque, respiratoire, ou une autre complication.
- **Apparition d'œdèmes**, de rougeurs, ou de **plaies** : Ces signes peuvent indiquer des problèmes circulatoires ou une infection au niveau des plaies post-opératoires ou des escarres.

En cas de doute, l'aide-soignant doit rapidement alerter le médecin ou l'infirmier pour éviter que la situation ne se dégrade. La communication rapide et précise est cruciale pour ajuster les traitements ou envisager une réhospitalisation si nécessaire.

Observation de la capacité à se réadapter

Après un séjour en rééducation, il est important de suivre l'évolution des **capacités fonctionnelles** du patient. L'aide-soignant peut observer si le patient parvient à progresser dans sa réadaptation physique (marche, exercices de motricité, etc.), ou s'il rencontre des difficultés. Par exemple, un patient qui a subi une fracture ou une chirurgie orthopédique doit être accompagné dans ses exercices de rééducation et sa mobilisation, tout en surveillant d'éventuels signes de douleur ou d'incapacité à effectuer certains mouvements.

En collaboration avec le **kinésithérapeute**, l'aide-soignant peut aider à réaliser certains exercices ou mouvements, tout en respectant les limites du patient. En cas de stagnation ou de régression, il est important de signaler la situation pour que le programme de rééducation soit réévalué.

3. Gestion des traitements à domicile

Une fois rentré à domicile, le patient doit souvent poursuivre son **traitement médicamenteux** ou des soins spécifiques. L'aide-soignant a un rôle clé dans la **gestion quotidienne des médicaments** et la supervision des traitements, en s'assurant que ceux-ci sont bien suivis et que le patient comprend leur importance.

Suivi des prescriptions médicales

L'un des aspects les plus critiques de la continuité des soins est de garantir que les **médicaments prescrits** sont pris de manière correcte et régulière. L'aide-soignant doit veiller à ce que les ordonnances soient bien suivies et que le patient prenne ses médicaments aux heures prévues, surtout pour les traitements à heures fixes comme l'insuline, les anticoagulants ou les médicaments cardiaques.

En cas de **difficulté d'observance** (oubli, refus du patient, confusion sur les doses), l'aide-soignant doit alerter le médecin ou l'infirmier pour ajuster le traitement ou proposer des solutions, comme l'utilisation de piluliers ou de rappels électroniques.

Soins techniques à domicile

Certaines situations post-hospitalisation nécessitent des **soins techniques**, comme les pansements, la gestion d'une sonde, ou l'administration d'un traitement intraveineux. Dans ces cas, l'aide-soignant doit collaborer avec les **infirmiers à domicile** pour s'assurer que ces soins sont effectués correctement et dans le respect des règles d'hygiène.

En fonction des compétences de l'aide-soignant, il peut être formé à certains gestes techniques simples (pansements, surveillance de dispositifs médicaux) sous la supervision d'un infirmier, afin de garantir une surveillance continue.

4. Adaptation du domicile et soutien aux proches

Le retour à domicile après une hospitalisation ou un séjour en rééducation implique souvent des **adaptations** pour que le patient puisse vivre en toute sécurité, surtout si son autonomie est réduite. L'aide-soignant peut jouer un rôle de conseiller auprès de la famille en identifiant les besoins d'aménagement du logement et en facilitant la mise en place des **dispositifs nécessaires**.

Aménagement du logement

En fonction de l'état de santé du patient, des **aménagements spécifiques** peuvent être nécessaires pour sécuriser son environnement. Cela peut inclure :

- Installation de **barres d'appui** dans la salle de bain.
- Utilisation d'un **lit médicalisé** pour faciliter le lever et le coucher.
- Placement de **chaise de douche** ou de **siège élévateur** si le patient a des difficultés de mobilité.
- Organisation de l'espace de vie pour éviter les **obstacles et risques de chute** (par exemple, en retirant les tapis ou en rehaussant les meubles).

L'aide-soignant peut alerter la famille sur ces besoins et les orienter vers les **services sociaux** ou les **associations** qui proposent des aides financières pour financer ces aménagements.

Soutien aux proches aidants

Les proches du patient jouent souvent un rôle majeur dans sa prise en charge après une hospitalisation. Cependant, ils peuvent se sentir débordés par les **tâches de soin** ou angoissés face à la fragilité de leur proche. L'aide-soignant a un rôle essentiel dans le

soutien aux aidants, en leur fournissant des informations claires sur les soins à apporter, en les formant à certains gestes simples (aide à la toilette, gestion des médicaments), et en les rassurant.

Il peut également orienter les familles vers des solutions de **répit** ou des **aides à domicile** pour les soulager. En cas de besoin, l'aide-soignant peut recommander de solliciter un **travailleur social** ou un **psychologue** pour offrir un soutien émotionnel ou logistique.

5. Assurer le suivi et la coordination avec les professionnels

La continuité des soins repose sur une **coordination permanente** entre tous les professionnels impliqués dans la prise en charge du patient. L'aide-soignant doit être capable de **communiquer régulièrement** avec le médecin traitant, les infirmiers, les kinésithérapeutes, et les autres intervenants pour assurer une prise en charge cohérente.

Rendre compte de l'évolution de l'état du patient

L'aide-soignant, qui voit le patient quotidiennement, est souvent le premier à observer des changements dans l'état de santé. Il doit donc transmettre ces observations de manière régulière aux autres professionnels de santé. Cela inclut les **paramètres vitaux**, l'évolution des plaies ou des pansements, l'efficacité des traitements, ainsi que tout signe de complication (douleur, fièvre, essoufflement, etc.).

Une communication claire et précise permet aux professionnels de **réévaluer les soins** si nécessaire, d'ajuster les traitements ou d'envisager une réhospitalisation en cas de dégradation.

Participer aux réunions de suivi

Dans certains cas, des **réunions de concertation** sont organisées pour discuter de la situation d'un patient complexe. L'aide-soignant, grâce à sa connaissance quotidienne du patient, peut y jouer un rôle clé en relayant ses observations, en signalant les difficultés rencontrées, et en participant aux décisions concernant la réadaptation ou la modification des soins.

o **Faciliter le transfert d'informations entre les structures hospitalières et le domicile.**

Le **transfert d'informations** entre les structures hospitalières et le domicile est un élément crucial pour assurer une prise en charge fluide et sans rupture lors du retour d'un patient chez lui. Il s'agit de garantir la **continuité des soins**, de prévenir les complications, et de s'assurer que le patient bénéficie du suivi approprié après une hospitalisation ou un séjour en rééducation. L'aide-soignant joue un rôle important dans ce processus, en facilitant la communication entre l'équipe hospitalière et les professionnels de santé qui interviendront à domicile. Une transmission efficace des informations médicales, des traitements en cours, et des besoins spécifiques du patient est essentielle pour optimiser sa récupération et éviter tout malentendu ou manque de coordination.

1. Préparation à la sortie de l'hôpital : anticipation et coordination

Le processus de transfert d'informations commence bien avant la sortie de l'hôpital ou du centre de rééducation. Une **préparation minutieuse** et une coordination en amont permettent de s'assurer que toutes les informations nécessaires sont transmises de manière claire et complète.

Élaboration du plan de sortie

Dès que la sortie du patient est prévue, l'équipe hospitalière doit préparer un **plan de sortie** détaillé, incluant les soins à poursuivre à domicile. Ce plan, parfois appelé « **projet de soins post-**

hospitalisation », contient des informations essentielles telles que :

- Le **diagnostic** et les raisons de l'hospitalisation.
- Les **traitements en cours** (médicaments, posologies, modalités d'administration).
- Les **soins techniques** à réaliser à domicile (pansements, gestion des sondes, surveillance des paramètres vitaux).
- Les **recommandations spécifiques** pour la rééducation ou la mobilisation du patient.
- Les **rendez-vous de suivi médical** à programmer avec le médecin traitant ou les spécialistes.

Il est essentiel que l'aide-soignant, les infirmiers à domicile, et tout autre intervenant reçoivent ce plan pour connaître les besoins spécifiques du patient dès son retour chez lui. L'**infirmier coordinateur**, s'il est présent dans la prise en charge, joue souvent un rôle clé dans l'organisation de cette transition.

Anticiper les soins à domicile

La continuité des soins nécessite également d'**anticiper** les éventuels besoins en **matériel médical** ou en assistance à domicile. Par exemple, si le patient a besoin d'un lit médicalisé, d'un fauteuil roulant, ou d'une oxygénothérapie, ces équipements doivent être installés à domicile avant son arrivée. Cela nécessite une collaboration étroite entre l'équipe hospitalière, le patient, sa famille, et les prestataires de services à domicile.

L'aide-soignant, dans ce contexte, peut aider à **évaluer l'environnement** de vie du patient et s'assurer que les aménagements nécessaires sont bien réalisés avant le retour à domicile. Cela inclut des aménagements comme l'installation de barres d'appui dans la salle de bain, la sécurisation des escaliers ou la mise en place d'un siège de douche.

2. Transmettre les informations médicales essentielles

Le **dossier médical** du patient est le support principal pour le transfert d'informations entre l'hôpital et le domicile. Ce dossier contient des éléments vitaux pour le suivi médical et la bonne continuité des soins. Une **transmission efficace** de ces informations garantit que chaque acteur de la prise en charge dispose des données nécessaires pour offrir un suivi adapté.

Les éléments clés du dossier médical

Le **dossier de sortie** doit contenir plusieurs informations essentielles :

- **Résumé de l'hospitalisation** : Il doit détailler les soins prodigués pendant l'hospitalisation, les examens réalisés, et les diagnostics posés.
- **Plan de traitement** : Ce document précise tous les traitements médicamenteux à suivre à domicile, avec les posologies, les horaires de prise, et la durée du traitement. Il est important que ce plan soit clair et détaillé pour éviter toute confusion.
- **Consignes spécifiques** : Si le patient nécessite des soins techniques, comme des pansements ou des soins de plaies complexes, ces consignes doivent être clairement énoncées avec des indications sur la fréquence des soins, les produits à utiliser, et les signes à surveiller.
- **Éventuels effets secondaires à surveiller** : En cas de prescription de nouveaux médicaments ou de traitements lourds (chimiothérapie, anticoagulants), l'équipe hospitalière doit indiquer les effets secondaires potentiels à surveiller et les mesures à prendre en cas de problème.

Transmettre le dossier au médecin traitant et aux soignants

Il est essentiel que le dossier médical soit **transmis au médecin traitant** dès la sortie de l'hôpital pour qu'il puisse assurer la continuité des soins. Le médecin traitant doit avoir accès à toutes les informations nécessaires pour suivre l'évolution du patient et ajuster les traitements si besoin.

De plus, les **infirmiers à domicile** et les **aides-soignants** doivent recevoir des informations claires sur les soins à réaliser. Cela peut inclure des instructions sur les médicaments à administrer, les soins de plaies, la surveillance des paramètres vitaux, ou encore les exercices de rééducation. Une bonne coordination avec les professionnels de santé à domicile permet d'éviter les erreurs et de garantir que les soins sont effectués dans les meilleures conditions.

Numérisation et partage sécurisé des informations

De plus en plus, les structures hospitalières utilisent des systèmes numériques pour **partager les dossiers médicaux** avec les professionnels de santé. Ces plateformes permettent de transmettre les informations de manière sécurisée et rapide, en évitant les pertes de documents ou les erreurs de communication. L'aide-soignant, s'il a accès à ces systèmes, peut également y consulter les consignes médicales et signaler toute évolution de l'état du patient.

3. Adapter les soins à domicile en fonction des consignes hospitalières

Après la sortie de l'hôpital, l'aide-soignant doit adapter ses interventions en fonction des **consignes médicales** transmises par l'hôpital. Il est essentiel que ces consignes soient **précises** et que l'aide-soignant soit bien formé pour appliquer les soins spécifiques au domicile.

Respect des protocoles médicaux

Lors du retour à domicile, l'aide-soignant doit appliquer les **protocoles de soins** établis par l'hôpital. Par exemple :

- **Gestion des pansements** : En cas de plaies post-chirurgicales, les soins doivent être réalisés selon les protocoles de stérilité et de fréquence indiqués par l'hôpital. L'aide-soignant doit surveiller l'évolution des plaies et signaler toute complication, comme des signes d'infection (rougeurs, chaleur, écoulement purulent).
- **Surveillance des paramètres vitaux** : Si le patient est sous traitement pour une pathologie cardiovasculaire, respiratoire ou métabolique (diabète), la prise régulière des **paramètres vitaux** (tension artérielle, saturation en oxygène, glycémie) est essentielle pour ajuster les traitements et prévenir les complications.
- **Suivi des exercices de rééducation** : Après un séjour en rééducation, le patient peut avoir besoin de continuer certains exercices pour renforcer sa mobilité ou améliorer sa condition physique. L'aide-soignant doit s'assurer que ces exercices sont réalisés de manière régulière, en collaboration avec le kinésithérapeute si nécessaire.

Identifier les signes d'alerte et agir rapidement

L'un des rôles majeurs de l'aide-soignant est de **surveiller l'évolution** de l'état de santé du patient à domicile. En cas de signes d'aggravation, tels que de la fièvre, une douleur inhabituelle, une fatigue excessive, ou des difficultés respiratoires, il est impératif de **contacter rapidement le médecin traitant** ou l'infirmier pour ajuster les soins ou envisager une réhospitalisation. La transmission d'informations précises et actualisées à l'équipe soignante permet une réaction rapide et appropriée en cas de problème.

4. Faciliter la communication entre les différents acteurs

La continuité des soins repose sur une **bonne communication** entre les différents intervenants. Le médecin traitant, les infirmiers, l'aide-soignant, le kinésithérapeute, et les spécialistes doivent tous être informés de l'état du patient et des soins en cours. Pour cela, l'aide-soignant joue un rôle de **courroie de transmission**, en relayant les informations essentielles et en s'assurant que chaque acteur dispose des données nécessaires pour intervenir efficacement.

Organiser des réunions de coordination

Dans certaines situations, notamment pour les patients présentant des pathologies complexes ou des besoins de soins multiples, il peut être utile d'organiser des **réunions de coordination** entre les différents professionnels de santé. Ces réunions permettent de discuter des progrès du patient, d'ajuster les soins si nécessaire, et de partager les observations de chaque intervenant. L'aide-soignant, grâce à son contact régulier avec le patient, peut fournir des informations précieuses sur l'évolution de son état et sur les éventuelles difficultés rencontrées à domicile.

Utiliser des outils de communication numériques

Les outils numériques facilitent aujourd'hui la communication entre les professionnels de santé. Les **dossiers médicaux partagés** en ligne, les applications de suivi des patients ou les plateformes de communication sécurisées permettent d'échanger des informations en temps réel, garantissant ainsi une prise en charge cohérente et actualisée.

L'aide-soignant peut utiliser ces outils pour **signaler des évolutions** dans l'état de santé du patient, poser des questions aux infirmiers ou aux médecins, ou même organiser des téléconsultations si nécessaire. Cela permet d'optimiser les soins à domicile et d'éviter les retards dans les ajustements de traitements.

5. Impliquer la famille et le patient dans la continuité des soins

Le transfert d'informations ne concerne pas seulement les professionnels de santé. Il est également essentiel d'**impliquer le patient et sa famille** dans la prise en charge, afin qu'ils soient bien informés des soins à suivre, des traitements à respecter, et des précautions à prendre à domicile.

Expliquer les consignes médicales à la famille

L'aide-soignant doit veiller à ce que la **famille du patient** comprenne bien les consignes médicales transmises par l'hôpital. Cela inclut des explications claires sur les médicaments à administrer, les soins à prodiguer, et les signes d'alerte à surveiller. Si la famille est bien informée, elle pourra mieux accompagner le patient dans sa convalescence et éviter des erreurs de suivi.

Encourager l'autonomie du patient

Dans la mesure du possible, l'aide-soignant doit aussi encourager le patient à **participer activement** à ses soins. Cela peut inclure la gestion de sa propre médication (avec l'aide de piluliers, par exemple), la réalisation d'exercices de rééducation, ou encore la surveillance de certains paramètres comme la glycémie ou la tension artérielle. Plus le patient est autonome, plus il est en mesure de comprendre et de respecter son traitement, ce qui favorise une meilleure récupération.

Chapitre 10

Éthique et décisions complexes en soins à domicile

La gestion des soins en situation de vulnérabilité sociale

- o Intervenir dans des foyers avec des conditions précaires (manque de ressources, précarité énergétique, logements insalubres).

Intervenir dans des foyers marqués par la précarité, que ce soit un **manque de ressources**, une **précarité énergétique** ou des **logements insalubres**, représente un défi important pour les aides-soignants et les professionnels de santé. Les conditions matérielles difficiles peuvent affecter non seulement la santé physique et mentale des patients, mais aussi compliquer la mise en place et le suivi des soins à domicile. La pauvreté et les mauvaises conditions de vie engendrent souvent des risques supplémentaires, que ce soit des infections, des chutes, ou des difficultés à respecter un traitement médical. Dans ces situations, l'aide-soignant doit non seulement fournir les soins habituels, mais aussi adapter ses interventions à ces conditions spécifiques, tout en collaborant avec les services sociaux pour améliorer l'environnement de vie du patient.

1. Comprendre les enjeux spécifiques liés à la précarité

Les foyers vivant dans la **précarité** cumulent souvent plusieurs problèmes qui impactent directement leur santé et leur bien-être. La **pauvreté** peut restreindre l'accès aux soins, limiter la qualité des services d'assistance à domicile, et aggraver les pathologies existantes. De plus, les conditions matérielles comme un **logement insalubre**, un **manque de chauffage**, ou une **mauvaise alimentation** augmentent les risques de complications médicales, notamment chez les personnes âgées ou fragiles.

Problèmes d'hygiène et de sécurité

Les **logements insalubres** ou mal entretenus peuvent être un foyer d'infections ou d'aggravation de maladies respiratoires. Par exemple, l'humidité, les moisissures, ou la présence d'insectes et de rongeurs dans le logement sont autant de facteurs qui aggravent les conditions de vie du patient. Ces environnements présentent également des **risques de chutes** ou d'accidents domestiques, en particulier si le logement est encombré, mal éclairé, ou mal adapté à la mobilité réduite du patient.

Précarité énergétique et risques pour la santé

La **précarité énergétique**, qui se manifeste par une incapacité à chauffer correctement le logement, est un problème courant dans les foyers modestes. Le manque de chauffage entraîne non seulement un inconfort, mais peut aussi avoir des conséquences graves sur la santé du patient, surtout en hiver : augmentation des risques d'hypothermie, d'infections respiratoires, et d'aggravation de maladies chroniques comme l'asthme ou la bronchite. De plus, dans ces conditions, les patients peuvent être réticents à utiliser certains dispositifs médicaux gourmands en électricité (oxygénothérapie, lits médicalisés).

Alimentation insuffisante ou inadaptée

Le manque de ressources financières affecte souvent la **qualité de l'alimentation**. Une mauvaise alimentation, déséquilibrée ou insuffisante en nutriments, peut aggraver l'état de santé des personnes âgées ou malades, en entraînant des carences alimentaires, une dénutrition, et une baisse des défenses immunitaires. Une alimentation inadéquate peut également compliquer la gestion de maladies chroniques comme le diabète ou l'insuffisance cardiaque.

2. Adapter les soins aux conditions de vie précaires

Dans les foyers marqués par la précarité, l'aide-soignant doit ajuster ses interventions pour **tenir compte des contraintes matérielles** et environnementales, tout en maintenant un niveau de soins adéquat. Cela implique parfois de faire preuve de créativité pour contourner les obstacles matériels tout en veillant à la santé et à la sécurité du patient.

Assurer les soins d'hygiène dans un environnement difficile

Dans un logement insalubre ou mal équipé, les soins d'hygiène peuvent être plus compliqués à mettre en place. Par exemple, l'absence d'eau chaude ou une salle de bain mal adaptée peuvent rendre les soins de toilette plus difficiles à réaliser dans de bonnes conditions. Dans ce contexte, l'aide-soignant peut :

- **Adapter la toilette au lit** ou réaliser des soins d'hygiène par zones, en utilisant des gants de toilette à usage unique, pour limiter les déplacements du patient dans une salle de bain inadaptée.
- Utiliser des **solutions de toilette sans rinçage** ou des lingettes spécifiques pour assurer l'hygiène corporelle lorsque l'accès à l'eau est restreint.
- **Assurer la propreté du logement** autant que possible, en collaboration avec des services d'aide à domicile ou en sensibilisant les proches à l'importance d'un environnement propre pour prévenir les infections.

Prévenir les risques de chute ou d'accident

Dans un logement encombré ou mal éclairé, le risque de chute est accru, surtout chez les personnes âgées ou ayant des problèmes de mobilité. L'aide-soignant doit être particulièrement vigilant et chercher à **réorganiser l'espace** de manière à faciliter les déplacements et réduire les risques d'accidents. Cela peut inclure :

- **Dégager les passages** : S'assurer que le patient peut se déplacer sans obstacle dans les pièces principales, en enlevant les tapis, les meubles encombrants, ou les objets au sol.
- Proposer des **aménagements temporaires** comme des barres d'appui ou un fauteuil adapté, même dans un logement où les conditions sont limitées.

- **Sensibiliser la famille** à ces enjeux de sécurité, en leur expliquant l'importance de l'éclairage ou du rangement pour la sécurité du patient.

Adapter les soins médicaux à l'environnement

Lorsque le logement présente des conditions précaires, il est parfois difficile de respecter certaines consignes de soins. L'aide-soignant doit savoir s'adapter en fonction des contraintes :

- **Assurer la prise des médicaments** : Si le logement est mal chauffé, l'aide-soignant peut vérifier que les médicaments sont conservés dans de bonnes conditions (température ambiante adéquate) et que le patient comprend l'importance de prendre ses traitements régulièrement, malgré le contexte difficile.
- **Surveillance de la nutrition** : En cas de précarité alimentaire, l'aide-soignant peut aider à adapter le régime alimentaire du patient en tenant compte des ressources limitées. Cela inclut de proposer des aliments peu coûteux mais nutritifs, et de sensibiliser le patient et sa famille à l'importance d'une alimentation équilibrée pour sa santé.

3. Travailler en collaboration avec les travailleurs sociaux et les services d'assistance

Dans un contexte de précarité, l'aide-soignant ne peut pas intervenir seul pour améliorer les conditions de vie du patient. Il doit **collaborer étroitement avec les travailleurs sociaux** et les services d'aide sociale pour mettre en place des solutions durables qui permettront au patient de mieux vivre dans son environnement.

Identifier les besoins sociaux et financiers

L'aide-soignant, qui est en contact direct avec le patient et sa famille, joue un rôle clé dans la **détection des besoins sociaux**.

Par exemple, il peut repérer des problèmes financiers qui affectent l'achat de médicaments ou d'aliments, ou signaler un manque de chauffage ou une insalubrité sévère dans le logement. Il doit alors orienter la famille vers un **travailleur social** ou un **assistant social**, capable de mettre en place des solutions :

- **Aides financières** pour couvrir les soins, les factures d'énergie, ou l'achat de matériel médical.
- **Interventions sociales** pour améliorer l'habitat (réhabilitation du logement, accès à des aides pour des travaux d'urgence).
- **Aide alimentaire** via des dispositifs comme les banques alimentaires ou les aides spécifiques des services sociaux.

Coordonner les interventions des services d'aide à domicile

Dans des foyers précaires, la collaboration avec les **services d'aide à domicile** est souvent indispensable pour soutenir le patient au quotidien. Ces services peuvent fournir une aide pour l'entretien du logement, la préparation des repas, ou encore des aides techniques pour l'adaptation du domicile. L'aide-soignant peut faire le lien entre ces services et le patient, en s'assurant que les interventions sont coordonnées et répondent aux besoins réels du patient.

Accès aux droits et aux prestations sociales

L'aide-soignant, bien qu'il ne soit pas un travailleur social, peut jouer un rôle d'**informateur** et de soutien pour les familles qui ne connaissent pas toujours leurs droits ou les aides disponibles. Il peut les orienter vers des dispositifs tels que l'**Allocation Personnalisée d'Autonomie (APA)**, les aides des **caisses de retraite**, ou encore la **Prestation de Compensation du Handicap (PCH)**. De plus, dans les cas de précarité énergétique, l'aide-soignant peut suggérer des démarches pour bénéficier du **chèque énergie** ou d'aides pour l'amélioration thermique du logement.

4. Apporter un soutien psychologique aux patients et aux familles

Les situations de précarité matérielle sont souvent associées à une grande **détresse psychologique**. Les patients peuvent se sentir isolés, dévalorisés, ou avoir honte de leur situation. La précarité peut également entraîner du **stress** chez les proches aidants, qui se retrouvent débordés par les besoins du patient et les difficultés matérielles du quotidien.

Écouter et rassurer le patient

L'aide-soignant doit faire preuve de **bienveillance** et d'**écoute active** pour soutenir le patient dans ces moments difficiles. Il est important de ne pas juger la situation, mais au contraire d'apporter un réconfort, en valorisant ce qui peut être amélioré et en soulignant les petites victoires au quotidien. Le soutien émotionnel est crucial pour maintenir la **motivation**du patient à suivre son traitement et à améliorer ses conditions de vie.

Soutenir les proches aidants

Dans les foyers précaires, les **proches aidants** peuvent être eux-mêmes en grande difficulté, sur le plan financier comme psychologique. L'aide-soignant peut les soutenir en les informant des aides disponibles pour alléger leur charge, comme les **solutions de répit**, l'accès à des services d'aide à domicile, ou les aides sociales. Il est important de les encourager à ne pas s'épuiser et à demander de l'aide lorsque cela devient nécessaire.

5. Sensibiliser aux mesures de prévention

Dans les foyers précaires, les conditions matérielles rendent souvent la prévention plus difficile. Cependant, l'aide-soignant peut sensibiliser le patient et ses proches à certaines **mesures de prévention** pour éviter les complications médicales ou les accidents domestiques.

Prévention des infections

Dans un logement insalubre ou mal chauffé, il est important de sensibiliser les patients aux risques d'**infections**. L'aide-soignant peut rappeler l'importance du lavage des mains, de la désinfection des surfaces, et de la surveillance des plaies ou des symptômes d'infection respiratoire, surtout en hiver.

Précautions pour éviter les accidents domestiques

L'aide-soignant peut également rappeler des **gestes simples** pour éviter les accidents domestiques : bien éclairer les pièces, utiliser des aides à la mobilité (cannes, déambulateurs) lorsque nécessaire, et éviter les sources de chutes (tapis, fils électriques au sol). La sensibilisation à ces gestes peut réduire considérablement les risques pour les patients.

o Repérer les signes de maltraitance ou de négligence familiale et savoir comment réagir.

Repérer les **signes de maltraitance ou de négligence familiale** chez les patients vulnérables, en particulier les personnes âgées ou en situation de dépendance, est une responsabilité cruciale pour les aides-soignants et les professionnels de santé. La maltraitance peut prendre diverses formes : elle peut être **physique**, **psychologique**, **financière**, ou se manifester par une **négligence** active ou passive. Souvent, les victimes sont isolées, et leur état de dépendance ou de fragilité les empêche de se défendre ou de signaler la situation. L'aide-soignant, qui est en contact régulier avec le patient à domicile, est souvent le mieux placé pour détecter des **signes avant-coureurs** et agir en conséquence. Il est essentiel de savoir identifier ces signes, de réagir de manière appropriée et de signaler la situation aux autorités compétentes, tout en préservant la dignité et la sécurité du patient.

1. Reconnaître les signes de maltraitance physique

La **maltraitance physique** est souvent la forme de violence la plus évidente, mais elle peut être dissimulée ou minimisée par la victime, surtout si celle-ci dépend de son agresseur. L'aide-soignant doit être vigilant et attentif à tout signe physique qui pourrait révéler des violences.

Ecchymoses, blessures et fractures inexpliquées

Les blessures visibles, comme des **ecchymoses**, des **plaies** ou des **fractures**, sont des signes d'alerte majeurs. Surtout si elles sont récurrentes, dans des endroits peu courants (torse, dos, cuisses) ou si les explications fournies par le patient ou la famille sont incohérentes. Des blessures régulières ou mal soignées, ou des marques de contention, peuvent indiquer des épisodes de violence physique ou une négligence des soins.

Difficulté à bouger ou douleurs non signalées

Un patient qui présente des **douleurs**, des **difficultés à se déplacer** ou à utiliser ses membres sans avoir signalé de chute ou d'accident peut cacher des violences. Il est également possible que la victime minimisera ses douleurs, par peur de représailles ou pour ne pas « déranger ». L'aide-soignant doit être attentif à ces signes non verbalisés et, si nécessaire, poser des questions pour évaluer la situation.

Absence de soins médicaux appropriés

Un autre signe important de maltraitance ou de négligence est l'**absence de suivi médical** adéquat après une blessure ou un accident. Si un patient présente des fractures mal consolidées, des blessures non traitées ou des problèmes de santé qui ne sont pas pris en charge par la famille, cela peut indiquer une négligence active ou une privation des soins essentiels.

2. Identifier la maltraitance psychologique

La **maltraitance psychologique** est souvent plus difficile à détecter car elle ne laisse pas de traces physiques visibles. Elle peut toutefois avoir des conséquences graves sur la santé mentale et physique du patient, entraînant une dégradation progressive de son bien-être. L'aide-soignant doit être attentif à tout changement comportemental ou émotionnel qui pourrait être un signe de maltraitance.

Isolement social forcé

L'un des signes les plus fréquents de maltraitance psychologique est l'**isolement social**. Si le patient est coupé de son entourage (famille, amis, voisins) ou qu'il est empêché de communiquer librement avec l'aide-soignant ou d'autres personnes, cela peut indiquer une forme de contrôle abusif. Par exemple, un proche peut interdire au patient de recevoir des visites ou de parler seul avec les professionnels de santé.

Peur ou anxiété en présence d'un proche

Si le patient montre des signes de **peur**, d'**anxiété** ou de **nervosité** en présence d'un membre de sa famille, cela peut indiquer qu'il est victime de maltraitance. Des signes comme des tremblements, une posture fermée, des regards fuyants ou des silences répétés en présence de l'agresseur sont autant d'indices de maltraitance psychologique. L'aide-soignant doit être particulièrement vigilant si ces comportements sont observés lors de la présence d'un proche spécifique.

Humeurs changeantes ou dépression

Des changements soudains de comportement, comme un passage de la tristesse à la colère, une **apathie** ou un **désintérêt soudain** pour les activités quotidiennes, peuvent également être des signes de maltraitance psychologique. La dépression, la perte de poids, les troubles du sommeil ou encore les pleurs inexpliqués peuvent révéler une souffrance morale liée à des abus ou à un environnement familial toxique.

3. Repérer la négligence active ou passive

La **négligence** se traduit par un manque de soins ou une indifférence à l'égard des besoins de base du patient. Il peut s'agir d'une négligence active, où les besoins du patient sont volontairement ignorés, ou d'une négligence passive, où les proches ne répondent pas aux besoins du patient par manque de moyens ou de connaissances. Dans les deux cas, cette situation peut avoir des conséquences graves sur la santé du patient.

Manque d'hygiène et vêtements inadaptés

Un patient qui présente un **manque d'hygiène** manifeste (odeurs corporelles, cheveux sales, ongles longs ou sales) ou qui porte des **vêtements inadaptés** à la saison ou à sa condition physique (vêtements trop légers en hiver, vêtements sales ou usés) est probablement victime de négligence. Ce signe est particulièrement préoccupant si le patient est dépendant pour sa toilette et son habillement, et s'il n'a pas les capacités de prendre soin de lui-même.

Manque de soins médicaux ou non-respect des traitements

Le fait que le patient ne suive pas son traitement médical, ne consulte pas régulièrement les professionnels de santé ou présente des pathologies non traitées est un autre indicateur de négligence. L'aide-soignant doit être attentif à des signes comme des médicaments non pris, des rendez-vous médicaux manqués, ou l'absence de soins pour des affections visibles (escarres non soignées, plaies non désinfectées).

Sous-alimentation ou dénutrition

Si le patient présente des signes de **dénutrition**, comme une perte de poids importante ou des carences alimentaires évidentes, cela peut indiquer qu'il ne reçoit pas une alimentation suffisante ou adaptée à ses besoins. Ce manque de soins peut être volontaire ou lié à une absence de moyens ou de connaissances de la part des proches. Quoi qu'il en soit, il s'agit d'un signe grave de négligence qui doit être pris en charge rapidement.

4. Identifier les abus financiers

Les abus financiers consistent à exploiter la vulnérabilité d'une personne âgée ou dépendante pour lui soutirer de l'argent, détourner des biens ou profiter de sa faiblesse pour accéder à ses ressources. Ces abus sont souvent difficiles à détecter, car ils se déroulent souvent dans la sphère privée et peuvent être dissimulés par les proches.

Changements soudains dans les finances du patient

Si le patient parle de **retrait d'argent inhabituel**, de **changements dans son compte en banque**, ou s'il semble ne plus avoir accès à ses propres finances, cela peut indiquer qu'un proche abuse de sa position pour détourner des fonds. Des modifications soudaines dans les actes notariés, comme une modification de testament ou la vente d'un bien immobilier sans explication, sont également des signes préoccupants.

Privation d'argent pour les besoins de base

Il est aussi possible que le patient ne dispose plus de suffisamment d'argent pour couvrir ses **besoins essentiels**(alimentation, soins, vêtements), alors que ses revenus devraient être suffisants pour cela. Si le patient manque d'argent pour acheter des médicaments ou des équipements nécessaires (comme un fauteuil roulant ou des aides à la mobilité), cela peut être le signe que quelqu'un détourne ses ressources.

5. Comment réagir face à une situation de maltraitance ou de négligence

Une fois que des **signes de maltraitance ou de négligence** sont détectés, l'aide-soignant doit agir de manière **réfléchie** et **appropriée**, en prenant des mesures pour protéger le patient tout en respectant les protocoles et la législation en vigueur. Il est important de procéder avec tact pour ne pas mettre le patient en danger, tout en prenant en compte la nécessité de signaler la situation aux autorités compétentes.

Dialoguer avec le patient et instaurer un climat de confiance

La première étape est de **parler avec le patient** dans un cadre de confidentialité, sans la présence des proches, afin qu'il puisse s'exprimer librement. Il est essentiel d'adopter une approche **bienveillante et non accusatrice**, en posant des questions ouvertes pour laisser le patient décrire la situation à son rythme. Il est important d'éviter de forcer la personne à parler, car cela pourrait aggraver sa situation si elle a peur des représailles.

Prévenir les services compétents

Si la maltraitance est confirmée ou fortement suspectée, l'aide-soignant doit **alerter les autorités compétentes**. En France, il existe plusieurs moyens de signaler une situation de maltraitance :

- **Contact avec le médecin traitant** : Si la situation est urgente mais ne nécessite pas une intervention immédiate, l'aide-soignant peut alerter le médecin traitant du patient pour qu'il évalue la situation et, si nécessaire, prenne des mesures pour protéger le patient.
- **Signalement auprès des services sociaux** : Le signalement peut être fait auprès d'un **travailleur social**,

d'un **assistant social** ou du service départemental de l'aide sociale à l'enfance (ASE), qui prendra les mesures nécessaires pour enquêter et intervenir.
- **Appel à la plateforme d'écoute** : Le numéro national dédié aux personnes âgées maltraitées, **3977**, permet de signaler anonymement des situations de maltraitance et de recevoir des conseils sur la marche à suivre.
- **Intervention judiciaire** : En cas de danger imminent pour la sécurité du patient, il est possible de contacter directement la police ou la gendarmerie.

Garantir la confidentialité et la sécurité du patient

Tout signalement doit être effectué dans le respect de la **confidentialité** et en veillant à la **sécurité** du patient. Il est essentiel que l'agresseur ne soit pas mis au courant du signalement avant que des mesures de protection ne soient mises en place, afin d'éviter des représailles.

Accompagner la prise de décision médicale à domicile

o L'aide à la décision en fin de vie (directives anticipées, respect des volontés du patient en fin de vie).

L'**aide à la décision en fin de vie** est un processus délicat et profondément humain, où l'écoute, l'accompagnement et le respect des volontés du patient jouent un rôle central. Lorsque la vie arrive à un stade où la maladie ne peut plus être guérie, et où l'objectif des soins devient avant tout d'accompagner la personne dans ses derniers moments avec dignité et confort, il est essentiel de respecter les **choix du patient** concernant les traitements à poursuivre ou à arrêter. L'**aide-soignant** et les autres professionnels de santé doivent être attentifs à ces questions, en soutenant le patient et sa famille dans leurs réflexions tout en garantissant que les soins prodigués respectent les volontés exprimées, notamment à travers les **directives anticipées** ou la désignation d'une **personne de confiance**.

1. Comprendre les directives anticipées : une voix pour le futur

Les **directives anticipées** sont un document officiel dans lequel une personne, tant qu'elle est encore capable de réfléchir et d'exprimer sa volonté, indique ses préférences concernant les traitements médicaux qui pourront lui être proposés en fin de vie. Ce dispositif permet de garantir que, si le patient devient incapable de s'exprimer en raison de sa maladie, ses souhaits en matière de soins seront respectés par l'équipe soignante.

Qu'est-ce que les directives anticipées ?

Les directives anticipées permettent au patient de préciser à l'avance :

- **Quels soins il souhaite recevoir ou non en fin de vie** (par exemple, accepter ou refuser une réanimation, une ventilation mécanique, une alimentation artificielle ou une hydratation par sonde).
- Si le patient souhaite **limiter ou arrêter certains traitements** qui ne feraient que prolonger artificiellement la vie sans améliorer sa qualité.
- Son choix concernant des traitements **palliatifs**, comme la sédation profonde, qui peuvent être administrés pour soulager les souffrances, même si cela raccourcit la vie.

Ces directives, une fois rédigées, sont valables sans limite de durée et peuvent être **modifiées ou révoquées** à tout moment par le patient, tant qu'il est en capacité de le faire. Il est recommandé que le document soit facilement accessible aux soignants, par exemple en l'ajoutant au **dossier médical partagé** ou en le confiant à un proche.

Le rôle de l'aide-soignant dans l'information sur les directives anticipées

L'aide-soignant, bien qu'il ne soit pas directement impliqué dans la rédaction des directives anticipées, joue un rôle important dans l'**information** et l'**accompagnement** du patient et de sa famille. Souvent en lien régulier avec le patient, il peut répondre à ses questions, l'orienter vers des professionnels capables de l'aider dans cette démarche (médecin, infirmier), ou le sensibiliser à l'importance d'exprimer ses souhaits tant qu'il est encore capable de le faire.

L'aide-soignant peut également rappeler aux familles que ce document n'est pas figé et qu'il est possible de l'ajuster au fil du temps, en fonction de l'évolution de l'état de santé et des traitements envisagés.

2. La désignation de la personne de confiance : un relais de la volonté du patient

Outre les directives anticipées, le patient peut désigner une **personne de confiance**. Il s'agit d'un proche, parent ou ami, qui sera chargé de s'exprimer en son nom si le patient n'est plus en mesure de le faire. Ce rôle est capital en fin de vie, car la personne de confiance sera consultée par l'équipe médicale pour s'assurer que les décisions prises respectent les volontés du patient.

Le rôle de la personne de confiance

La personne de confiance peut :

- **Transmettre les volontés** du patient concernant les traitements en fin de vie, en s'appuyant sur les discussions qu'ils ont eues ensemble.
- Donner son **avis éclairé** lorsque le patient ne peut plus exprimer ses choix, notamment concernant l'acharnement thérapeutique ou la mise en place de traitements palliatifs.

- **Faciliter la communication** entre l'équipe soignante et les proches, en aidant à apaiser les tensions familiales ou les incompréhensions qui peuvent surgir lorsque des décisions difficiles doivent être prises.

Bien que la personne de confiance ne prenne pas les décisions à la place du patient, elle est un **intermédiaire précieux** pour assurer que les volontés exprimées soient bien respectées par l'ensemble des professionnels de santé.

Le soutien de l'aide-soignant dans cette démarche

L'aide-soignant peut encourager le patient à désigner une personne de confiance, surtout si ce dernier exprime des inquiétudes concernant la fin de vie. Il peut également aider la famille à comprendre le rôle de cette personne et à organiser une communication ouverte pour que tous les proches soient au courant des choix du patient.

3. Respecter les volontés du patient en fin de vie : une priorité éthique

Le respect des volontés du patient en fin de vie est une question à la fois **éthique** et **médicale**. En fin de vie, les traitements visent avant tout à soulager la souffrance et à préserver la dignité du patient. Cependant, chaque individu a sa propre conception de ce qui est acceptable, et ce qui peut être perçu comme de l'acharnement thérapeutique pour l'un peut être vu comme un prolongement de la vie pour un autre.

Adapter les soins en fonction des souhaits du patient

Lorsque les directives anticipées sont claires ou que la personne de confiance a pu transmettre les volontés du patient, l'équipe soignante, y compris l'aide-soignant, doit **adapter les soins** pour respecter ces choix. Cela peut impliquer :

- De **limiter les traitements** curatifs qui ne feraient que prolonger artificiellement la vie sans améliorer la qualité de celle-ci.
- De mettre en place des **soins palliatifs** adaptés pour soulager la douleur et garantir un confort maximal.
- De respecter le choix du patient de **refuser certains traitements**, même si cela pourrait entraîner une détérioration plus rapide de son état de santé.

L'aide-soignant doit s'assurer que tous les soins prodigués sont en accord avec les volontés du patient, même si cela peut aller à l'encontre de ce que l'entourage souhaiterait. La **dignité** du patient et son **autonomie de décision** doivent primer.

Gérer les situations complexes avec les proches

Les décisions en fin de vie peuvent parfois créer des **tensions familiales**. Il arrive que les proches ne soient pas d'accord avec les volontés du patient, par exemple s'ils souhaitent que des traitements soient poursuivis malgré les directives de limitation. Dans ces situations, l'aide-soignant peut jouer un rôle d'**écoute** et de **médiation**, en soutenant la famille tout en rappelant que les soins doivent respecter les souhaits du patient. Cela peut être difficile, mais l'aide-soignant doit toujours agir dans l'intérêt du patient, avec compassion et professionnalisme.

4. La sédation profonde et continue : une réponse à la souffrance en fin de vie

La **sédation profonde et continue** jusqu'au décès est une option parfois choisie par les patients en fin de vie, lorsque la souffrance physique ou psychologique devient insupportable et que les traitements palliatifs ne suffisent plus à soulager ces douleurs. Cette pratique, encadrée par la loi, permet d'endormir le patient de manière progressive, afin qu'il ne ressente plus de souffrance, tout en respectant sa volonté de mourir dans la dignité.

Encadrer la mise en place de la sédation

La décision de mettre en place une sédation profonde doit être prise en **concertation** avec l'ensemble de l'équipe soignante, le patient (s'il est encore capable de s'exprimer), la personne de confiance et les proches. Il s'agit d'une décision difficile, qui doit respecter les directives anticipées ou les volontés exprimées par le patient avant son incapacité.

L'aide-soignant, en tant que membre de l'équipe soignante, est chargé d'**accompagner le patient** dans cette phase, de lui offrir du réconfort et d'assurer les soins d'hygiène et de confort pendant la sédation.

Accompagner les proches dans ce moment délicat

La mise en place d'une sédation profonde peut être vécue comme un moment difficile pour les proches, qui doivent faire face à la perspective imminente du décès. L'aide-soignant peut jouer un rôle important dans l'**accompagnement des familles**, en les soutenant émotionnellement, en leur offrant un espace pour exprimer leurs peurs ou leur tristesse, et en restant présent pour répondre à leurs questions.

5. La réflexion éthique et professionnelle autour de la fin de vie

L'accompagnement en fin de vie est une situation **éthique** complexe pour les professionnels de santé. Il ne s'agit pas seulement de soulager la douleur physique, mais aussi de respecter la dignité du patient et de garantir que ses volontés soient prises en compte jusqu'au bout. L'aide-soignant doit faire preuve d'un **grand professionnalisme**, mais aussi d'une **profonde humanité**, en étant à l'écoute des besoins du patient, de ses craintes et de ses choix.

Maintenir une écoute bienveillante

L'aide-soignant doit maintenir une **écoute active** tout au long du processus, en restant attentif aux changements d'avis ou aux besoins non verbalisés du patient. En fin de vie, certains patients peuvent hésiter ou réviser leurs volontés. Il est essentiel de les accompagner avec **empathie** et de respecter ces ajustements sans jugement, tout en restant en contact avec l'équipe médicale pour assurer une adaptation rapide des soins.

Réflexion sur la dignité et le respect de l'autonomie

L'aide-soignant est souvent confronté à la **question de la dignité** en fin de vie. Respecter l'autonomie du patient implique de prendre en compte ses volontés même lorsqu'elles s'éloignent de l'idéal thérapeutique. Cela demande une **réflexion éthique constante** : comment respecter les choix du patient tout en garantissant des soins qui préservent sa qualité de vie ? Comment accompagner des proches en souffrance qui peinent à accepter ces décisions ? Cette réflexion fait partie intégrante du rôle de l'aide-soignant.

o   Collaboration avec les équipes de soins palliatifs pour offrir une approche humaine et personnalisée.

La **collaboration avec les équipes de soins palliatifs** est essentielle pour offrir une approche à la fois humaine, personnalisée et respectueuse de la dignité des patients en fin de vie. Les soins palliatifs ne visent pas à guérir la maladie, mais à **soulager la souffrance** physique, psychologique, sociale et spirituelle. Pour que cette approche soit pleinement efficace, il est crucial que tous les professionnels impliqués, y compris les aides-soignants, travaillent en **synergie**, en plaçant le patient et ses besoins au centre de la prise en charge. En collaborant avec les médecins, infirmiers, psychologues, et autres membres de l'équipe palliative, l'aide-soignant contribue à garantir que les soins prodigués soient non seulement adaptés aux besoins médicaux du patient, mais aussi à ses souhaits, ses valeurs et son confort.

1. Comprendre les objectifs des soins palliatifs : une approche globale du patient

Les soins palliatifs se distinguent par leur approche **holistique** de la prise en charge. Ils ne se limitent pas à traiter la douleur physique, mais cherchent à répondre à tous les aspects du bien-être du patient : physique, psychologique, social et spirituel. L'objectif principal est d'améliorer la qualité de vie du patient, en tenant compte de ses souffrances, mais aussi de ses souhaits et de sa dignité.

Le soulagement de la douleur et des symptômes

En soins palliatifs, la gestion de la **douleur** et des autres **symptômes physiques** (nausées, essoufflement, fatigue) est une priorité absolue. La douleur peut être un obstacle majeur au bien-être du patient en fin de vie, et l'objectif est de la **soulager de manière efficace** tout en maintenant le plus grand confort possible. En collaboration avec l'équipe médicale, l'aide-soignant contribue à surveiller l'efficacité des traitements antidouleur et à repérer les signes de souffrance pour que les protocoles puissent être ajustés.

Accompagner le patient dans ses souffrances psychologiques et spirituelles

Les patients en fin de vie peuvent ressentir des **angoisses profondes**, liées à la peur de la mort, à la perte d'autonomie, ou à des préoccupations existentielles. Les soins palliatifs incluent une dimension **psychologique et spirituelle**, en offrant un espace d'écoute et de réconfort. Les psychologues, les aumôniers, ou d'autres professionnels peuvent jouer un rôle clé dans cet accompagnement, mais l'aide-soignant, par sa présence quotidienne et sa relation de proximité avec le patient, est souvent un interlocuteur privilégié pour apporter du réconfort et détecter des signes de détresse.

2. Rôle de l'aide-soignant dans la collaboration avec les équipes de soins palliatifs

L'aide-soignant est un membre fondamental de l'équipe de soins palliatifs. En raison de son contact quotidien avec le patient, il est souvent le premier à observer des **signes de souffrance** ou des **changements d'état**, qu'ils soient physiques ou psychologiques. Son rôle est donc essentiel pour relayer ces informations à l'ensemble de l'équipe afin que les soins puissent être ajustés rapidement.

Surveillance des symptômes et ajustement des soins

L'aide-soignant doit être capable de **surveiller les symptômes** du patient, qu'il s'agisse de douleurs physiques, de difficultés respiratoires, de nausées, ou de fatigue extrême. Par ses observations, il peut informer les infirmiers ou les médecins des éventuelles aggravations ou des nouveaux symptômes qui nécessitent un ajustement des traitements. Ce rôle d'observation est crucial dans un contexte de soins palliatifs, où l'état du patient peut évoluer rapidement, et où une réponse adaptée doit être apportée sans délai.

Application des soins d'hygiène et de confort

Les soins d'hygiène et de confort jouent un rôle central dans le bien-être des patients en soins palliatifs. L'aide-soignant doit s'assurer que le patient est toujours dans un environnement propre, qu'il est correctement installé, et qu'il se sente **confortable**. Cela peut inclure des actions simples mais essentielles, comme repositionner régulièrement le patient pour éviter les escarres, veiller à ce que la literie soit propre et bien ajustée, ou encore effectuer des soins corporels avec douceur et respect. Ces soins permettent non seulement d'apporter un

confort physique, mais aussi de renforcer le sentiment de dignité du patient.

Écoute active et soutien émotionnel

En soins palliatifs, l'aide-soignant joue également un rôle important dans le **soutien émotionnel** apporté au patient et à sa famille. L'écoute active est l'un des outils les plus puissants pour accompagner un patient en fin de vie. Il s'agit de créer un espace où le patient peut **exprimer ses peurs**, ses doutes, ses souhaits, ou ses regrets, sans jugement ni précipitation. Parfois, l'aide-soignant peut simplement offrir une présence rassurante, même en silence, pour aider le patient à se sentir compris et accompagné.

3. Collaborer avec les médecins, infirmiers et psychologues : un travail d'équipe essentiel

Les soins palliatifs reposent sur une **collaboration étroite** entre les différents professionnels de santé. Chaque membre de l'équipe apporte une expertise spécifique, mais c'est en travaillant ensemble que l'on peut offrir une prise en charge véritablement personnalisée et globale.

Échanges réguliers d'informations pour ajuster les soins

L'un des aspects fondamentaux de cette collaboration est l'**échange régulier d'informations** entre l'aide-soignant, les infirmiers, les médecins et les psychologues. L'aide-soignant, en étant au plus près du patient, peut observer des détails importants, comme une aggravation des symptômes, une douleur mal contrôlée, ou des signes de détresse psychologique. Ces observations doivent être partagées avec les autres membres de l'équipe pour que les soins puissent être adaptés en conséquence.

Les réunions d'équipe sont souvent un moment clé pour partager ces informations et **ajuster les protocoles de soins**. En apportant ses observations, l'aide-soignant contribue à affiner les stratégies thérapeutiques, qu'il s'agisse d'ajuster les doses d'antidouleurs, de mettre en place une sédation, ou de renforcer l'accompagnement psychologique.

Travailler en étroite collaboration avec les psychologues et les accompagnants spirituels

Les aspects psychologiques et spirituels sont souvent au cœur des préoccupations des patients en fin de vie. L'aide-soignant, en collaborant avec les **psychologues** et les **accompagnants spirituels**, peut aider à identifier les besoins de soutien moral du patient. Certains patients peuvent exprimer des angoisses liées à la mort, à la souffrance, ou à des questions existentielles plus profondes. Il est important que l'aide-soignant sache comment relayer ces préoccupations et orienter le patient vers les professionnels capables de l'accompagner dans ces dimensions.

Coordination avec les proches et la famille

La famille joue un rôle clé dans la fin de vie, et la **collaboration avec les proches** est essentielle pour assurer une prise en charge harmonieuse. L'aide-soignant, souvent en lien direct avec les familles, peut les informer sur l'évolution de l'état du patient et les rassurer sur les soins apportés. Il est également présent pour répondre à leurs questions, apaiser leurs inquiétudes et leur offrir un soutien émotionnel dans cette épreuve difficile.

Cette collaboration permet d'intégrer les familles dans le processus de décision, notamment lorsque des choix doivent être faits sur les traitements, tout en respectant les volontés exprimées par le patient. L'aide-soignant doit veiller à ce que la famille comprenne que les soins palliatifs ne visent pas à guérir la maladie, mais à offrir un **confort maximal** au patient.

4. Adapter les soins en fonction des besoins et des volontés du patient

L'un des principes fondamentaux des soins palliatifs est de respecter les **volontés du patient**, tout en adaptant les soins en fonction de ses besoins spécifiques. Chaque patient étant unique, les soins doivent être **personnalisés** et ajustés en permanence pour correspondre à ses souhaits et à son confort.

Respecter les volontés du patient

L'aide-soignant, comme le reste de l'équipe de soins palliatifs, doit veiller à respecter les **directives anticipées** du patient, si elles existent, ainsi que ses souhaits exprimés tout au long de sa prise en charge. Cela peut inclure la décision de limiter certains traitements médicaux, d'éviter l'acharnement thérapeutique, ou de choisir la sédation profonde et continue en fin de vie.

L'aide-soignant doit également être attentif aux **signes non verbaux** du patient, qui peuvent indiquer des changements de besoins ou de volontés, surtout lorsque le patient est trop faible pour s'exprimer clairement. Ces observations doivent être partagées avec l'équipe soignante pour que les soins puissent être ajustés rapidement.

Proposer des soins palliatifs adaptés et évolutifs

Les soins palliatifs doivent rester **évolutifs** en fonction de l'évolution de l'état du patient. En collaboration avec les autres professionnels, l'aide-soignant contribue à adapter les interventions pour garantir un **confort optimal** : ajustement des positions pour éviter les escarres, soins de la peau, gestion de la douleur, et prise en charge des symptômes (nausées, essoufflement, agitation).

Cette personnalisation des soins permet d'offrir une prise en charge vraiment **centrée sur le patient**, où chaque geste vise à lui apporter bien-être et sérénité, tout en respectant son rythme et ses préférences.

5. Assurer une approche humaine et empathique en fin de vie

Au-delà des aspects techniques des soins, les soins palliatifs exigent une **approche humaine**, basée sur l'**empathie** et la **compassion**. Les patients en fin de vie traversent des moments d'incertitude, de peur et parfois de solitude. L'aide-soignant, en tant que figure de proximité, est souvent un repère pour le patient, et sa présence peut faire une grande différence dans l'accompagnement des derniers moments de vie.

Offrir une présence réconfortante

Dans ces moments de vulnérabilité, le simple fait d'être présent peut avoir un impact considérable. Parfois, il ne s'agit pas de faire ou de dire, mais simplement de **rester auprès du patient**, de lui tenir la main, de lui parler calmement, ou de le rassurer par des gestes simples. Cette **présence bienveillante** aide à apaiser les angoisses et à offrir un cadre sécurisant dans lequel le patient se sent accompagné.

Accompagner les familles dans le processus de deuil

L'aide-soignant, en collaborant avec les autres membres de l'équipe palliative, peut également jouer un rôle dans l'**accompagnement des familles** en fin de vie. Le processus de deuil commence souvent bien avant le décès, et les familles peuvent être traversées par des émotions complexes. Offrir un soutien, les écouter, et répondre à leurs questions permet d'alléger leur charge émotionnelle et de les préparer progressivement à la perte d'un proche.

Chapitre 11

L'aide-soignant entrepreneur : travailler en libéral

S'installer comme aide-soignant libéral

o Les démarches administratives et légales pour devenir aide-soignant indépendant.

Devenir **aide-soignant indépendant** peut être une évolution professionnelle enrichissante pour ceux qui souhaitent exercer de manière autonome, gérer leur emploi du temps et leurs interventions, tout en restant dans le domaine du **soin à la personne**. Cependant, cette démarche implique de remplir plusieurs conditions administratives, légales et organisationnelles. Il s'agit notamment d'obtenir les qualifications requises, de respecter les obligations légales liées à l'exercice indépendant, et d'acquérir les compétences entrepreneuriales nécessaires pour gérer une petite activité. Passer de salarié à travailleur indépendant demande une préparation rigoureuse et une connaissance précise des démarches à suivre.

1. Les qualifications requises pour exercer en tant qu'aide-soignant indépendant

Avant d'envisager de devenir aide-soignant indépendant, il est essentiel de **justifier des qualifications** requises pour exercer cette profession dans le cadre légal en vigueur.

Obtenir le diplôme d'État d'aide-soignant (DEAS)

L'exercice de la profession d'aide-soignant, qu'il soit salarié ou indépendant, nécessite l'obtention du **diplôme d'État d'aide-soignant (DEAS)**. Ce diplôme est délivré à l'issue d'une formation théorique et pratique, généralement d'une durée de 10 à 12 mois, qui peut être suivie dans des **instituts de formation d'aides-soignants (IFAS)**. La formation inclut des cours sur les soins d'hygiène, la surveillance des paramètres vitaux, l'accompagnement des personnes dépendantes, et des stages en milieu hospitalier ou en établissements médico-sociaux.

Sans ce diplôme, il est impossible d'exercer légalement la profession d'aide-soignant, et encore moins en tant qu'indépendant. Il est donc primordial d'avoir validé cette qualification avant de commencer les démarches pour devenir indépendant.

Compléter avec des formations spécifiques

Bien que le DEAS soit le diplôme de base, il peut être utile de compléter sa formation par des **formations spécifiques**, notamment si vous souhaitez vous spécialiser dans certains types de soins ou de publics (gériatrie, soins palliatifs, soins à domicile pour patients en fin de vie, etc.). Certaines formations courtes ou certifications peuvent être proposées par des organismes professionnels et permettent de renforcer ses compétences pour répondre aux besoins particuliers des patients.

2. Choisir un statut juridique adapté à l'activité d'aide-soignant indépendant

L'une des démarches clés pour devenir aide-soignant indépendant est de choisir un **statut juridique** adapté à cette activité. Le choix du statut a des implications importantes en termes de responsabilités légales, de fiscalité, de protection sociale et de gestion administrative.

Le régime de la micro-entreprise

Pour de nombreux aides-soignants qui souhaitent se lancer en indépendant, le régime de la **micro-entreprise** (anciennement auto-entrepreneur) est souvent le plus simple et le plus accessible. Ce statut offre plusieurs avantages :

- **Simplicité de gestion** : Les formalités administratives sont allégées, avec une comptabilité simplifiée et des déclarations de chiffre d'affaires à faire mensuellement ou trimestriellement.
- **Imposition sur le chiffre d'affaires** : Vous payez des cotisations sociales et des impôts en fonction de vos

revenus, avec un taux fixe qui correspond à un pourcentage de votre chiffre d'affaires (environ 22 % pour les prestations de service).
- **Affiliation automatique** à la Sécurité sociale pour les indépendants.

Le statut de micro-entrepreneur est particulièrement adapté si vous prévoyez d'avoir une activité à **temps partiel** ou avec un **volume d'interventions modéré**. Cependant, il existe des plafonds de chiffre d'affaires à respecter : pour 2023, le plafond de chiffre d'affaires est de 77 700 euros par an pour les prestations de services.

Le statut de travailleur indépendant classique (Entreprise Individuelle - EI)

Si vous prévoyez de développer une activité à temps plein ou de dépasser les plafonds de la micro-entreprise, le **statut d'Entreprise Individuelle (EI)** ou celui de **Société par Actions Simplifiée Unipersonnelle (SASU)** peut être plus approprié. Ces statuts impliquent une gestion administrative et comptable plus complexe, mais permettent une plus grande flexibilité en termes de chiffre d'affaires et d'investissements.

L'Entreprise Individuelle vous permet d'exercer seul, sans distinction entre votre patrimoine personnel et professionnel. Si vous optez pour la **SASU**, vous bénéficierez d'une séparation claire entre votre patrimoine personnel et celui de votre entreprise, limitant ainsi vos responsabilités en cas de dettes.

3. Inscription et démarches administratives pour se lancer

Une fois que vous avez choisi votre statut juridique, vous devez vous inscrire auprès des organismes compétents et remplir certaines formalités administratives.

Inscription auprès de l'URSSAF

Pour lancer votre activité en tant qu'aide-soignant indépendant, il est nécessaire de vous **inscrire auprès de l'URSSAF**. C'est cet organisme qui gère les travailleurs indépendants en France et qui s'occupe de la collecte des cotisations sociales. Cette inscription peut être faite en ligne via le site de l'URSSAF pour les auto-entrepreneurs.

Lors de votre inscription, il vous sera demandé de fournir un certain nombre d'informations, notamment votre diplôme d'aide-soignant et le choix de votre statut juridique. Une fois cette étape franchie, vous serez affilié à la **Sécurité sociale des indépendants**, qui couvrira votre protection sociale (maladie, retraite, allocations familiales).

Ouverture d'un compte bancaire dédié

Bien que cela ne soit pas toujours obligatoire, il est fortement conseillé d'ouvrir un **compte bancaire professionnel dédié** à votre activité indépendante. Cela permet de séparer clairement vos finances personnelles de vos finances professionnelles, facilitant ainsi la gestion et la comptabilité de votre activité.

Souscription à une assurance responsabilité civile professionnelle

En tant qu'aide-soignant indépendant, il est essentiel de souscrire à une **assurance responsabilité civile professionnelle (RCP)**. Cette assurance vous protège en cas de faute, d'accident, ou de dommages causés à un patient lors de vos interventions. La RCP est obligatoire pour les professionnels de santé, car elle garantit que vous êtes couvert en cas de litige ou d'incident.

4. Développer une activité d'aide-soignant indépendant : prospection et gestion

Une fois que vous avez effectué toutes les démarches administratives, la réussite de votre activité en tant qu'aide-soignant indépendant repose sur deux piliers essentiels : la **prospection des clients** et la **gestion administrative et comptable** de votre entreprise.

La prospection de clients : se faire connaître

Pour développer votre clientèle, il est crucial de vous faire connaître auprès des structures et des personnes susceptibles d'avoir besoin de vos services. Plusieurs pistes peuvent être explorées :

- **Collaboration avec des réseaux d'aide à domicile** : Vous pouvez vous rapprocher d'associations, de services à domicile, ou de réseaux de soins qui ont besoin d'aides-soignants indépendants pour des missions ponctuelles ou régulières.
- **Développer un réseau de prescripteurs** : Les médecins généralistes, les infirmiers libéraux, et les travailleurs sociaux peuvent être d'importants prescripteurs de vos services. N'hésitez pas à leur présenter votre activité pour qu'ils puissent orienter leurs patients vers vous.
- **Utiliser le bouche-à-oreille et les réseaux sociaux** : Dans le domaine du soin à domicile, le **bouche-à-oreille** est souvent un moyen efficace de développer sa clientèle. Les familles recherchent souvent des soignants de confiance. Vous pouvez également utiliser des réseaux professionnels en ligne ou des plateformes spécialisées pour accroître votre visibilité.

La gestion administrative et comptable

Être indépendant signifie également que vous devez assurer la **gestion administrative et comptable** de votre activité. Cela inclut :

- **La facturation** : Chaque intervention doit donner lieu à une facture en bonne et due forme. Il est important de respecter les mentions légales obligatoires sur les factures (numéro SIRET, détails des prestations, TVA si applicable, etc.).
- **Le suivi des paiements** : Vous devez tenir à jour un suivi rigoureux de vos paiements pour éviter les retards ou les impayés. Des outils de gestion en ligne peuvent vous aider à automatiser cette tâche.
- **Déclarations sociales et fiscales** : En tant qu'indépendant, vous devez déclarer vos revenus à l'URSSAF et aux impôts. Cela inclut les cotisations sociales (basées sur votre chiffre d'affaires ou vos bénéfices) et la déclaration de vos revenus annuels à l'administration fiscale. Il est important de respecter les échéances pour éviter les pénalités.

Si la gestion comptable vous semble trop complexe, vous pouvez également faire appel à un **comptable** pour vous aider à tenir vos comptes et effectuer les déclarations sociales et fiscales dans les règles.

5. Bénéficier de la formation continue

Même en tant qu'aide-soignant indépendant, il est possible de continuer à se former pour rester à jour sur les **pratiques de soins** et développer de nouvelles compétences. En tant qu'indépendant, vous cotisez au **Fonds d'Assurance Formation des Professions Libérales (FAFPL)**, qui peut financer une partie de vos formations.

Les compétences en matière de soins évoluent constamment, et il est essentiel de rester informé des dernières pratiques pour offrir un service de qualité à vos patients. Des formations en **soins palliatifs**, en **gestion des patients Alzheimer**, ou encore en **soins d'urgence** peuvent être des atouts pour diversifier vos compétences et attirer davantage de clients.

- o Avantages et inconvénients de l'exercice en libéral (autonomie, charge de travail, gestion des patients).

Exercer en tant qu'**aide-soignant libéral** présente à la fois des avantages considérables, notamment en matière d'**autonomie** et de **gestion de l'emploi du temps**, mais comporte également des **inconvénients** liés à la charge de travail, à la gestion administrative, et à la responsabilité de trouver des patients. Il s'agit d'un choix de carrière qui convient à des professionnels motivés par l'indépendance et la flexibilité, mais qui nécessite aussi de la rigueur et une organisation minutieuse pour assurer la pérennité de l'activité. Analysons les **avantages** et les **inconvénients** de ce mode d'exercice pour mieux comprendre ce qu'il implique.

1. L'autonomie : la liberté de gérer son activité

L'un des principaux attraits de l'exercice en libéral est l'**autonomie** qu'il procure. Contrairement au statut salarié, où l'on dépend d'un employeur et d'un cadre strict (horaires, type de soins, hiérarchie), l'aide-soignant libéral jouit d'une plus grande liberté dans la gestion de son activité et de ses décisions.

Avantages de l'autonomie

- **Gestion libre de l'emploi du temps** : Travailler en libéral permet de choisir ses horaires et d'organiser ses journées en fonction de ses préférences. L'aide-soignant peut planifier ses interventions selon ses besoins personnels et professionnels, ce qui est particulièrement bénéfique pour ceux qui souhaitent concilier vie professionnelle et vie privée. Cela permet aussi de gérer des périodes d'activité plus ou moins intenses en fonction de ses priorités.

- **Choix des patients** : En libéral, l'aide-soignant peut choisir avec qui il travaille. Il a la possibilité de sélectionner ses patients en fonction de leurs besoins, de la distance, ou de ses propres compétences. Cette flexibilité permet aussi de se spécialiser dans un type de soins (gériatrie, soins palliatifs, etc.) ou auprès d'une clientèle particulière.

- **Indépendance dans la prise de décision** : En étant indépendant, l'aide-soignant a un contrôle total sur les soins qu'il prodigue et la manière dont il les délivre. Il peut développer sa propre approche en fonction des besoins de chaque patient, sans être contraint par des protocoles rigides ou des directives imposées par un employeur. Cela peut favoriser un soin plus **personnalisé** et adapté à chaque situation.

Inconvénients de l'autonomie

- **Solitude professionnelle** : L'autonomie peut parfois rimer avec **isolement**. En tant que travailleur libéral, l'aide-soignant n'a pas toujours l'opportunité de bénéficier du soutien d'une équipe ou d'échanger régulièrement avec des collègues. Les décisions doivent être prises seul, et l'aide-soignant doit gérer ses propres défis sans avoir toujours un cadre pour partager ses préoccupations ou obtenir des conseils immédiats.

- **Responsabilité accrue** : L'indépendance implique également une **grande responsabilité**. En tant que professionnel libéral, l'aide-soignant est responsable de toutes les décisions liées à son activité, que ce soit sur le plan des soins, des relations avec les patients, ou de la gestion administrative. Cette charge mentale peut être plus importante que dans un cadre salarié, où certaines décisions sont partagées avec une hiérarchie ou une équipe.

2. La charge de travail : souplesse ou surcharge ?

L'exercice libéral permet une gestion autonome de son emploi du temps, mais il s'accompagne aussi d'une **charge de travail** souvent plus complexe à gérer. La flexibilité du travail libéral peut vite se transformer en surcharge si l'on n'établit pas de limites claires ou si l'on ne parvient pas à équilibrer soins et tâches administratives.

Avantages de la gestion autonome de la charge de travail

- **Adaptation du rythme de travail** : L'aide-soignant libéral peut choisir d'adapter son rythme de travail en fonction de ses capacités et de ses besoins. Il peut décider de travailler plus intensément sur une période donnée pour compenser des périodes plus calmes (par exemple, réduire son activité pendant les vacances scolaires ou les fêtes de fin d'année). Cette flexibilité est un avantage considérable pour ceux qui souhaitent contrôler l'intensité de leur charge de travail.

- **Possibilité de mieux organiser les interventions** : Contrairement à un poste salarié où les horaires peuvent être fixes et contraignants, l'aide-soignant libéral peut organiser ses interventions de manière optimale. Il peut planifier ses rendez-vous pour éviter les trajets trop longs ou regrouper ses interventions géographiquement, ce qui permet de gagner du temps et de limiter la fatigue liée aux déplacements.

Inconvénients liés à la charge de travail

- **Volume de travail élevé** : Pour certains, la gestion de la charge de travail peut devenir un véritable **fardeau**. En tant que libéral, l'aide-soignant doit non seulement assurer ses prestations de soins, mais aussi gérer les aspects administratifs (facturation, déclarations fiscales, gestion des patients). Ces tâches viennent souvent s'ajouter à la charge de travail liée aux soins, ce qui peut entraîner une surcharge, surtout si le nombre de patients augmente ou si des interventions urgentes sont nécessaires.

- **Difficulté à refuser des patients** : Il peut être difficile, surtout en début d'activité, de **refuser des patients** ou des interventions supplémentaires, par crainte de manquer des opportunités. Cela peut rapidement mener à un **épuisement** si l'on accepte trop de demandes. L'aide-soignant indépendant doit apprendre à gérer sa charge de travail en fixant des limites pour ne pas compromettre sa propre santé.

3. La gestion des patients : relation de proximité et fidélisation

Un autre aspect crucial de l'exercice libéral est la **gestion des patients**. En tant qu'aide-soignant libéral, vous développez souvent des relations plus **proches et personnalisées** avec vos patients, mais il est aussi de votre responsabilité de trouver et de fidéliser votre clientèle.

Avantages de la gestion directe des patients

- **Relation plus personnalisée et continue** : Travailler en libéral permet d'établir une relation de proximité avec les patients. En intervenant régulièrement auprès d'une même personne, l'aide-soignant peut mieux comprendre ses besoins, s'adapter à ses habitudes et développer une confiance mutuelle. Cela favorise une **relation de qualité** qui permet de fournir des soins plus humains et adaptés aux attentes du patient et de sa famille.

- **Flexibilité dans l'organisation des soins** : La gestion directe des patients permet de s'adapter plus facilement à leurs besoins et aux contraintes du quotidien. L'aide-soignant libéral peut ajuster les horaires, la fréquence des visites ou la durée des interventions en fonction des demandes spécifiques du patient, ce qui est souvent apprécié dans le cadre de soins à domicile.

Inconvénients liés à la gestion des patients

- **Responsabilité de la prospection** : En tant qu'indépendant, l'aide-soignant est responsable de **trouver des patients**. Cela peut représenter un défi, notamment au début de l'activité. Il faut mettre en place des stratégies pour se faire connaître et constituer un réseau de prescripteurs (médecins, infirmiers libéraux, services d'aide à domicile) qui recommanderont vos services. La fidélisation des patients demande aussi du temps et de l'énergie.

- **Gestion des relations avec les familles** : Travailler en libéral signifie souvent gérer directement les **relations avec les familles** des patients, ce qui peut être à la fois enrichissant et compliqué. Certaines familles peuvent être exigeantes, ou il peut y avoir des désaccords sur les soins ou les choix de traitements. L'aide-soignant doit être capable de naviguer avec diplomatie dans ces relations pour maintenir un climat de confiance tout en respectant les besoins et les limites professionnelles.

4. Gestion administrative et financière : une charge souvent sous-estimée

La **gestion administrative** est l'un des aspects souvent sous-estimés de l'exercice en libéral. Alors que l'autonomie et la flexibilité sont des avantages, elles s'accompagnent de tâches administratives et comptables qui peuvent devenir chronophages.

Avantages de la gestion autonome

- **Maîtrise des finances** : En tant que travailleur libéral, l'aide-soignant peut contrôler ses **revenus** et ses **dépenses** de manière plus directe. Il fixe ses tarifs en fonction des prestations qu'il propose et peut ajuster ses interventions en fonction de ses objectifs financiers. Il n'y a pas de hiérarchie imposant des décisions financières, ce qui permet une gestion plus libre et flexible de l'activité.

- **Souplesse fiscale** : Le régime de la micro-entreprise, par exemple, offre une **fiscalité simplifiée** avec des cotisations sociales et des impôts proportionnels aux revenus. Cela permet une gestion plus fluide, notamment en début d'activité, où l'on peut ajuster ses cotisations en fonction de son chiffre d'affaires réel.

Inconvénients liés à la gestion administrative

- **Complexité des démarches** : La gestion administrative peut devenir un véritable **fardeau**, surtout si l'on n'est pas familier avec les tâches comptables et fiscales. Il faut s'occuper de la facturation, du suivi des paiements, des déclarations fiscales, de la gestion des cotisations sociales auprès de l'URSSAF, et parfois même de la gestion des litiges ou des retards de paiement. Ces aspects, bien qu'essentiels, peuvent empiéter sur le temps consacré aux soins et alourdir la charge mentale.

- **Imprévisibilité des revenus** : En tant que libéral, les revenus peuvent être variables d'un mois à l'autre, en fonction du nombre de patients ou d'interventions. Cette **instabilité financière** peut être difficile à gérer, surtout au début de l'activité, où il faut encore se constituer une clientèle stable. Il est nécessaire de faire preuve d'une grande rigueur pour anticiper ces fluctuations et maintenir une stabilité financière.

La gestion d'une petite entreprise de soins à domicile

- Gestion administrative et comptable (facturation, déclaration de revenus).

La **gestion administrative et comptable** est une dimension essentielle de l'exercice en tant qu'aide-soignant libéral. En choisissant de travailler de manière indépendante, l'aide-soignant devient non seulement un professionnel du soin, mais aussi un **entrepreneur** qui doit gérer ses revenus, ses dépenses, sa facturation, ainsi que ses obligations fiscales et sociales. Si cette gestion peut sembler complexe ou chronophage, elle est indispensable pour assurer la viabilité de l'activité. Il s'agit de suivre rigoureusement les mouvements financiers tout en respectant les **obligations légales**. Une bonne organisation permet de maîtriser ses finances, d'éviter les erreurs et de garantir la pérennité de l'activité.

1. La facturation : rigueur et clarté

La **facturation** est une étape incontournable de la gestion financière pour un aide-soignant libéral. Chaque prestation de soin réalisée doit être facturée de manière claire, précise, et en conformité avec la réglementation. La facturation doit non seulement garantir que le professionnel soit payé pour ses services, mais aussi servir de preuve lors des déclarations de revenus et pour le suivi comptable.

Éléments obligatoires sur une facture

Les factures émises par un aide-soignant libéral doivent contenir un certain nombre de mentions légales obligatoires :

- **Identité de l'aide-soignant** : nom, prénom, adresse professionnelle, numéro SIRET.
- **Identité du client** : nom et adresse du patient ou de la personne responsable de la prise en charge.

- **Date de la prestation** : mention de la date à laquelle le soin a été effectué, ou période si la prestation s'étend sur plusieurs jours.
- **Description des prestations** : préciser les soins effectués, leur durée et, le cas échéant, le matériel utilisé.
- **Montant** : indiquer le tarif de la prestation hors taxes (HT) et, si nécessaire, le montant de la TVA. Pour les micro-entrepreneurs, la mention « TVA non applicable, article 293B du CGI » doit être précisée.
- **Numéro de facture** : chaque facture doit avoir un numéro unique, attribué de manière chronologique et sans rupture dans la numérotation.
- **Date de la facture** : la date d'émission de la facture doit également être mentionnée.

Ces éléments permettent de garantir la **transparence** et d'éviter toute confusion avec les clients. De plus, ils facilitent la gestion comptable en fournissant des informations précises sur les revenus générés.

Logiciels de facturation ou outils manuels

Pour faciliter la gestion de la facturation, il existe plusieurs **logiciels de facturation** adaptés aux professionnels de santé. Ces outils permettent de créer des factures conformes aux normes en quelques clics, de suivre les paiements, et d'envoyer des relances automatiques en cas de retard de paiement. Parmi ces outils, des plateformes comme **Kiné+4000**, **Doctolib Pro**, ou **Facture.net** peuvent être d'une grande aide pour les aide-soignants libéraux.

Cependant, il est aussi possible de gérer les factures de manière plus **manuelle**, en créant un tableau Excel ou un carnet dédié à la facturation. Cette méthode demande plus de rigueur et d'organisation, mais reste une solution simple pour ceux qui préfèrent une gestion directe de leurs documents.

Gestion des paiements et suivi des relances

Une bonne gestion de la facturation inclut également le **suivi des paiements**. Il est important de s'assurer que chaque facture est réglée dans les délais convenus. Si un patient ou une famille tarde à payer, il est conseillé d'envoyer des **relances** dans un délai raisonnable. Pour éviter les impayés, certaines pratiques peuvent être mises en place, comme l'exigence de paiement avant ou immédiatement après la prestation pour les nouveaux clients, ou l'usage de solutions de **paiement électronique** (virements, paiement par carte) qui permettent un règlement immédiat.

2. La gestion des revenus et des cotisations sociales

En tant qu'aide-soignant libéral, la **déclaration des revenus** et le paiement des cotisations sociales sont des étapes cruciales de la gestion administrative. Les obligations diffèrent légèrement en fonction du statut choisi (micro-entrepreneur, entreprise individuelle, SASU), mais l'objectif est toujours de déclarer correctement ses revenus pour être en conformité avec la loi et bénéficier d'une protection sociale adaptée.

Déclaration des revenus pour les micro-entrepreneurs

Dans le cadre du régime de la **micro-entreprise**, l'aide-soignant doit déclarer régulièrement son **chiffre d'affaires** auprès de l'URSSAF, soit mensuellement, soit trimestriellement, selon le choix effectué lors de l'inscription. Le chiffre d'affaires correspond à la totalité des revenus perçus pour les prestations de service (soins à domicile), sans déduction des frais professionnels.

Pour chaque déclaration, l'URSSAF calcule le montant des **cotisations sociales** à payer, qui s'élèvent à environ 22 % du chiffre d'affaires pour les prestations de service. Ces cotisations couvrent notamment l'assurance maladie, la retraite et les allocations familiales. En retour, l'aide-soignant bénéficie de la **protection sociale** des travailleurs indépendants.

Imposition des revenus

Sous le régime de la micro-entreprise, l'impôt sur le revenu est calculé en fonction du **chiffre d'affaires**. Deux options sont possibles :

- Le **prélèvement libératoire** : il permet de payer l'impôt en même temps que les cotisations sociales, à un taux forfaitaire basé sur le chiffre d'affaires (1,7 % pour les prestations de service). Ce système simplifie le paiement de l'impôt, car il est directement prélevé sur les revenus déclarés.
- Le **régime classique** : ici, le chiffre d'affaires est déclaré en fin d'année dans la déclaration de revenus globale, et l'impôt est calculé selon le barème progressif de l'impôt sur le revenu, après application d'un abattement forfaitaire pour frais professionnels de 34 %.

Il est important de bien choisir entre ces deux options en fonction de ses revenus, car l'une peut être plus avantageuse que l'autre selon la situation financière de l'aide-soignant.

La gestion des cotisations sociales pour les autres statuts

Pour les aides-soignants qui optent pour un autre statut (Entreprise Individuelle ou SASU), la gestion des **cotisations sociales** est plus complexe. Les cotisations sont calculées en fonction des bénéfices (revenus moins les charges) et non du chiffre d'affaires, ce qui nécessite une comptabilité plus détaillée. Ces cotisations couvrent également l'assurance maladie, la retraite et les autres prestations sociales, mais à des taux différents de ceux du régime micro-entrepreneur.

3. Gérer ses dépenses professionnelles : une rigueur nécessaire

En tant qu'aide-soignant libéral, certaines **dépenses professionnelles** peuvent être déduites des revenus pour alléger la charge fiscale, mais cela dépend du statut choisi. Dans tous les cas, une gestion rigoureuse des dépenses est essentielle pour ne pas perdre le contrôle de son activité financière.

Les dépenses professionnelles à surveiller

Les principales **dépenses professionnelles** pour un aide-soignant libéral peuvent inclure :

- **Les déplacements** : L'aide-soignant libéral intervient souvent à domicile, ce qui engendre des frais de transport. Ces frais peuvent inclure le carburant, l'entretien du véhicule, ou l'achat d'un abonnement de transport.
- **Le matériel de soin** : L'achat de fournitures médicales, de vêtements professionnels, ou encore de matériel spécifique (gants, désinfectants, pansements) constitue également une dépense importante.
- **Les assurances professionnelles** : La souscription d'une **assurance responsabilité civile professionnelle (RCP)** est obligatoire pour couvrir les risques liés à l'exercice de la profession, et son coût doit être pris en compte.
- **Les frais bancaires** : Si l'aide-soignant ouvre un compte bancaire dédié à son activité professionnelle, des frais de gestion peuvent s'ajouter.

Ces dépenses doivent être rigoureusement notées, et des **justificatifs** doivent être conservés pour pouvoir être présentés en cas de contrôle fiscal ou pour être déduits des revenus imposables si le statut le permet.

Les outils pour gérer ses dépenses

Pour faciliter la gestion des dépenses, il est recommandé d'utiliser des **outils de gestion** simples, tels que des tableurs (Excel, Google Sheets) ou des logiciels de comptabilité adaptés aux travailleurs indépendants. Ces outils permettent de suivre l'évolution des revenus et des dépenses en temps réel, d'éviter les erreurs et de simplifier la déclaration fiscale.

Des logiciels comme **QuickBooks**, **Compta Clé Libre**, ou **Sinao** permettent d'automatiser une grande partie des tâches comptables, en offrant des solutions pour la facturation, le suivi des paiements et l'enregistrement des dépenses.

4. Déclarations fiscales et sociales annuelles : anticiper les échéances

La gestion comptable ne se limite pas à la facturation ou au suivi des dépenses. En tant qu'aide-soignant libéral, il est également nécessaire de **déclarer ses revenus** et de respecter plusieurs obligations fiscales et sociales tout au long de l'année.

Déclaration fiscale annuelle des revenus

Chaque année, l'aide-soignant doit déclarer ses **revenus professionnels** dans sa déclaration de revenus globale. Si vous êtes micro-entrepreneur, cela se fait via le formulaire 2042C Pro, dans lequel vous indiquez votre chiffre d'affaires annuel. Si vous êtes en entreprise individuelle ou SASU, vous devrez déclarer les **bénéfices** (revenus moins les charges) via le formulaire adapté à votre statut.

Cotisations sociales et retraite

En plus des cotisations mensuelles ou trimestrielles versées à l'URSSAF, il est important de veiller à vos **droits à la retraite**. Dans certains cas, le montant des cotisations sociales peut ne pas suffire à valider des trimestres pour la retraite, surtout si les revenus sont faibles. Il peut être utile de suivre régulièrement votre situation auprès des caisses de retraite pour vérifier que vous cotisez suffisamment.

Anticiper les impôts et les charges

Pour éviter les mauvaises surprises, il est recommandé d'**anticiper les échéances fiscales** et sociales en mettant de côté une partie de vos revenus chaque mois. En fonction de vos obligations fiscales et de vos revenus, vous pouvez estimer le montant des impôts et des cotisations à payer pour ne pas être pris au dépourvu lors des échéances.

o Développer un réseau de patients et collaborer avec des infirmiers libéraux.

Développer un **réseau de patients** et **collaborer avec des infirmiers libéraux** sont des éléments essentiels pour assurer le succès et la pérennité de l'activité d'un aide-soignant libéral. Dans un secteur où le lien humain est au cœur de la pratique, le **bouche-à-oreille**, la **fidélisation des patients** et les **partenariats avec d'autres professionnels de santé** jouent un rôle déterminant dans la croissance de l'activité. Établir un réseau solide permet non seulement de garantir un flux régulier de missions, mais aussi d'enrichir la qualité des soins prodigués en travaillant en synergie avec d'autres acteurs du domaine médical, comme les **infirmiers libéraux**, qui partagent souvent les mêmes patients. Cette collaboration renforce la coordination des soins et améliore l'accompagnement des patients à domicile.

1. Développer un réseau de patients : visibilité et relations humaines

Pour un aide-soignant libéral, la création d'un **réseau de patients** est essentielle pour démarrer et maintenir son activité. Trouver des patients et les fidéliser repose sur plusieurs stratégies complémentaires, qui associent la **visibilité**, le **réseau professionnel**, et la **qualité des relations humaines**.

Se faire connaître localement

Le premier défi est de se faire connaître. En tant que professionnel libéral, il est indispensable de **promouvoir ses services** auprès des patients potentiels, de leur famille, mais aussi des prescripteurs de soins. Plusieurs moyens peuvent être utilisés :

- **Distribuer des cartes de visite** ou des brochures dans les cabinets médicaux, les pharmacies, les maisons de retraite ou les centres de soins à domicile. Ces lieux sont fréquentés par des personnes susceptibles d'avoir besoin d'une aide-soignante à domicile.
- **Travailler sur la visibilité en ligne** : Créer un site internet simple qui présente vos services, vos compétences et vos coordonnées est un excellent moyen d'attirer des patients. Utiliser les **réseaux sociaux** professionnels (comme LinkedIn) et des plateformes de mise en relation spécialisées dans les services à domicile (Doctolib, AlloVoisins, etc.) peut aussi aider à accroître votre visibilité.
- **Participer à des événements locaux** : Il est utile de participer à des **forums santé**, à des **réunions publiques** ou à des **conférences locales** sur les soins à domicile pour rencontrer des familles et des patients potentiels, mais aussi pour entrer en contact avec d'autres professionnels du secteur.

Le bouche-à-oreille et la recommandation

Dans le domaine de l'aide à domicile, le **bouche-à-oreille** est l'un des outils les plus puissants pour développer un réseau de patients. La recommandation par un patient satisfait ou un proche peut faire toute la différence, car les familles recherchent avant tout des personnes de confiance pour accompagner leurs proches. Une relation de **confiance** et des soins de qualité sont les clés pour obtenir des recommandations, d'où l'importance d'offrir un service humain, personnalisé et irréprochable.

L'aide-soignant peut aussi solliciter activement des **témoignages** ou des **avis positifs**, que ce soit sur des plateformes en ligne ou directement auprès des patients. Ces avis peuvent être décisifs pour rassurer de nouveaux clients potentiels.

Développer un réseau de prescripteurs

Un autre levier essentiel pour se constituer un réseau de patients est de nouer des liens avec des **prescripteurs de soins**. Ces professionnels, en contact direct avec des patients nécessitant des soins à domicile, peuvent recommander vos services. Il s'agit notamment de :

- **Médecins généralistes** : Ce sont souvent eux qui coordonnent la prise en charge globale du patient à domicile. En leur présentant vos compétences et en maintenant une relation régulière, vous pouvez devenir une ressource précieuse pour leurs patients.
- **Pharmaciens** : Ils sont en contact quotidien avec les personnes âgées ou dépendantes qui ont souvent besoin de soins. Développer un partenariat avec les pharmacies locales peut donc être une bonne stratégie pour se faire connaître.
- **Travailleurs sociaux** et **services d'aide à domicile** : Les assistants sociaux et les associations d'aide à domicile sont souvent sollicités pour organiser la prise en charge à domicile des patients. En établissant un partenariat avec ces acteurs, vous augmentez vos chances d'être recommandé.

2. Fidéliser les patients : une relation de confiance à long terme

Une fois que les premiers patients vous ont fait confiance, il est tout aussi important de les **fidéliser**. La fidélisation repose sur un accompagnement de qualité, mais aussi sur la capacité à créer un lien durable avec les patients et leurs familles.

Qualité des soins et personnalisation

La **qualité des soins** est évidemment la base de la fidélisation. L'aide-soignant doit veiller à prodiguer des soins attentifs, adaptés aux besoins de chaque patient, tout en restant à l'écoute des souhaits et des attentes de la famille. L'approche personnalisée est un atout majeur pour se différencier des grandes structures où les soins peuvent être plus standardisés. En répondant de manière flexible et adaptée aux besoins des patients, vous créez une **relation de proximité** qui favorise la confiance et la satisfaction.

Communication régulière et transparente

Une **communication fluide** avec les patients et leurs proches est essentielle. Maintenir un dialogue ouvert et transparent, où chaque question ou inquiétude est prise en compte, renforce la confiance. La capacité à expliquer les soins, à rassurer sur l'évolution de la santé du patient, ou à répondre rapidement aux demandes est un atout pour instaurer une relation de long terme.

Suivi et disponibilité

Être **disponible** et **fiable** est une des attentes majeures des familles. Dans le cadre de soins à domicile, les proches sont souvent anxieux à l'idée de laisser leur parent seul ou en situation de dépendance. Un suivi régulier et la ponctualité des interventions sont des aspects clés pour fidéliser les patients. Si vous parvenez à être réactif et à anticiper les besoins de vos patients, vous deviendrez une référence pour eux et leurs familles.

3. Collaborer avec les infirmiers libéraux : un partenariat gagnant

Les **infirmiers libéraux** sont des partenaires privilégiés pour les aides-soignants, car ils partagent souvent les mêmes patients à domicile. Ce partenariat permet de garantir une prise en charge coordonnée et d'assurer une continuité des soins entre les actes infirmiers et les soins d'accompagnement prodigués par l'aide-soignant.

Coordination des soins

La collaboration avec les infirmiers libéraux est essentielle pour organiser la **coordination des soins**. Les infirmiers sont responsables des actes médicaux et techniques (pansements complexes, injections, surveillance de pathologies lourdes), tandis que l'aide-soignant se concentre sur les soins d'hygiène, l'aide à la mobilité ou les soins de confort. Cette **complémentarité** permet de couvrir l'ensemble des besoins du patient tout en évitant des interventions redondantes ou mal coordonnées.

En travaillant en étroite collaboration avec les infirmiers, vous pouvez aussi faciliter l'**ajustement des soins** en fonction de l'évolution de la santé du patient. Si vous observez des signes d'aggravation de l'état de santé, vous pouvez alerter rapidement l'infirmier pour qu'il intervienne avec les soins adaptés. De même, si des ajustements sont nécessaires dans les soins d'hygiène ou de confort, l'infirmier peut vous en informer directement.

Échanges d'informations et retour d'expérience

Un autre avantage de la collaboration avec les infirmiers libéraux est la possibilité d'**échanger des informations** sur l'état du patient. Cette communication régulière permet d'offrir un suivi plus précis et d'ajuster rapidement les soins. Les discussions autour des protocoles à suivre, des précautions particulières à prendre, ou des observations faites au quotidien sont essentielles pour garantir la meilleure prise en charge possible.

De plus, cet échange d'informations permet également à l'aide-soignant d'enrichir ses compétences et ses connaissances médicales. Les infirmiers libéraux peuvent partager leur expertise sur certains aspects techniques des soins, tandis que l'aide-soignant peut offrir des retours sur les aspects quotidiens de la vie du patient (alimentation, sommeil, humeur).

Recommandation mutuelle de services

Les infirmiers libéraux et les aides-soignants peuvent **mutuellement se recommander** des patients. Un infirmier peut orienter une famille vers un aide-soignant pour les soins de confort à domicile, tandis qu'un aide-soignant peut recommander les services d'un infirmier pour des soins plus techniques ou pour des actes médicaux qui ne relèvent pas de ses compétences. Ce réseau de recommandations croisé permet de renforcer la **continuité des soins** et de répondre plus efficacement aux besoins des patients.

4. Intégrer des réseaux professionnels et des associations

Pour développer davantage votre réseau et entrer en contact avec d'autres professionnels de santé, il peut être utile d'**intégrer des réseaux professionnels** ou des **associations d'aide à domicile**. Ces organisations permettent non seulement de rencontrer d'autres professionnels avec qui collaborer, mais aussi d'accéder à des formations continues, des forums de discussion, ou des événements dédiés à l'accompagnement des patients à domicile.

Groupements et coopératives d'aides-soignants libéraux

Certaines régions disposent de **groupements d'aides-soignants** ou de **coopératives**, qui permettent de partager des ressources, des informations, et de développer une base de patients plus large. Ces groupements peuvent également aider à mutualiser certaines charges, comme la gestion administrative ou la facturation.

Les associations de services à domicile

Travailler en lien avec des **associations de services à domicile** est aussi un moyen de se constituer un réseau. Ces associations recrutent souvent des aides-soignants pour répondre à la demande croissante des patients qui souhaitent rester chez eux. En collaborant avec ces structures, vous pouvez accéder à un plus grand nombre de patients tout en bénéficiant d'un accompagnement pour certaines démarches administratives

L'importance du marketing relationnel et de la qualité des soins

    o   Fidélisation des patients à travers un service de qualité.

La **fidélisation des patients** repose avant tout sur la capacité de l'aide-soignant à offrir un **service de qualité**, humain et personnalisé. Dans le cadre des soins à domicile, où la relation avec le patient est souvent plus intime et durable que dans d'autres secteurs de santé, la **qualité des soins** et la **relation de confiance** jouent un rôle central dans la fidélisation. Il ne s'agit pas seulement de répondre aux besoins médicaux immédiats du patient, mais d'instaurer un véritable lien de proximité et de soutien, où le patient se sent respecté, écouté, et en sécurité. Cette fidélisation est essentielle pour maintenir une activité régulière en tant que professionnel libéral et pour construire une **réputation** solide basée sur la satisfaction des patients et de leurs familles.

1. Qualité des soins : une base indispensable pour la fidélisation

Le cœur de la fidélisation repose sur la **qualité des soins** prodigués. Un patient satisfait des soins reçus sera naturellement enclin à faire appel à un aide-soignant sur le long terme et à le recommander à d'autres.

Excellence des gestes techniques et hygiène

Le premier aspect de la qualité des soins concerne la **maîtrise technique** des gestes soignants. Un aide-soignant doit être parfaitement formé aux soins d'hygiène, à la surveillance des paramètres vitaux, à la gestion de l'incontinence ou à l'accompagnement des personnes dépendantes dans leurs activités quotidiennes. Les gestes doivent être **précis, efficaces**, et respectueux des besoins spécifiques de chaque patient.

L'hygiène, en particulier, est un élément crucial dans la prise en charge à domicile. Maintenir une **propreté rigoureuse**, tant au niveau des soins (toilettes, soins de la peau) que de l'environnement du patient, est indispensable pour préserver la santé et le bien-être. Un soin attentif à l'hygiène renforce la confiance du patient, qui se sent pris en charge dans les meilleures conditions.

Adapter les soins aux besoins spécifiques du patient

Chaque patient est unique, et il est essentiel d'adapter les soins à ses **besoins spécifiques**, qu'il s'agisse de son état de santé, de son autonomie, ou de ses attentes personnelles. Par exemple, un patient souffrant d'une maladie chronique comme la maladie d'Alzheimer ou Parkinson aura des besoins spécifiques en termes d'accompagnement, de gestion des troubles cognitifs ou de mobilité. De même, les patients en soins palliatifs nécessitent une approche davantage axée sur le **confort** et le **soulagement des douleurs**, plutôt que sur des traitements curatifs.

Être capable d'adapter ses gestes et ses soins à l'évolution de l'état du patient, tout en restant attentif à ses réactions et à son confort, est un atout majeur pour instaurer une relation durable.

2. L'écoute active : comprendre et respecter les besoins du patient

L'**écoute active** est un aspect fondamental dans la fidélisation des patients. Il ne s'agit pas seulement de répondre aux besoins médicaux, mais aussi de prêter attention aux **préoccupations** et aux **désirs** du patient, ainsi qu'à ceux de sa famille.

Prendre en compte les préférences du patient

Un patient qui se sent écouté et compris est plus enclin à faire confiance à son soignant sur le long terme. Cela passe par la prise en compte de ses **préférences** dans la manière de recevoir les soins. Par exemple, certains patients peuvent préférer que la toilette soit faite à un certain moment de la journée, ou dans une certaine manière qui respecte leur dignité. D'autres peuvent exprimer des besoins particuliers concernant leur alimentation ou la gestion de leur espace de vie.

Être attentif à ces préférences et les respecter montre au patient qu'il n'est pas seulement un "cas médical", mais une personne dont les choix sont pris en compte.

Observer les signes non verbaux

L'écoute active passe également par la **capacité à observer**. Certains patients, en particulier ceux qui souffrent de troubles cognitifs ou de difficultés d'élocution, ne peuvent pas toujours exprimer leurs besoins de manière claire. Il revient à l'aide-soignant d'observer les **signes non verbaux** comme les expressions faciales, les gestes, ou les attitudes pour détecter un inconfort, une douleur, ou un besoin non exprimé.

Cette capacité d'**anticipation** des besoins crée un sentiment de sécurité chez le patient, qui se sent compris même sans avoir à verbaliser ses inquiétudes.

3. Construire une relation de confiance : un lien humain avant tout

La **confiance** est au cœur de la relation entre l'aide-soignant et le patient, en particulier dans le cadre des soins à domicile où l'intimité et la proximité sont plus importantes. Cette confiance se construit sur la durée, à travers des gestes attentifs, une communication claire, et une présence rassurante.

Être fiable et ponctuel

Un des premiers éléments qui inspire confiance est la **fiabilité** de l'aide-soignant. Être ponctuel, respecter les horaires fixés, et être présent aux moments où le patient en a besoin renforce cette relation de confiance. La régularité des soins et la continuité des interventions sont également des éléments clés pour que le patient se sente en sécurité.

La **ponctualité** est particulièrement importante dans les soins à domicile, car le patient est souvent dans une situation de vulnérabilité, où il attend les soins pour pouvoir accomplir certaines activités (se lever, manger, se laver). Être à l'heure, ou prévenir rapidement en cas d'imprévu, montre un respect pour le patient et son temps.

Communiquer avec transparence et empathie

Une **communication ouverte et empathique** est également cruciale. Expliquer clairement les gestes à réaliser, rassurer le patient sur son état de santé, ou simplement prendre le temps d'échanger quelques mots sont des actions qui humanisent la relation. Si le patient se sent écouté et impliqué dans les soins qui lui sont prodigués, il développera une confiance plus profonde envers l'aide-soignant.

Lorsque des situations délicates surviennent, comme des changements dans l'état de santé ou la nécessité d'adapter les soins, il est important de **communiquer avec transparence**. Les patients et leurs familles doivent être informés des décisions de manière claire, tout en restant à l'écoute de leurs émotions et de leurs réactions. Cela montre que vous êtes là non seulement pour les soins techniques, mais aussi pour les accompagner émotionnellement dans les moments difficiles.

4. Flexibilité et adaptation : répondre aux besoins changeants du patient

Les soins à domicile exigent une **flexibilité** et une capacité à s'adapter aux **changements** dans l'état de santé du patient ou à ses circonstances de vie. Un aide-soignant capable de répondre rapidement aux nouvelles situations et d'ajuster ses interventions renforce son rôle de pilier dans la prise en charge du patient.

Réagir aux changements d'état de santé

L'état de santé des patients à domicile peut évoluer rapidement, surtout chez les personnes âgées ou les patients atteints de maladies chroniques. Un aide-soignant fidèle à ses patients doit être capable de réagir à ces évolutions en ajustant ses soins, tout en informant l'infirmier libéral ou le médecin traitant si nécessaire. La **coordination des soins** est alors primordiale, car elle garantit que les soins sont toujours adaptés à la situation du patient.

Être **proactif** dans la détection des signes de détérioration (douleurs, difficultés respiratoires, perte d'appétit) et suggérer des ajustements (changement de position, ajustement des horaires de soins) renforce le lien avec le patient et sa famille, qui voient en l'aide-soignant un partenaire attentif et engagé.

Gérer les imprévus avec calme et professionnalisme

Le quotidien des soins à domicile peut être marqué par des **imprévus** : une chute, une urgence médicale, ou un besoin ponctuel non prévu. La capacité à réagir avec calme et à trouver rapidement des solutions fait de l'aide-soignant une figure rassurante. Un professionnel qui sait gérer les situations délicates inspire confiance et fidélité, car il montre qu'il est capable de faire face aux difficultés sans céder à la panique.

5. Créer une relation de proximité avec les familles

Dans le cadre des soins à domicile, la relation ne se limite pas au patient : les **familles** jouent souvent un rôle actif dans la prise en charge. Entretenir une **relation positive avec les proches** est un facteur clé de la fidélisation, car ce sont souvent eux qui décident de continuer à faire appel à vos services ou de vous recommander à d'autres.

Informer régulièrement les familles

Les proches veulent être rassurés sur l'état de santé de leur parent. Leur fournir régulièrement des informations sur l'évolution du patient, les soins apportés, et répondre à leurs questions est essentiel pour maintenir une **communication fluide**. Cela permet d'instaurer un climat de **confiance** où la famille se sent impliquée et informée, tout en sachant que le patient est entre de bonnes mains.

Respecter les décisions et les dynamiques familiales

Les décisions autour des soins à domicile impliquent souvent plusieurs membres de la famille, avec des attentes et des opinions parfois divergentes. L'aide-soignant doit faire preuve de **diplomatie** et de **respect** envers ces dynamiques familiales, en restant à l'écoute des demandes des proches tout en respectant les volontés du patient. Savoir gérer ces relations complexes tout en maintenant un haut niveau de professionnalisme contribue à renforcer la fidélité de la famille.

o Développer une relation de confiance pour pérenniser son activité en libéral.

Développer une **relation de confiance** est l'un des piliers essentiels pour **pérenniser une activité en libéral**, en particulier dans le domaine des soins à domicile. Lorsque l'on exerce en tant qu'aide-soignant indépendant, cette confiance est cruciale pour fidéliser les patients, rassurer les familles, et garantir la continuité des soins sur le long terme. Une relation de confiance permet non seulement d'établir des **liens durables** avec les patients, mais aussi de construire une réputation solide, basée sur le professionnalisme, l'écoute et la fiabilité. Dans ce cadre, la confiance se forge par des **gestes professionnels**, une **communication ouverte**, et une **présence humaine** qui fait la différence dans le quotidien des patients.

1. Instaurer la confiance dès le premier contact

La relation de confiance commence dès le **premier contact** avec le patient et sa famille. La première impression compte énormément et peut déterminer l'ouverture et la réceptivité des personnes concernées. Il est important d'aborder cette rencontre avec **sérieux, empathie et professionnalisme** pour poser les bases d'une relation saine et durable.

Écouter les besoins et rassurer

Le premier entretien doit avant tout être un moment d'**écoute active**. Chaque patient et sa famille ont des besoins spécifiques, des attentes et parfois des inquiétudes, notamment lorsqu'il s'agit de confier les soins à un professionnel à domicile. Savoir écouter sans précipitation et montrer de l'**empathie** face à ces préoccupations est un excellent moyen de rassurer le patient et ses proches. Cela montre que vous êtes là non seulement pour prodiguer des soins techniques, mais aussi pour accompagner le patient de manière humaine.

Poser les bonnes questions permet également de **clarifier les attentes** du patient. Que recherche-t-il en termes d'accompagnement ? A-t-il des préférences quant à l'organisation des soins ? Quels sont les objectifs à atteindre ? En montrant que vous prenez en compte ses priorités, vous renforcez la relation de confiance.

Clarifier les compétences et les limites

Pour renforcer la confiance, il est aussi essentiel d'être **clair et transparent** sur les soins que vous êtes en mesure de fournir. Expliquer vos compétences, les types de soins que vous réalisez, ainsi que les limites de votre champ d'action permet de poser un cadre précis. Cette **transparence** dès le départ contribue à établir une relation basée sur l'honnêteté, ce qui est fondamental pour éviter toute déception ou malentendu à l'avenir.

Par exemple, si certains soins techniques relèvent d'une infirmière et non d'un aide-soignant, il est important de l'indiquer clairement. En étant sincère sur vos compétences et vos interventions, vous montrez que vous respectez les besoins du patient tout en restant dans le cadre de votre rôle professionnel.

2. Fiabilité et professionnalisme au quotidien

La **fiabilité** est sans doute l'un des éléments les plus importants pour instaurer et maintenir la confiance. Un aide-soignant qui respecte ses engagements, qui est ponctuel et régulier, et qui assure une **présence stable** devient une figure de sécurité pour le patient et sa famille.

Respect des horaires et des engagements

La **ponctualité** est un aspect essentiel de la relation de confiance. Respecter les horaires convenus et prévenir rapidement en cas d'imprévu montre un **professionnalisme** apprécié par les patients et leurs proches. Pour des personnes souvent en situation de fragilité, comme les personnes âgées ou dépendantes, la régularité des soins est cruciale. Si l'aide-soignant est régulièrement en retard ou annule ses interventions sans prévenir, cela crée une insécurité chez le patient, ce qui peut détruire la confiance instaurée.

Respecter les **engagements** en termes de soins est également fondamental. Si des soins spécifiques ou des gestes particuliers sont attendus, il est important de s'y conformer avec rigueur. Cela montre votre sérieux et votre engagement à répondre aux besoins du patient.

Assurer la continuité des soins

La **continuité des soins** est un autre facteur de pérennisation de la relation de confiance. Un patient qui bénéficie de soins réguliers a besoin de savoir qu'il sera pris en charge sur le long terme. Il est donc crucial de garantir une présence fiable et d'organiser les soins de manière à éviter les ruptures. Si vous devez vous absenter, informer le patient en amont et, si possible, proposer une solution de remplacement. Cela montre que vous prenez en compte son bien-être même lorsque vous n'êtes pas disponible.

Adaptabilité et flexibilité

Être capable de s'adapter aux **changements d'état de santé** du patient ou aux imprévus renforce également la confiance. Un aide-soignant qui fait preuve de flexibilité et qui sait ajuster ses soins en fonction des besoins nouveaux montre qu'il est attentif à la personne et capable de gérer les situations délicates avec calme. Cette adaptabilité est particulièrement valorisée par les familles, qui ont besoin de savoir que leur proche est entre de bonnes mains, même en cas de complications.

3. Communiquer avec transparence et empathie

La **communication** joue un rôle clé dans la relation de confiance. Il est essentiel de maintenir un **dialogue ouvert** et transparent avec le patient, mais aussi avec sa famille, qui joue souvent un rôle actif dans la prise de décision.

Rendre compte des soins et des observations

Être **transparent** sur les soins apportés au patient renforce la confiance. Informer régulièrement la famille et le patient de l'évolution de la situation, des soins réalisés, et des observations que vous faites au quotidien montre que vous prenez votre rôle au sérieux. Cette communication régulière permet de maintenir tout le monde informé et d'éviter les incompréhensions.

Par exemple, si vous observez des signes de douleur, des difficultés respiratoires, ou tout autre changement dans l'état du patient, il est important de le signaler. Cela permet d'alerter rapidement les professionnels de santé compétents, mais aussi de rassurer la famille en montrant que vous êtes vigilant.

Savoir expliquer et rassurer

Les patients, en particulier ceux en situation de dépendance, peuvent éprouver de l'inquiétude face aux soins qu'ils reçoivent. Savoir **expliquer calmement** les gestes que vous allez réaliser et pourquoi ils sont nécessaires permet de créer un climat de sérénité. Cela est particulièrement vrai pour les soins qui peuvent être désagréables ou invasifs, comme la toilette intime ou la gestion de l'incontinence.

En prenant le temps de rassurer le patient et de répondre à ses questions, vous montrez que vous êtes non seulement attentif à ses besoins physiques, mais aussi à son bien-être psychologique. Cette attitude bienveillante et empathique contribue à renforcer la confiance.

Gérer les situations délicates avec tact

Dans la vie d'un aide-soignant libéral, il arrive de devoir gérer des situations délicates, comme une dégradation de l'état de santé du patient, des désaccords au sein de la famille, ou des imprévus qui nécessitent une modification des soins. Dans ces moments, la capacité à **gérer ces situations avec tact et diplomatie** est cruciale pour maintenir la confiance.

Par exemple, si un membre de la famille exprime des doutes ou des craintes quant à la prise en charge de son proche, il est important de l'écouter attentivement et de répondre à ses inquiétudes de manière constructive. La transparence et le respect des opinions des proches, tout en restant dans le cadre professionnel, sont des éléments qui renforceront le lien de confiance à long terme.

4. Humanité et présence bienveillante : être plus qu'un soignant

Au-delà de l'aspect technique des soins, la **relation humaine** est au cœur de la confiance entre un patient et son aide-soignant. Être présent pour le patient dans les moments difficiles, offrir une écoute attentive, et montrer de la **bienveillance** sont autant de gestes qui marquent la différence et créent un lien fort.

Être à l'écoute des émotions du patient

La prise en charge à domicile concerne souvent des patients âgés, malades ou en fin de vie. Ces personnes peuvent éprouver des sentiments de solitude, d'angoisse, voire de dépression. Un aide-soignant capable de **prêter une oreille attentive** à ces émotions, sans jugement, contribue au bien-être mental du patient. Parfois, le simple fait d'écouter le patient parler de ses préoccupations ou de ses souvenirs peut suffire à lui apporter du réconfort.

Cette capacité à **accompagner émotionnellement** le patient, au-delà des soins physiques, est un véritable atout pour renforcer la confiance. Elle montre que l'aide-soignant est là non seulement pour le corps, mais aussi pour l'esprit.

Soutenir les proches aidants

Les proches des patients, notamment ceux qui jouent le rôle d'aidants, sont souvent sous pression. En tant qu'aide-soignant, apporter du soutien et des conseils aux proches peut aussi contribuer à créer un climat de confiance. Expliquer comment gérer certains aspects du quotidien, proposer des solutions pour soulager l'aidant, ou simplement être à l'écoute de ses difficultés montre que vous comprenez les enjeux globaux de la prise en charge à domicile.

5. Bâtir une réputation solide grâce à la confiance

La relation de confiance avec les patients et leurs familles est non seulement essentielle à court terme, mais elle contribue également à bâtir une **réputation solide**, indispensable pour pérenniser une activité en libéral. Un patient satisfait et en confiance est plus susceptible de recommander vos services à d'autres, notamment par le biais du **bouche-à-oreille**, qui reste un levier puissant dans les professions de santé.

Le bouche-à-oreille et les recommandations

Un patient ou une famille qui a confiance en vous n'hésitera pas à parler de vous à son entourage. Le **bouche-à-oreille** est l'un des outils les plus puissants pour développer son activité en libéral, car les recommandations de personnes de confiance sont très souvent suivies. Chaque relation de confiance bâtie avec un patient peut ouvrir la porte à de nouvelles opportunités, que ce soit dans le cadre d'autres soins à domicile ou par des recommandations à des prescripteurs de soins (infirmiers, médecins, services d'aide à domicile).

Renforcer la relation avec les prescripteurs

La **confiance** ne se limite pas aux patients. En collaborant avec d'autres professionnels de santé, comme les infirmiers libéraux ou les médecins généralistes, il est possible de renforcer cette confiance à l'échelle professionnelle. Un prescripteur qui sait que vous êtes fiable, compétent, et en relation de confiance avec ses patients n'hésitera pas à recommander vos services à d'autres familles.

Chapitre 12

La prise en charge des patients en situation de handicap à domicile

Soins auprès des personnes en situation de handicap moteur

  o   Aides techniques et ergonomiques pour faciliter la vie quotidienne du patient.

Les **aides techniques et ergonomiques** jouent un rôle crucial pour améliorer la **qualité de vie** des patients à domicile, en particulier ceux en situation de dépendance ou à mobilité réduite. Ces outils, spécialement conçus pour s'adapter aux besoins des personnes âgées, handicapées ou atteintes de maladies chroniques, permettent de **faciliter leur quotidien** en leur apportant plus d'autonomie, de confort et de sécurité. Pour les aides-soignants et les proches aidants, ces équipements sont également essentiels, car ils réduisent la pénibilité des tâches et limitent les risques de blessures, notamment lors des manipulations physiques. En combinant des technologies simples et des dispositifs plus avancés, il est possible de créer un environnement ergonomique qui répond aux besoins spécifiques du patient tout en améliorant son bien-être général.

1. Faciliter la mobilité : aides à la marche et au déplacement

Les **aides à la mobilité** sont souvent indispensables pour les patients ayant des difficultés à se déplacer de manière autonome. Ces dispositifs permettent d'éviter les chutes, de soulager la fatigue, et de maintenir une forme d'indépendance dans les déplacements quotidiens.

Les cannes, déambulateurs et cadres de marche

Les **cannes** sont parmi les aides les plus simples et les plus courantes. Elles offrent un soutien lors des déplacements et peuvent être ajustées en hauteur pour s'adapter à la morphologie du patient. Les cannes tripodes ou quadripodes, qui possèdent plusieurs points d'appui, apportent encore plus de stabilité et sont particulièrement adaptées aux personnes présentant un risque élevé de chute.

Les **déambulateurs**, quant à eux, sont une solution idéale pour les patients qui ont besoin d'un soutien plus stable que la canne. Dotés de roues à l'avant et de poignées ergonomiques, ils permettent de se déplacer de manière autonome tout en offrant un appui stable. Certains modèles incluent des sièges intégrés, permettant au patient de se reposer lors de ses déplacements.

Enfin, les **cadres de marche** sont conçus pour les patients ayant des difficultés sévères à se mouvoir. Ils offrent un soutien complet et une grande stabilité, bien qu'ils soient plus encombrants. Ces aides sont souvent utilisées lors de la rééducation ou par des patients ayant des troubles de l'équilibre.

Fauteuils roulants et scooters électriques

Pour les patients en perte de mobilité importante ou ayant des troubles de l'équilibre graves, les **fauteuils roulants** manuels ou électriques sont indispensables. Ils permettent au patient de se déplacer sans assistance, que ce soit à l'intérieur de son domicile ou en extérieur. Les fauteuils roulants manuels, plus légers et plus simples d'utilisation, sont souvent adaptés aux personnes ayant une certaine force dans les bras ou pouvant se faire pousser par un tiers. Les modèles électriques, quant à eux, offrent une grande autonomie et conviennent aux personnes dont la mobilité est très réduite.

Les **scooters électriques** sont également une option intéressante pour les déplacements extérieurs. Ils permettent aux patients de se rendre dans leur quartier, au marché ou chez des amis en toute autonomie, tout en étant assis confortablement et en évitant les efforts physiques.

2. Prévenir les chutes : dispositifs de sécurité et aménagements ergonomiques

Les chutes représentent un risque majeur pour les patients âgés ou en perte de mobilité. Prévenir les accidents domestiques est donc une priorité, et l'utilisation d'**équipements ergonomiques** et de

dispositifs de sécurité adaptés peut grandement améliorer la sécurité du patient dans son environnement quotidien.

Barres d'appui et poignées ergonomiques

Les **barres d'appui** sont des dispositifs simples, mais extrêmement efficaces pour prévenir les chutes. Installées dans des endroits stratégiques, comme les salles de bain (près des toilettes, de la douche ou de la baignoire) ou dans les couloirs, elles permettent au patient de se tenir et de se stabiliser en cas de besoin. Les **poignées ergonomiques**, qui sont souvent anti-dérapantes, facilitent également la mobilité dans les zones critiques du domicile.

Ces dispositifs sont particulièrement importants dans les pièces où le risque de glissade est élevé, comme les **salles de bain** ou les **escaliers**. Installer des barres d'appui au niveau des escaliers ou des seuils de porte permet de sécuriser le passage et de réduire considérablement le risque de chutes.

Sièges de douche et baignoires adaptées

La **toilette** est une activité quotidienne qui peut devenir dangereuse pour les personnes en perte de mobilité. L'installation de **sièges de douche** ou de **bancs de bain** est une solution pratique pour permettre aux patients de se laver en toute sécurité, sans risquer de perdre l'équilibre. Ces sièges, parfois pliables ou réglables en hauteur, permettent au patient de s'asseoir confortablement sous la douche et d'éviter les efforts inutiles ou les glissades.

Pour les personnes ayant des difficultés à entrer ou sortir de la baignoire, des **baignoires à porte** ou des **sièges élévateurs de baignoire** peuvent également être installés. Ces dispositifs permettent au patient de prendre un bain en toute sécurité, sans avoir à escalader le rebord de la baignoire.

Détecteurs de chute et téléassistance

Les **détecteurs de chute** et les systèmes de **téléassistance** sont des technologies précieuses pour garantir la sécurité des patients à domicile. Portés sous forme de bracelets ou de pendentifs, les détecteurs de chute alertent automatiquement les proches ou les services d'urgence en cas de chute, permettant une intervention rapide. Ces dispositifs sont particulièrement adaptés aux personnes vivant seules ou celles dont l'état de santé nécessite une surveillance constante.

La **téléassistance**, quant à elle, permet au patient de contacter un centre d'assistance 24 heures sur 24 en cas de problème, en appuyant sur un simple bouton. Ces services sont rassurants pour les patients et leurs familles, car ils garantissent une aide rapide en cas d'accident.

3. Favoriser l'autonomie au quotidien : aides à l'alimentation, à l'habillement et à l'hygiène

Les aides techniques et ergonomiques ne se limitent pas à la mobilité et à la sécurité. Elles peuvent aussi grandement faciliter les **activités du quotidien**, telles que l'alimentation, l'habillement et l'hygiène. Ces dispositifs permettent au patient de conserver un maximum d'autonomie, même dans des situations de dépendance.

Aides à l'alimentation

Les patients souffrant de troubles moteurs, comme ceux atteints de la maladie de Parkinson ou ayant des tremblements, peuvent rencontrer des difficultés pour manger seuls. Des **couverts ergonomiques**, plus larges et plus faciles à saisir, ou des **assiettes à rebord** empêchant la nourriture de glisser, permettent au patient de manger de façon plus autonome.

Il existe également des **gobelets à découpe nasale**, qui facilitent la prise de boisson pour les personnes ayant des difficultés à incliner la tête, ou des **plateaux anti-dérapants**, qui stabilisent les aliments et évitent les accidents lors des repas.

Aides à l'habillement

Les **aides à l'habillement** permettent aux patients de s'habiller seul sans avoir besoin d'assistance. Des dispositifs comme les **enfile-chaussettes**, les **pinces de préhension** pour attraper les vêtements ou les **fermetures magnétiques** sur les vêtements facilitent l'habillage, même pour les personnes ayant une mobilité réduite dans les bras ou les mains. Ces outils permettent de préserver l'autonomie du patient tout en simplifiant une tâche quotidienne qui peut devenir compliquée.

Aides à l'hygiène

Des dispositifs spécifiques peuvent également faciliter l'**hygiène personnelle**. Par exemple, les **brosses à long manche** permettent de se laver sans avoir à faire de mouvements trop amples, tandis que les **toilettes surélevées** ou les **rehausseurs de WC** facilitent l'accès aux toilettes pour les patients ayant des difficultés à s'asseoir ou à se relever. Ces aménagements sont essentiels pour permettre au patient de maintenir son intimité tout en assurant sa sécurité.

4. Réduire les efforts des aidants et des soignants : solutions ergonomiques pour les transferts

Les **transferts** (passer d'un lit à une chaise, ou d'une chaise à une baignoire) sont souvent des moments délicats, tant pour les patients que pour les soignants ou les proches aidants. Pour éviter les accidents et réduire les risques de blessure, tant pour le patient que pour l'aidant, des **solutions ergonomiques** adaptées peuvent être mises en place.

Lève-personnes et verticalisateurs

Les **lève-personnes** sont des dispositifs électriques ou manuels conçus pour faciliter les transferts des patients en toute sécurité. Ces appareils permettent de soulever et de déplacer une personne du lit à un fauteuil, ou de la salle de bain à une chaise, sans effort physique pour l'aidant. Ils sont particulièrement utiles pour les patients ayant perdu toute autonomie motrice.

Les **verticalisateurs**, quant à eux, sont des dispositifs permettant d'aider le patient à se lever tout en préservant une partie de sa mobilité. Ces appareils sont souvent utilisés pour la rééducation, car ils permettent de solliciter les muscles tout en garantissant la sécurité lors des transferts.

Disques de transfert et planches de glissement

Pour les transferts simples, des **disques de transfert** ou des **planches de glissement** peuvent être utilisés. Le disque de transfert permet de pivoter plus facilement lors du passage du lit à un fauteuil, tandis que la planche de glissement facilite les mouvements horizontaux sans effort. Ces dispositifs réduisent la charge physique pour l'aidant tout en garantissant une manipulation douce et sécurisée pour le patient.

5. Intégration des nouvelles technologies : objets connectés pour la santé à domicile

Les **nouvelles technologies** jouent un rôle croissant dans l'accompagnement des patients à domicile, en facilitant la surveillance de leur état de santé et en garantissant un suivi à distance, en particulier pour les personnes souffrant de maladies chroniques.

Moniteurs de santé connectés

Les **objets connectés**, tels que les tensiomètres, les glucomètres ou les oxymètres, permettent de suivre en temps réel les **paramètres vitaux** des patients à domicile. Ces appareils peuvent envoyer des alertes automatiques aux soignants ou aux proches en cas de valeurs anormales, garantissant une surveillance continue sans avoir besoin de se rendre à l'hôpital ou chez le médecin.

Capteurs de mouvement et surveillance à distance

Des **capteurs de mouvement** installés dans la maison permettent de détecter les mouvements du patient et d'alerter en cas d'absence de mouvement prolongée, signe d'une éventuelle chute ou d'un malaise. Ces dispositifs, souvent reliés à des services de télésurveillance, assurent une protection supplémentaire pour les patients vivant seuls.

- o   Encourager l'autonomie tout en assurant des soins adaptés (mobilisation, prévention des escarres).

Encourager l'**autonomie** des patients tout en assurant des **soins adaptés** est un équilibre délicat, mais essentiel dans la prise en charge à domicile. L'autonomie contribue à la **dignité** et au **bien-être** du patient, en renforçant son estime de soi et en lui permettant de conserver une forme d'indépendance. Toutefois, cela ne doit jamais se faire au détriment de sa sécurité ou de la qualité des soins. En tant qu'aide-soignant, il s'agit de trouver un juste milieu entre stimuler les capacités résiduelles du patient et prévenir les complications liées à l'immobilité, telles que les **escarres** ou la perte de mobilité. Des soins adaptés, combinés à des interventions favorisant la **mobilisation** et l'implication active du patient, permettent d'assurer une prise en charge holistique et bénéfique à long terme.

1. Encourager l'autonomie physique : mobilisation et exercices adaptés

La **mobilisation** régulière est essentielle pour maintenir ou améliorer l'autonomie physique des patients. Même lorsqu'un patient est limité dans ses mouvements en raison de son âge, d'une maladie ou d'un handicap, il est souvent possible de le stimuler à participer activement à certaines tâches, contribuant ainsi à sa rééducation, à sa mobilité et à son bien-être.

Adapter les gestes aux capacités du patient

L'un des premiers principes pour encourager l'autonomie est de toujours **adapter les soins** et les interventions à ce que le patient est capable de faire par lui-même. Par exemple, lors de la toilette ou de l'habillage, il peut être judicieux de laisser le patient effectuer lui-même certaines étapes, même si cela prend plus de temps. Cela peut inclure des gestes simples comme se brosser les dents, se coiffer ou essayer de s'habiller partiellement.

L'aide-soignant peut guider et **accompagner** ces gestes, en étant à proximité pour intervenir en cas de besoin, mais en laissant le patient se responsabiliser et réaliser ce qu'il peut faire seul. Cette approche valorise les capacités du patient et stimule son envie de rester actif, même dans des tâches simples.

Exercices de mobilisation pour éviter l'enraidissement

Pour les patients en perte de mobilité, notamment ceux qui sont alités ou passent beaucoup de temps en fauteuil roulant, la **mobilisation passive** ou active est indispensable pour prévenir l'enraidissement des articulations, la fonte musculaire, et d'autres complications liées à l'immobilité.

Des exercices doux de **mobilisation articulaire** peuvent être réalisés avec l'aide de l'aide-soignant. Il peut s'agir de mouvements de flexion et d'extension des jambes, des bras ou des mains, en fonction des capacités du patient. Si le patient est en mesure de réaliser lui-même certains mouvements, il est important de l'encourager à participer activement, même s'il ne peut effectuer que de légers mouvements. Ces exercices permettent non seulement de maintenir une certaine souplesse, mais aussi de stimuler la circulation sanguine et de prévenir les douleurs musculaires et articulaires.

Pour les patients alités, la mobilisation doit être régulière pour éviter le **syndrome de désadaptation motrice**, qui survient lorsque le patient perd rapidement ses capacités fonctionnelles en raison de l'inactivité prolongée. Encourager les mouvements, même minimes, permet de maintenir la mobilité aussi longtemps que possible.

2. Prévenir les escarres : soins de la peau et changements de position

Les **escarres** sont l'une des complications les plus fréquentes chez les patients immobilisés ou à mobilité réduite. Elles surviennent lorsque la peau est soumise à une pression prolongée, entraînant une nécrose des tissus. Une bonne prise en charge, incluant des soins préventifs, est donc indispensable pour éviter leur apparition, tout en encourageant le patient à participer à sa propre prévention dans la mesure de ses capacités.

Surveiller et protéger la peau

Le premier pas dans la prévention des escarres est de veiller à une **surveillance attentive de la peau**. L'aide-soignant doit examiner régulièrement les zones à risque, comme les talons, le sacrum, les coudes et les hanches, qui sont particulièrement exposées à une pression prolongée. Une attention particulière doit être portée à tout signe de rougeur, de durcissement ou de lésion de la peau, qui peut indiquer le début d'une escarre.

Des **soins d'hygiène adaptés** sont également cruciaux. La peau doit être nettoyée régulièrement et soigneusement, sans être frottée excessivement, pour éviter les irritations. L'utilisation de crèmes hydratantes ou de produits spécifiques pour protéger la peau fragilisée peut également être bénéfique, en particulier pour les patients souffrant d'incontinence, dont la peau est plus exposée aux risques d'escarres.

Changements de position réguliers

Les **changements de position** sont un élément clé pour prévenir les escarres. Un patient alité ou en fauteuil roulant doit être repositionné régulièrement pour soulager les points de pression et éviter une compression prolongée sur certaines parties du corps. Idéalement, les changements de position devraient se faire toutes les deux heures, mais la fréquence peut varier en fonction de l'état de santé du patient.

Là encore, il est important d'impliquer le patient autant que possible dans ce processus. Si le patient est en mesure de se mobiliser partiellement, il peut être encouragé à changer de position lui-même, avec un soutien approprié, en utilisant par exemple des barres d'appui ou des coussins ergonomiques pour faciliter le mouvement.

Utilisation d'aides techniques pour la prévention des escarres

Divers **dispositifs techniques** peuvent être utilisés pour soulager la pression et prévenir les escarres. Les **matelas anti-escarres**, à air ou en mousse viscoélastique, permettent de répartir la pression de manière uniforme sur le corps du patient, réduisant ainsi le risque de lésions cutanées. Les **coussins anti-escarres** pour fauteuils roulants offrent le même type de protection pour les patients en position assise prolongée.

Ces aides techniques, combinées à une mobilisation régulière et à des soins adaptés, sont des alliés indispensables pour prévenir les escarres et favoriser le confort du patient.

3. Encourager l'autonomie cognitive et émotionnelle

Outre l'autonomie physique, il est important de stimuler l'**autonomie cognitive et émotionnelle** du patient. Un patient à domicile peut rapidement se sentir isolé, dépendant et perdre confiance en lui. Encourager l'autonomie passe aussi par une **stimulation intellectuelle** et une attention portée à son bien-être psychologique.

Stimuler la participation aux décisions de soins

Un aspect essentiel de l'autonomie réside dans le fait d'**impliquer le patient dans les décisions** concernant ses propres soins. Lorsque cela est possible, l'aide-soignant doit encourager le patient à s'exprimer sur ses préférences et ses besoins. Lui demander à quel moment de la journée il préfère recevoir ses soins, quelles activités il aimerait faire ou quel type de soutien lui semble nécessaire sont autant de moyens de le rendre acteur de sa propre prise en charge.

Cette démarche favorise l'**estime de soi** et permet au patient de se sentir respecté dans son autonomie, même dans les tâches qu'il ne peut accomplir seul. Le simple fait de lui demander son avis ou de lui proposer des choix sur les soins reçus peut renforcer son implication et son engagement envers son propre bien-être.

Exercices de stimulation cognitive

Pour les patients souffrant de troubles cognitifs légers, comme les premières phases de la maladie d'Alzheimer, ou pour ceux qui souhaitent simplement rester mentalement actifs, des **exercices de stimulation cognitive** peuvent être mis en place. Cela peut inclure des jeux de mémoire, des discussions sur des sujets d'actualité, ou encore des activités manuelles comme le dessin ou le tricot.

Ces activités, en plus de préserver certaines capacités cognitives, permettent de maintenir une **interaction sociale** et de combattre le sentiment d'isolement. Encourager la participation du patient à des activités intellectuellement stimulantes contribue à son bien-être émotionnel et à son sentiment d'autonomie.

4. Alléger la tâche des soignants tout en encourageant l'autonomie

Pour garantir une prise en charge à la fois **adaptée** et **respectueuse de l'autonomie**, il est important de mettre en place des aides techniques et des méthodes de travail qui allègent la charge des soignants tout en respectant les capacités du patient.

Utilisation de matériel ergonomique pour les transferts

Pour les patients ayant une mobilité très réduite, les **transferts** (du lit au fauteuil, ou du fauteuil à la douche) sont souvent des moments critiques. Utiliser des **aides ergonomiques**, comme des lève-personnes, des draps de glisse ou des ceintures de transfert, permet de faciliter ces mouvements sans effort excessif de la part du soignant. En facilitant les transferts de manière sécurisée, le soignant peut également encourager le patient à participer activement aux mouvements, renforçant ainsi son sentiment d'autonomie tout en évitant des manipulations pénibles ou dangereuses.

Favoriser l'utilisation d'aides à la mobilité

Pour les patients capables de marcher avec assistance, il est essentiel d'encourager l'utilisation de dispositifs comme des **déambulateurs** ou des **cannes** pour favoriser les déplacements indépendants. Ces aides techniques, en offrant un soutien physique, permettent aux patients de maintenir leur autonomie pour les déplacements à l'intérieur de leur domicile, comme aller aux toilettes, se rendre à la table pour manger, ou se déplacer d'une pièce à l'autre.

L'implication active du patient dans ses déplacements, même courts, est un facteur clé pour préserver son autonomie à long terme et prévenir une perte musculaire due à l'inactivité.

5. L'équilibre entre autonomie et soins : une prise en charge individualisée

Encourager l'autonomie tout en assurant des soins adaptés nécessite une **approche individualisée**. Chaque patient présente des capacités et des besoins spécifiques qui évoluent au fil du temps. L'aide-soignant doit être capable d'ajuster ses interventions en fonction de ces évolutions, en maintenant un équilibre entre **stimulation de l'autonomie** et **sécurité des soins**.

Évaluer régulièrement les capacités du patient

La prise en charge doit inclure une **évaluation régulière** des capacités du patient, tant sur le plan physique que cognitif. Il est important d'ajuster les soins en fonction de l'état du patient et d'adapter les objectifs d'autonomie en conséquence. Par exemple, un patient qui progresse dans sa rééducation peut être encouragé à prendre davantage d'initiatives, tandis qu'un patient en déclin peut nécessiter une approche plus protectrice et assistée.

Maintenir une communication ouverte avec le patient et sa famille

Enfin, le dialogue avec le patient et sa famille est essentiel pour assurer une prise en charge réussie. L'aide-soignant doit expliquer clairement les soins, les objectifs de mobilisation, et l'importance de la prévention des complications. En impliquant le patient et ses proches dans ce processus, l'aide-soignant crée un environnement de **confiance**, où l'autonomie du patient est valorisée, mais jamais au détriment de sa sécurité et de son bien-être.

Les soins pour patients atteints de handicaps sensoriels et cognitifs

        o   Adaptations spécifiques pour les personnes souffrant de déficience visuelle ou auditive.

Les personnes souffrant de **déficience visuelle ou auditive** rencontrent des défis spécifiques dans leur quotidien, mais avec les bonnes **adaptations**, il est possible de considérablement améliorer leur **autonomie** et leur **qualité de vie**. Ces adaptations permettent d'optimiser leur environnement, de faciliter leur communication et de compenser les limitations sensorielles liées à leur handicap. Il est essentiel d'adapter les soins et l'accompagnement en tenant compte des besoins particuliers de ces patients, tout en veillant à respecter leur **dignité**, leur **sécurité**, et leur **autonomie**. Les aides techniques, les aménagements ergonomiques, et une communication adaptée sont au cœur de cette approche, qui permet de mieux intégrer ces personnes dans leur environnement de vie tout en répondant à leurs besoins spécifiques.

1. Adaptations pour les personnes souffrant de déficience visuelle

Les personnes ayant une **déficience visuelle** – qu'il s'agisse de malvoyance, de cécité partielle ou totale – ont besoin d'aménagements spécifiques pour mieux naviguer dans leur espace quotidien et pour accomplir des tâches essentielles en toute sécurité.

Aménager l'environnement pour plus de sécurité

L'un des principaux défis pour les personnes malvoyantes est de **se déplacer** en toute sécurité. Adapter l'espace de vie est donc essentiel pour éviter les accidents et faciliter la circulation.

- **Éliminer les obstacles** : Il est important de veiller à ce que l'espace de vie soit **libre d'obstacles**. Les tapis doivent être solidement fixés pour éviter les risques de trébuchement, et les meubles doivent être disposés de manière à permettre une circulation fluide.

- **Repères tactiles et sonores** : L'utilisation de **repères tactiles** peut être très utile. Par exemple, des bandes antidérapantes ou des revêtements texturés peuvent être placés au sol pour indiquer les zones de passage, les marches ou les escaliers. Des dispositifs **sonores**, comme des avertisseurs sonores pour portes ou électroménagers, peuvent également faciliter l'orientation et signaler certains événements (par exemple, une alarme sonore indiquant la fin du cycle d'une machine à laver).

- **Améliorer l'éclairage** : Pour les personnes malvoyantes, un **éclairage adapté** est crucial. Il s'agit non seulement d'assurer un éclairage suffisant, mais aussi d'éviter les contrastes trop marqués ou les zones d'ombre qui peuvent gêner l'orientation. Les lumières tamisées, les lampes directionnelles et les éclairages automatiques à détection de mouvement dans les couloirs ou les escaliers peuvent améliorer la sécurité et l'accessibilité de la maison.

Aides techniques pour l'autonomie quotidienne

Les aides techniques spécifiques peuvent grandement améliorer l'autonomie des personnes souffrant de déficience visuelle, en leur permettant d'effectuer des tâches quotidiennes de manière plus indépendante.

- **Appareils en braille ou à reconnaissance vocale** : Les **montres en braille**, les **téléphones à commande vocale** ou encore les **ordinateurs équipés de logiciels de synthèse vocale** permettent aux personnes aveugles de communiquer, de gérer leur emploi du temps et d'utiliser la technologie sans dépendre de l'aide d'autrui. Des lecteurs de documents à **voix synthétisée** peuvent aussi permettre de lire des textes imprimés ou numériques.

- **Étiquetage en braille ou en grand format** : Pour faciliter l'identification des objets ou des médicaments, il est possible de recourir à des **étiquettes en braille** ou en **caractères agrandis**. Cela peut être appliqué sur des bouteilles, des boîtes ou même des appareils ménagers.

Accompagnement et aide à la mobilité

Pour les personnes aveugles ou malvoyantes, la **mobilité** est l'une des préoccupations majeures. Il est souvent nécessaire de les accompagner ou de leur fournir des aides spécifiques pour se déplacer.

- **Canne blanche et chiens guides** : La **canne blanche** est un outil classique et efficace pour l'orientation des personnes aveugles. Elle permet de détecter les obstacles et d'appréhender les changements dans l'environnement. De plus, les **chiens guides** offrent une assistance précieuse pour aider la personne à se déplacer en toute sécurité à l'intérieur comme à l'extérieur du domicile.

- **Applications GPS adaptées** : Pour les déplacements à l'extérieur, des applications GPS spécifiquement conçues pour les personnes aveugles ou malvoyantes peuvent fournir des indications vocales détaillées sur l'itinéraire à suivre, rendant les déplacements plus sécurisés et autonomes.

2. Adaptations pour les personnes souffrant de déficience auditive

Les personnes ayant une **déficience auditive** font face à des défis différents, notamment dans la **communication** et la **perception des sons** de leur environnement. L'adaptation de leur environnement repose principalement sur des dispositifs visuels ou vibrants, ainsi que sur une communication ajustée.

Faciliter la communication avec des moyens adaptés

La **communication** est souvent le plus grand défi pour les personnes sourdes ou malentendantes, mais des solutions existent pour améliorer la qualité des échanges, que ce soit avec des proches, des soignants ou dans la vie quotidienne.

- **Langue des signes et lecture labiale** : La maîtrise de la **langue des signes** est un atout pour les personnes sourdes et leurs interlocuteurs. Apprendre quelques bases de la langue des signes peut faciliter grandement la communication avec les patients malentendants. Pour les personnes qui n'utilisent pas la langue des signes, la **lecture labiale** est une autre méthode précieuse. Il est donc essentiel de **parler face au patient**, d'articuler clairement et de s'assurer que le visage est bien éclairé pour faciliter la compréhension.

- **Sous-titrage et transcription** : Pour les patients souffrant de surdité, l'utilisation d'appareils comme des téléphones ou des télévisions peut être difficile. Les **appareils équipés de sous-titres** ou d'options de transcription textuelle permettent d'améliorer l'accessibilité des médias ou des appels téléphoniques. De nombreuses applications proposent également des services de **transcription en temps réel**, transformant les paroles en texte pour faciliter la communication.

Aménagements sonores et visuels dans l'environnement

Pour compenser la perte auditive, il est nécessaire de recourir à des dispositifs visuels ou vibrants qui peuvent alerter le patient de certains événements ou dangers.

- **Systèmes d'alarme visuelle ou vibrante** : Les personnes sourdes ne peuvent pas percevoir les alarmes sonores traditionnelles, comme celles des détecteurs de fumée ou des alarmes de sécurité. Il existe des **systèmes d'alarme**

visuelle, qui émettent un signal lumineux, ou des **appareils vibrants** (comme des bracelets ou des réveils) pour avertir la personne en cas d'urgence. Ces dispositifs sont cruciaux pour garantir la sécurité, en particulier la nuit.

- **Téléphones et sonnette avec signal visuel** : Pour les appels téléphoniques ou les visites à domicile, les **téléphones visuels** avec un écran lumineux ou les **sonnettes connectées** qui clignotent sont très utiles. Certains appareils incluent aussi une **fonction de vibration**, utile pour les personnes qui pourraient ne pas être en mesure de voir immédiatement le signal lumineux.

Aides auditives et appareils connectés

De nombreuses personnes malentendantes utilisent des **aides auditives** pour améliorer leur perception des sons. Ces appareils sont aujourd'hui de plus en plus performants, avec des options de connectivité permettant une **personnalisation des réglages**.

- **Prothèses auditives connectées** : Les nouvelles générations de prothèses auditives permettent de **personnaliser** le volume sonore en fonction de l'environnement, mais aussi de se connecter directement aux appareils comme les téléphones ou la télévision pour un son plus clair. Ces aides auditives peuvent être ajustées via une application sur smartphone, ce qui simplifie l'utilisation quotidienne et améliore le confort auditif.

- **Amplificateurs de son et boucles magnétiques** : Pour les situations spécifiques, comme la conversation dans des environnements bruyants, des **amplificateurs de son portatifs** ou des **boucles magnétiques** permettent de capter directement la voix de l'interlocuteur sans interférence sonore extérieure. Ces dispositifs sont couramment utilisés dans les salles de conférence, les théâtres ou les lieux publics pour aider les personnes malentendantes à mieux suivre les discussions.

3. Sensibiliser les soignants et proches à des méthodes de communication adaptées

Un aspect fondamental de l'accompagnement des personnes souffrant de déficience visuelle ou auditive est de **former et sensibiliser** les soignants, les aidants et les proches aux **méthodes de communication adaptées**. Une bonne communication permet d'éviter les malentendus, de renforcer la relation de confiance et de respecter les besoins spécifiques de la personne.

Adapter le langage et l'approche en fonction des capacités

Pour les personnes malvoyantes, il est important de **décrire l'environnement** et d'**annoncer les gestes** que l'on va effectuer. Par exemple, avant de toucher le patient pour un soin ou un déplacement, il est essentiel de le prévenir à l'avance pour éviter tout sentiment de surprise ou d'insécurité. De plus, **l'orientation** dans l'espace est facilitée par des descriptions claires (« votre chaise est à deux pas sur votre gauche ») ou par l'utilisation de points de repère précis.

Pour les personnes malentendantes, il est essentiel de **parler distinctement** en face d'eux, à un rythme modéré, et d'utiliser des supports visuels ou écrits si nécessaire. L'utilisation d'un **langage simple**, sans mots complexes ou phrases trop longues, permet également de faciliter la compréhension. Il est recommandé de toujours s'assurer que la personne a bien compris les informations avant de passer à une autre tâche ou discussion.

Créer un environnement inclusif et non stressant

Les personnes souffrant de déficience visuelle ou auditive peuvent être particulièrement sensibles à un environnement stressant ou mal adapté à leurs besoins. Il est donc crucial de veiller à ce que leur espace de vie soit à la fois **sûr, accessible**, et **adapté** à leur rythme. En restant attentif à leurs besoins et en leur permettant de conserver leur autonomie autant que possible, il est possible de garantir un cadre de vie harmonieux et de leur offrir un accompagnement respectueux et bienveillant.

- o Techniques de communication adaptées pour les personnes atteintes de troubles cognitifs (autisme, retard mental).

Communiquer avec des personnes atteintes de **troubles cognitifs**, tels que l'autisme ou le retard mental, demande une approche particulière, centrée sur la compréhension de leurs spécificités et la mise en place de techniques adaptées. Chaque individu est unique, et il est essentiel de faire preuve de **patience**, d'**empathie**, et d'un véritable **respect de leurs rythmes** et de leurs capacités. En adaptant la communication, non seulement on facilite les échanges, mais on renforce aussi leur **autonomie**, leur **confiance** et leur **bien-être émotionnel**.

1. Comprendre les particularités des troubles cognitifs

Avant de développer des techniques spécifiques de communication, il est important de comprendre les caractéristiques des **troubles cognitifs** comme l'**autisme** ou le **retard mental**. Ces conditions peuvent affecter différemment la capacité à comprendre, à traiter et à répondre à l'information.

Autisme

Les personnes atteintes d'un **trouble du spectre de l'autisme (TSA)** présentent souvent des difficultés à comprendre les **signaux sociaux**, les **expressions faciales**, et les **indices non verbaux**. Elles peuvent aussi avoir des troubles sensoriels, ce qui influence leur manière de percevoir et d'interagir avec le monde. La communication peut être soit **limitée**, soit **atypique**, avec une difficulté à engager des conversations réciproques, des répétitions verbales (écholalie) ou des préférences pour un langage littéral et direct.

Retard mental

Les personnes avec un **retard mental** (ou déficience intellectuelle) peuvent avoir des limitations dans le traitement de l'information, ce qui affecte leur capacité à comprendre des concepts complexes ou des instructions. Leur capacité à exprimer leurs besoins ou leurs sentiments peut également être restreinte, nécessitant une **simplification du langage** et un accompagnement patient pour aider à surmonter les barrières de communication.

2. Techniques de communication pour les personnes atteintes d'autisme

La communication avec une personne autiste doit être **adaptée** à ses capacités et à ses besoins spécifiques. Certaines personnes peuvent être **non verbales**, tandis que d'autres peuvent utiliser un langage verbal mais avoir des difficultés à saisir le contexte ou les nuances sociales.

Utiliser un langage simple et direct

Les personnes autistes ont souvent une préférence pour un langage **littéral** et **concret**. Il est donc important d'éviter les **métaphores**, les **sarcasmes** ou les expressions idiomatiques qui peuvent prêter à confusion. Par exemple, au lieu de dire « on va filer », qui pourrait être pris au pied de la lettre, il vaut mieux dire « nous allons partir maintenant ».

Le langage doit être **simple** et **direct**, en évitant les formulations complexes ou les informations superflues. Donner des **instructions claires** et **séquencées** en plusieurs étapes facilite la compréhension. Par exemple, au lieu de dire « habille-toi », il peut être plus efficace de décomposer en « prends ton pantalon », « mets-le », puis « prends ton t-shirt », etc.

Accompagner les mots de supports visuels

Les **supports visuels** sont extrêmement utiles pour les personnes autistes. Cela inclut l'utilisation de **pictogrammes**, de **schémas** ou d'**images** qui illustrent les instructions ou les activités. Par exemple, un tableau visuel avec les différentes étapes d'une journée ou d'une tâche permet à la personne autiste de se repérer dans le temps et de mieux comprendre ce qu'on attend d'elle.

Les **cartes visuelles** peuvent également être utilisées pour exprimer des besoins ou des émotions, facilitant ainsi la communication pour les personnes ayant du mal à verbaliser leurs sentiments. Des applications numériques, comme des tablettes équipées de logiciels de communication, peuvent également aider à exprimer des choix ou des besoins à travers des pictogrammes.

Favoriser un environnement calme et structuré

La **structure** et la **prévisibilité** sont souvent essentielles pour les personnes autistes. Un environnement trop stimulant ou changeant peut créer de l'**anxiété** et rendre la communication plus difficile. Il est donc important de favoriser un cadre **calme**, sans interruptions, pour que la personne se sente en sécurité et puisse se concentrer.

Expliquer les transitions est également crucial. Les changements de routine ou d'activités peuvent être sources de stress pour les personnes autistes. Il est donc utile d'**annoncer à l'avance** ces transitions, avec des phrases comme « dans 5 minutes, nous allons faire cette activité » ou « après le déjeuner, nous irons au parc ».

Respecter le besoin d'espace personnel

Certaines personnes autistes peuvent être sensibles au **contact physique** ou aux interactions trop intenses. Il est essentiel de respecter leur besoin de **distance physique** et d'éviter les gestes brusques ou inattendus. Communiquer avec **douceur**, en respectant leur espace personnel, permet de ne pas les mettre en situation de stress.

3. Techniques de communication pour les personnes atteintes de retard mental

La communication avec une personne ayant un retard mental demande des ajustements spécifiques, principalement en termes de **simplification** du langage et de **patience** dans les interactions.

Simplifier le langage et donner des explications claires

Pour les personnes atteintes de retard mental, il est nécessaire d'utiliser un **langage simple**, avec des phrases courtes et des mots faciles à comprendre. Les **concepts abstraits** peuvent être difficiles à appréhender, il est donc conseillé d'utiliser des exemples concrets et de donner des explications détaillées si nécessaire.

Il est aussi utile de **répéter** les instructions si elles ne sont pas comprises du premier coup, sans se montrer impatient, et d'accompagner les paroles par des **gestes** ou des **démonstrations** visuelles. Par exemple, montrer comment se laver les mains tout en décrivant chaque étape rend la tâche plus accessible.

Poser des questions ouvertes pour favoriser l'expression

Plutôt que de poser des questions trop générales ou fermées, qui risquent de limiter la réponse, il est préférable de poser des **questions ouvertes** mais adaptées aux capacités du patient. Par exemple, au lieu de demander « Est-ce que tu vas bien ? », qui pourrait amener une réponse vague, il vaut mieux dire « Qu'as-tu fait aujourd'hui ? » ou « Comment te sens-tu ? », en laissant le temps au patient de formuler sa réponse.

La **patience** est cruciale dans ce processus. Les personnes avec un retard mental peuvent mettre plus de temps à répondre ou avoir besoin d'un accompagnement pour organiser leurs pensées.

Utiliser des aides visuelles et tactiles

Comme pour les personnes autistes, les **aides visuelles** peuvent être extrêmement efficaces pour les personnes atteintes de retard mental. Les **images**, les **objets** ou les **gestes** aident à comprendre les consignes ou à illustrer des concepts qui peuvent sembler trop abstraits lorsqu'ils sont expliqués verbalement.

Le **toucher** peut aussi être un bon moyen de communication, en particulier pour les personnes ayant des difficultés à s'exprimer verbalement. Par exemple, donner des objets en lien avec une activité à venir peut aider à comprendre ce qui va se passer (comme remettre une brosse à dents pour signaler le moment de la toilette).

Renforcer la confiance par la répétition et la routine

Les personnes atteintes de retard mental peuvent avoir besoin de **répétitions** régulières pour comprendre et assimiler certaines informations ou routines. Cela permet de renforcer leur **sentiment de sécurité** et de maîtriser progressivement les actions qu'ils doivent accomplir. Répéter les consignes et maintenir une **routine stable** dans les soins ou les activités quotidiennes contribue à structurer leur journée et à leur donner des repères rassurants.

4. Maintenir une attitude bienveillante et encourageante

Qu'il s'agisse de personnes atteintes d'autisme ou de retard mental, il est essentiel de maintenir une **attitude bienveillante** et **encourageante** dans toutes les interactions. La **patience** et le **respect** des capacités de chacun doivent toujours primer, car ces individus peuvent ressentir une grande frustration face à des difficultés de communication.

Valoriser les petites réussites

Encourager et **féliciter** les petits progrès, même minimes, est essentiel pour renforcer la **confiance** des personnes atteintes de troubles cognitifs. Un simple sourire, un mot de félicitation ou un geste chaleureux peut les encourager à poursuivre leurs efforts et à s'engager davantage dans les interactions.

Rester à l'écoute des émotions non verbales

Il est important de prêter attention aux **signes non verbaux** que ces personnes peuvent manifester, car elles ont parfois du mal à exprimer leurs émotions ou leurs besoins par des mots. Des gestes, des expressions faciales ou des changements de comportement peuvent indiquer de l'inconfort, de l'anxiété ou un besoin particulier. Être attentif à ces signaux permet de mieux comprendre leurs besoins et d'ajuster la communication en conséquence.

5. Travailler en collaboration avec les proches et les professionnels

Une communication efficace avec les personnes atteintes de troubles cognitifs implique aussi une **collaboration étroite avec les familles** et les autres professionnels de santé. Chaque personne ayant des besoins spécifiques, il est crucial de travailler en équipe pour mettre en place des stratégies de communication adaptées.

Utiliser les méthodes approuvées par les proches

Les familles connaissent souvent très bien les particularités de communication de leurs proches atteints de troubles cognitifs. En tant que soignant, il est important de **consulter les proches** pour comprendre les méthodes de communication qui fonctionnent le mieux. Cela peut inclure l'utilisation de certains mots, gestes ou routines spécifiques qui facilitent les échanges.

Coordination avec les spécialistes

Pour les personnes atteintes d'autisme ou de retard mental, il peut être utile de collaborer avec des **orthophonistes**, des **psychologues**, ou des **éducateurs spécialisés** qui ont développé des techniques de communication spécifiques pour chaque patient. Travailler en lien avec ces professionnels permet d'optimiser l'accompagnement et de garantir que toutes les interventions sont cohérentes et bénéfiques pour le patient.

Assistance et accompagnement vers l'intégration sociale

o   Aider à la réinsertion sociale des personnes handicapées (activités sociales, sorties encadrées).

La **réinsertion sociale** des personnes handicapées est une étape essentielle pour leur permettre de retrouver une **vie active**et de maintenir une bonne **qualité de vie**. Elle repose sur l'intégration dans la société à travers des **activités sociales**, des **sorties encadrées**, et un accompagnement qui vise à réduire l'isolement tout en renforçant l'autonomie. L'inclusion sociale des personnes en situation de handicap doit être au cœur des préoccupations des soignants, des familles et des institutions. Cela nécessite une approche globale et bienveillante, qui prend en compte non seulement les besoins physiques, mais aussi les besoins **psychologiques**, **émotionnels**, et **relationnels** des personnes concernées. Par l'accompagnement dans des activités adaptées et des sorties sécurisées, il est possible de créer des opportunités pour tisser des **liens sociaux**, retrouver un **sentiment d'appartenance** et redonner un sens à la vie quotidienne.

1. Les bienfaits de la réinsertion sociale

La réinsertion sociale des personnes handicapées est cruciale pour leur **bien-être** et leur **épanouissement**. Trop souvent, les personnes en situation de handicap se retrouvent isolées, exclues des activités quotidiennes et coupées du monde extérieur. Or, la participation à des activités sociales et à des sorties encadrées est essentielle pour plusieurs raisons.

Rompre l'isolement

L'isolement social est l'un des principaux problèmes auxquels sont confrontées les personnes en situation de handicap. Cet isolement peut entraîner des **problèmes de santé mentale**, comme la dépression ou l'anxiété, et peut diminuer la **motivation** et la **confiance en soi**. La participation à des **activités sociales** et à des sorties leur permet de **rompre cet isolement**, de se sentir impliquées et valorisées dans leur environnement. Les activités de groupe, les rencontres régulières avec d'autres personnes, et les sorties organisées peuvent créer un sentiment d'appartenance à la société.

Renforcer l'autonomie et la confiance en soi

Participer à des **sorties** et à des activités sociales contribue à renforcer l'**autonomie** des personnes handicapées. Ces expériences les encouragent à sortir de leur zone de confort et à relever des défis dans un cadre sécurisé. Elles apprennent à interagir avec de nouvelles personnes, à gérer des situations sociales, et à développer leurs compétences de communication et d'adaptation. Cela leur permet de **reprendre confiance en leurs capacités** et de se sentir plus indépendantes.

Stimuler les capacités physiques et cognitives

Les **activités sociales** et les sorties encadrées permettent de stimuler non seulement les capacités **sociales** et **relationnelles**, mais aussi les capacités **physiques** et **cognitives**. Les sorties peuvent inclure des activités physiques adaptées, comme la marche, la natation ou même des activités sportives plus légères. De plus, les interactions sociales stimulent les capacités cognitives des participants en les engageant dans des discussions, des jeux ou des projets collectifs.

2. Organiser des activités sociales adaptées

Pour que les personnes handicapées puissent pleinement bénéficier de leur réinsertion sociale, il est important de proposer des **activités adaptées** à leurs besoins spécifiques, qu'ils soient liés à des limitations physiques, sensorielles ou cognitives. Ces activités doivent être pensées pour être **inclusives** et favoriser la participation de tous, quel que soit le type de handicap.

Ateliers créatifs et culturels

Les **ateliers créatifs** sont une excellente manière de permettre aux personnes handicapées de s'exprimer, de développer leur créativité et de participer à une activité collective. Ces ateliers peuvent inclure des activités comme la **peinture**, le **dessin**, le **modelage** ou encore la **photographie**. En plus de stimuler la créativité, ces activités sont un moyen pour les participants d'exprimer leurs **émotions** et de **communiquer** autrement, notamment pour les personnes ayant des troubles de la communication.

Des **sorties culturelles** peuvent aussi être organisées pour permettre aux personnes handicapées de découvrir des expositions, des musées, ou d'assister à des spectacles. Ces sorties leur permettent non seulement de s'enrichir culturellement, mais aussi de participer à des événements publics, favorisant ainsi leur **intégration** dans la société.

Activités sportives adaptées

Le sport est un excellent moyen de maintenir une **bonne santé physique** et mentale, mais aussi de renforcer les liens sociaux. Il existe aujourd'hui de nombreuses **activités sportives adaptées** aux personnes handicapées, comme la **natation**, le **basket-ball en fauteuil roulant**, ou le **handisport**. Ces activités permettent aux participants de se dépasser, de rester actifs et de rencontrer d'autres personnes partageant les mêmes centres d'intérêt.

Le sport en équipe, en particulier, favorise l'esprit de **coopération**, le **travail d'équipe** et renforce le sentiment d'appartenance. Il est important d'adapter ces activités aux capacités de chacun et de créer un cadre sécurisant, où le plaisir et la participation sont au cœur des préoccupations, plutôt que la performance.

Groupes de parole et clubs sociaux

Les **groupes de parole** sont une autre forme d'activité sociale adaptée qui permet aux personnes handicapées d'échanger sur leurs expériences, leurs défis, et leurs réussites. Ces groupes offrent un **espace de soutien** et de partage, où chacun peut s'exprimer librement, sans jugement. Ils permettent également de créer des **liens sociaux** et de renforcer la solidarité entre les participants.

Des **clubs sociaux** ou des **cafés associatifs** peuvent aussi être mis en place pour permettre des rencontres régulières, dans un cadre convivial et informel. Ces lieux sont souvent ouverts à tous, favorisant ainsi l'intégration des personnes handicapées dans des groupes plus larges et diversifiés.

3. Sorties encadrées : favoriser l'accès à l'extérieur

Les **sorties encadrées** sont une composante clé de la réinsertion sociale des personnes handicapées. Ces sorties permettent de sortir du cadre souvent restreint du domicile ou de l'établissement, et d'explorer de nouveaux environnements dans un cadre sécurisant.

Sorties en plein air

Les **activités en plein air** sont particulièrement bénéfiques, car elles permettent de se reconnecter avec la nature et de pratiquer des exercices physiques légers, tout en renforçant le bien-être mental. Des promenades dans les parcs, des sorties à la mer, ou des randonnées adaptées sont autant d'occasions de profiter de l'extérieur.

Ces sorties en nature peuvent également inclure des activités ludiques, comme des pique-niques, des jeux de plein air ou même des séances de **jardinage thérapeutique**. Le contact avec la nature a des effets apaisants, réduit le stress et améliore l'humeur.

Accès aux lieux publics et événements

L'accès aux **lieux publics** est essentiel pour l'intégration sociale. Les sorties dans des restaurants, les cafés, les marchés ou encore les **événements locaux** (concerts, festivals) permettent aux personnes handicapées de participer pleinement à la vie sociale et culturelle de leur communauté. Il est important que ces lieux soient accessibles, tant en termes d'infrastructure (rampe d'accès, signalétique claire) que d'aménagement des activités pour accueillir des personnes en situation de handicap.

Ces sorties offrent aussi une opportunité de rencontrer de nouvelles personnes, de se sentir inclus dans la société et de briser les barrières parfois invisibles qui isolent les personnes handicapées.

Visites éducatives et professionnelles

Les **visites éducatives** peuvent constituer une sortie stimulante pour les personnes handicapées, qu'il s'agisse de visiter un **musée**, une **ferme pédagogique**, ou un **atelier d'artisanat**. Ces activités sont à la fois instructives et divertissantes, permettant d'acquérir de nouvelles connaissances tout en participant à une activité de groupe.

Dans un cadre de réinsertion sociale orientée vers la vie professionnelle, des visites d'**entreprises** ou de **centres de formation** peuvent également être organisées. Cela permet aux personnes handicapées de découvrir des possibilités de formation ou d'emploi adaptées à leurs compétences, et de renouer avec le monde du travail dans un cadre bienveillant.

4. Accompagnement et soutien dans les activités sociales

La **réinsertion sociale** ne peut se faire sans un **accompagnement adapté**. Les personnes handicapées, selon la nature de leur handicap, peuvent avoir besoin d'un soutien spécifique pour participer pleinement aux activités proposées. Ce soutien doit être apporté de manière respectueuse et discrète, pour encourager l'autonomie autant que possible tout en assurant la sécurité et le confort du participant.

Présence d'accompagnateurs spécialisés

Pour que les activités et sorties se déroulent en toute sécurité, il est souvent nécessaire de prévoir la présence de **professionnels formés**, tels que des **éducateurs spécialisés**, des **aides-soignants**, ou des **accompagnateurs sociaux**. Ces professionnels sont là pour guider, soutenir et intervenir en cas de besoin, tout en encourageant les participants à prendre des initiatives et à interagir avec leur environnement.

L'accompagnateur doit savoir doser son intervention pour permettre à la personne de développer son **autonomie**. Par exemple, dans une activité de groupe, il peut encourager la personne à prendre la parole ou à participer activement, tout en restant disponible pour apporter un soutien si nécessaire.

Encourager la participation active et l'initiative

L'un des objectifs de la réinsertion sociale est d'encourager les personnes handicapées à **prendre des initiatives** et à s'impliquer activement dans les activités proposées. Cela peut se traduire par de petites actions, comme aider à organiser une sortie, proposer une idée d'activité ou participer à la prise de décision dans un groupe.

Valoriser ces petites initiatives renforce la **confiance en soi** et permet à chacun de se sentir utile et valorisé. Les accompagnateurs doivent encourager cette prise d'initiative, en veillant à ce que chacun trouve sa place dans les activités collectives.

5. Créer un environnement inclusif et bienveillant

La **réinsertion sociale** des personnes handicapées repose aussi sur la capacité à créer un **environnement inclusif** et **bienveillant**. Il s'agit de veiller à ce que les lieux et les activités soient adaptés, mais aussi de sensibiliser les autres participants ou membres de la communauté à l'importance de l'inclusion.

Sensibiliser les autres participants

Dans les groupes mixtes, où des personnes handicapées participent avec des personnes valides, il est important de promouvoir une **attitude bienveillante** et respectueuse de la diversité. Cela peut passer par des **campagnes de sensibilisation**, des discussions ou des ateliers visant à mieux comprendre le handicap et à développer l'**empathie**.

Il est essentiel de lutter contre les **stéréotypes** ou les **préjugés**, et d'encourager une véritable **inclusion**, où chacun est valorisé pour ce qu'il peut apporter, et non jugé pour ses limitations.

Favoriser l'accessibilité des lieux et des activités

Enfin, la **réinsertion sociale** ne peut être pleinement réussie que si les **lieux publics** et les **activités** sont accessibles à tous. Cela signifie veiller à ce que les infrastructures soient adaptées aux personnes à mobilité réduite (rampe d'accès, toilettes adaptées), mais aussi à ce que les informations soient accessibles aux personnes ayant des déficiences sensorielles (sous-titrage, signaux sonores ou visuels).

- Travailler avec des ergothérapeutes pour adapter l'environnement domestique.

Travailler avec des **ergothérapeutes** pour adapter l'environnement domestique des personnes en situation de handicap ou de perte d'autonomie est une démarche essentielle pour améliorer leur **qualité de vie** et leur **autonomie**. L'ergothérapie vise à optimiser l'adaptation de l'environnement de vie en fonction des capacités physiques, cognitives ou sensorielles de la personne, tout en tenant compte de ses besoins et de ses habitudes quotidiennes. Collaborer avec des ergothérapeutes permet de créer des espaces sécurisés et fonctionnels, facilitant les activités du quotidien, réduisant les risques d'accidents et augmentant le **bien-être général**. Cette adaptation peut impliquer des modifications architecturales, l'intégration d'**aides techniques** ou ergonomiques, et l'enseignement de nouvelles méthodes pour accomplir des tâches quotidiennes de manière autonome.

1. Le rôle de l'ergothérapeute dans l'adaptation de l'environnement

L'ergothérapeute est un professionnel de la santé spécialisé dans l'adaptation des **environnements physiques** et des **activités** pour les personnes ayant des limitations fonctionnelles. Son objectif est de permettre à ces personnes de vivre de manière la plus autonome possible, malgré leurs difficultés, et d'améliorer leur participation aux **activités quotidiennes** dans leur environnement domestique.

Évaluation des besoins spécifiques du patient

Le travail avec un ergothérapeute commence toujours par une **évaluation personnalisée** des besoins du patient. L'ergothérapeute analyse les **capacités motrices**, les **difficultés sensorielles**, ou les **limitations cognitives** de la personne, ainsi que la manière dont ces facteurs impactent sa vie quotidienne à domicile. Cette évaluation peut inclure l'observation des gestes et des déplacements du patient dans son habitat, des entretiens pour mieux comprendre ses habitudes de vie, et des tests fonctionnels pour déterminer ses points forts et ses faiblesses.

L'ergothérapeute prend également en compte l'**environnement** du patient : la disposition des meubles, la configuration des pièces, les équipements disponibles, et les risques potentiels. Cette analyse minutieuse permet de proposer des solutions d'aménagement adaptées à chaque situation, en tenant compte non seulement des besoins immédiats, mais aussi des évolutions futures de l'état de santé du patient.

Objectifs de l'adaptation de l'environnement

L'objectif principal de l'ergothérapeute est de permettre au patient de **gagner en autonomie** dans les activités quotidiennes tout en **réduisant les risques** liés à son état de santé. Cela inclut la **prévention des chutes**, l'**amélioration de la mobilité** à domicile, la **facilitation de l'accès** aux différentes zones de la maison, et l'**adaptation des gestes** aux capacités du patient.

Pour cela, l'ergothérapeute propose des **modifications de l'espace de vie** ou des **aides techniques** qui permettent d'accomplir les tâches de manière plus sûre et plus confortable. Ces interventions visent à transformer l'environnement en un espace facilitateur, capable de compenser les limitations du patient et d'optimiser son indépendance.

2. Aménagement de l'environnement domestique : adapter chaque pièce

L'adaptation de l'environnement domestique ne se limite pas à des interventions générales, mais doit être **ciblée** en fonction des besoins spécifiques du patient dans chaque pièce de la maison. L'ergothérapeute collabore avec le patient et son entourage pour proposer des solutions pratiques, en tenant compte des tâches que le patient doit accomplir au quotidien, comme se déplacer, se laver, cuisiner ou se reposer.

La salle de bain : un lieu à sécuriser en priorité

La **salle de bain** est l'une des pièces les plus dangereuses pour les personnes à mobilité réduite ou souffrant de troubles d'équilibre. L'ergothérapeute peut proposer plusieurs aménagements pour sécuriser cet espace et faciliter les gestes du quotidien :

- **Barres d'appui** et **poignées** placées près des toilettes, de la douche ou de la baignoire pour faciliter les transferts et aider le patient à se maintenir en équilibre.
- **Sièges de douche** ou **bancs de baignoire** qui permettent de se laver en position assise, réduisant ainsi les risques de chute et rendant l'hygiène plus confortable.
- **Rehausseurs de toilettes** pour aider les personnes ayant des difficultés à s'asseoir ou à se relever.
- **Tapis antidérapants** dans la douche et sur le sol pour prévenir les glissades.
- **Mitigeurs thermostatiques** pour éviter les brûlures liées aux variations soudaines de température de l'eau.

La chambre : un espace pour le repos et l'autonomie

Dans la **chambre**, l'ergothérapeute peut proposer des aménagements visant à faciliter l'accès au lit et à rendre les déplacements plus sûrs et plus simples :

- **Lève-personnes** ou **barres de lit** pour faciliter le passage du lit à une chaise ou à un fauteuil roulant.
- **Tables de lit ajustables**, qui permettent de manger ou de lire sans avoir à quitter le lit.
- **Lampes à capteurs de mouvement** ou **éclairages nocturnes**, pour aider la personne à se déplacer en toute sécurité la nuit.
- **Rangement ergonomique**, avec des placards à la bonne hauteur, des tiroirs faciles à ouvrir, et des vêtements à portée de main.

La cuisine : un lieu d'autonomie pour la préparation des repas

La **cuisine** peut également être aménagée pour permettre à la personne handicapée de préparer ses repas en toute sécurité et avec le maximum d'autonomie :

- **Plans de travail ajustables** en hauteur, pour permettre aux personnes en fauteuil roulant d'accéder aux espaces de préparation.
- **Placards et tiroirs coulissants**, situés à une hauteur accessible, pour éviter de se baisser ou de se pencher.
- **Ustensiles adaptés**, tels que des couteaux ergonomiques, des ouvre-boîtes automatiques ou des planches à découper antidérapantes.
- **Appareils électroménagers à commande vocale** ou avec des boutons tactiles plus faciles à manipuler pour les personnes ayant des troubles de la préhension.

Les couloirs et escaliers : sécurisation des déplacements

Les **couloirs** et **escaliers** sont des zones à haut risque pour les chutes. L'ergothérapeute peut recommander des solutions pour sécuriser ces zones :

- **Rampes d'escalier** solides des deux côtés pour un meilleur soutien.

- **Monte-escaliers** pour les personnes ayant de grandes difficultés à monter ou descendre les escaliers.
- **Détecteurs de mouvement** pour allumer automatiquement les lumières dans les couloirs sombres, réduisant ainsi le risque de trébuchement.
- **Revêtements antidérapants** pour les marches et les sols lisses.

3. Aides techniques et équipements ergonomiques

L'ergothérapeute peut également recommander une large gamme d'**aides techniques** et d'**équipements ergonomiques** pour améliorer l'autonomie à domicile. Ces dispositifs sont spécialement conçus pour compenser les limitations physiques et aider à accomplir les tâches du quotidien avec moins d'effort et plus de sécurité.

Aides à la mobilité

Les personnes ayant des difficultés à se déplacer peuvent bénéficier de **déambulateurs**, de **fauteuils roulants**, ou de **canne tripode** adaptés à leurs besoins. L'ergothérapeute aide à choisir l'équipement le plus adapté en fonction du degré de mobilité et des capacités de la personne. Il peut également s'assurer que les aides sont correctement ajustées pour éviter tout inconfort ou mauvaise posture.

Dispositifs pour les transferts

Les **lève-personnes**, **ceintures de transfert**, ou **planches de glissement** sont des outils couramment utilisés pour faciliter les transferts du lit au fauteuil, ou du fauteuil à la baignoire. Ces dispositifs permettent de limiter les efforts physiques du soignant et du patient, tout en assurant des mouvements en douceur.

Technologies domotiques pour l'autonomie

L'ergothérapie intègre de plus en plus de **technologies domotiques** pour améliorer la vie quotidienne des personnes en situation de handicap. Ces technologies permettent de contrôler l'environnement domestique (éclairage, chauffage, volets, téléviseurs) à distance via des **applications mobiles**, des **assistants vocaux**, ou des **télécommandes simplifiées**. Elles apportent une grande autonomie pour des tâches qui peuvent être difficiles à accomplir sans aide.

4. Formation et sensibilisation des proches aidants

L'ergothérapeute ne travaille pas uniquement avec le patient, mais aussi avec ses **proches aidants**. Il est essentiel de **former** ces derniers aux nouvelles méthodes et équipements mis en place, afin qu'ils puissent **accompagner la personne** de manière efficace et sécurisée.

Enseigner les techniques de transfert et d'assistance

Les proches doivent apprendre les **gestes appropriés** pour aider la personne dans ses déplacements ou ses transferts, tout en évitant de se blesser eux-mêmes. L'ergothérapeute enseigne comment utiliser correctement les aides techniques, comment déplacer une personne en toute sécurité, et comment organiser l'espace pour faciliter ces mouvements.

Adapter les routines quotidiennes

L'ergothérapeute aide également les aidants à **adapter les routines quotidiennes** du patient. Cela peut inclure la modification des horaires pour éviter la fatigue, la réorganisation des activités pour tenir compte des capacités fluctuantes de la personne, et l'intégration de pauses pour prévenir le surmenage.

5. Travailler en collaboration pour une adaptation continue

La collaboration avec un ergothérapeute n'est pas un processus ponctuel, mais une démarche qui peut évoluer avec le temps. À mesure que l'état de santé ou les besoins du patient changent, l'ergothérapeute peut proposer des ajustements supplémentaires, des **évaluations régulières** et des **mises à jour des équipements**.

Suivi régulier et ajustements

Il est important d'effectuer des **réévaluations régulières** de l'environnement domestique pour s'assurer que les adaptations mises en place sont toujours adaptées aux besoins du patient. Si la condition physique ou cognitive évolue, il peut être nécessaire de réajuster certains aménagements ou d'introduire de nouvelles aides techniques.

Travail pluridisciplinaire

L'ergothérapeute travaille souvent en **collaboration avec d'autres professionnels de santé**, tels que les kinésithérapeutes, les infirmiers à domicile, ou les aides-soignants, pour assurer une prise en charge globale et cohérente. Cette approche pluridisciplinaire garantit que toutes les dimensions du bien-être du patient sont prises en compte, et que les adaptations à domicile soutiennent au mieux les objectifs de réhabilitation ou de maintien de l'autonomie.

Conclusion approfondie :

Réflexions sur l'avenir des soins à domicile et le rôle de l'aide-soignant

- **Une réflexion sur l'évolution du secteur**

    o   Vers une prise en charge encore plus personnalisée et technologique.

La prise en charge des personnes en situation de dépendance ou de handicap évolue vers une approche de plus en plus **personnalisée** et **technologique**. Ce mouvement repose sur la nécessité de mieux adapter les soins et l'accompagnement aux **besoins spécifiques** de chaque individu, en prenant en compte leur situation particulière, leurs capacités résiduelles et leurs objectifs de vie. Les avancées technologiques, telles que les objets connectés, l'intelligence artificielle ou encore la domotique, jouent un rôle crucial en permettant de rendre les soins plus **précis**, plus **proactifs** et plus **autonomisants**. Cette révolution technologique ouvre de nouvelles perspectives pour améliorer la qualité de vie des patients, tout en optimisant l'efficacité des interventions des soignants et des aidants.

1. Individualisation des soins : adapter l'accompagnement aux besoins spécifiques

La prise en charge personnalisée repose avant tout sur la compréhension fine des **besoins individuels** de chaque patient. Chaque personne a une histoire, des capacités, des préférences et des besoins uniques, et la prise en charge doit tenir compte de cette diversité. Ce principe est fondamental dans les soins à domicile et les structures médicalisées, où il ne s'agit plus d'appliquer des protocoles standards, mais de **coconcevoir des soins adaptés à l'individu**.

Évaluer les besoins de manière globale

Pour personnaliser la prise en charge, il est essentiel de réaliser une **évaluation globale** des besoins du patient, en tenant compte à la fois de ses **capacités physiques**, de son **état cognitif**, de sa **santé émotionnelle** et de son **environnement social**. Cette évaluation ne doit pas se limiter à des critères médicaux : il s'agit aussi d'identifier les préférences du patient, ses habitudes de vie, ses objectifs personnels et les défis qu'il souhaite surmonter.

Une approche pluridisciplinaire, impliquant médecins, infirmiers, ergothérapeutes, psychologues et travailleurs sociaux, permet de dresser un **profil global** du patient et de co-construire un **plan de soins individualisé**. Ce plan inclut non seulement les interventions médicales, mais aussi les aspects du quotidien, comme l'organisation des activités, la gestion des soins personnels, la stimulation cognitive et la socialisation.

Soins centrés sur les préférences du patient

La **prise en compte des préférences** du patient est une des clés de la personnalisation des soins. L'objectif est de respecter l'autonomie de la personne et de lui offrir une prise en charge qui s'adapte à ses rythmes et à ses envies. Cela peut se traduire par de simples ajustements dans les horaires des soins, ou par l'adaptation des activités en fonction des intérêts du patient.

Par exemple, un patient en perte de mobilité peut être encouragé à participer à des **activités physiques adaptées** qui correspondent à ses préférences, comme la natation, la marche assistée ou des exercices de gymnastique douce. De la même manière, une personne atteinte de troubles cognitifs peut bénéficier d'activités créatives ou de jeux cognitifs qui stimulent ses capacités tout en lui apportant du plaisir.

2. L'émergence des technologies dans la prise en charge

Les **technologies** sont en train de transformer la manière dont nous concevons la prise en charge des personnes dépendantes ou handicapées. Elles permettent de rendre les soins plus **précis**, plus **proactifs** et plus **autonomisants**, en s'intégrant directement dans le quotidien des patients. Ces innovations technologiques permettent non seulement de mieux suivre l'évolution de l'état de santé, mais aussi d'adapter les soins en temps réel et d'améliorer la sécurité à domicile.

Objets connectés et télésurveillance

Les **objets connectés** (capteurs de mouvement, montres intelligentes, tensiomètres ou oxymètres connectés) permettent de surveiller à distance l'état de santé des patients, tout en leur offrant une plus grande autonomie. Ces appareils collectent en temps réel des **données vitales** (tension, fréquence cardiaque, taux d'oxygène, qualité du sommeil) et les transmettent aux soignants, qui peuvent alors ajuster les soins de manière proactive.

La **télésurveillance** offre une grande tranquillité d'esprit aux patients et à leurs familles. Par exemple, des capteurs placés dans la maison peuvent détecter les chutes, les absences de mouvement prolongées, ou encore des anomalies dans les routines quotidiennes. En cas de problème, les soignants ou les proches sont immédiatement alertés, permettant une **intervention rapide**.

Domotique et maison intelligente

La **domotique** est un autre domaine technologique qui révolutionne la vie à domicile des personnes en situation de handicap ou de perte d'autonomie. Les **maisons intelligentes** permettent de contrôler à distance de nombreux aspects du domicile, comme l'éclairage, le chauffage, les volets ou les appareils électroménagers, via des commandes vocales ou des applications mobiles.

Ces solutions domotiques simplifient le quotidien des patients en leur permettant de rester maîtres de leur environnement, même en cas de mobilité réduite. Par exemple, un patient en fauteuil roulant peut ouvrir et fermer ses volets, ajuster la température de sa maison ou même répondre à la porte sans avoir à se déplacer. Cette **autonomie accrue** contribue au bien-être psychologique des patients et à leur sentiment de contrôle sur leur vie quotidienne.

Applications de suivi et de coordination des soins

Les **applications mobiles** destinées aux soins de santé permettent une **coordination améliorée** entre les différents intervenants et le patient. Des plateformes de gestion des soins permettent aux soignants, aux médecins, aux aidants familiaux et au patient lui-même de suivre l'évolution de l'état de santé, de planifier les interventions et de communiquer en temps réel.

Ces applications permettent également de **centraliser les données** du patient (médicaments, soins, examens médicaux), facilitant ainsi la prise de décision et la **personnalisation des soins**. Elles offrent un suivi continu et permettent d'anticiper les problèmes avant qu'ils ne deviennent critiques, grâce à des alertes et des notifications personnalisées.

3. Intelligence artificielle et soins prédictifs

L'intelligence artificielle (IA) joue un rôle de plus en plus important dans le domaine des soins personnalisés. Elle permet d'analyser une grande quantité de données pour fournir des **soins prédictifs**, c'est-à-dire des interventions basées sur l'analyse des risques futurs et des tendances de santé.

Anticiper les besoins de soins

Grâce à l'IA, il est possible de **prédire l'évolution** de certaines maladies chroniques ou de détecter les risques de complications avant qu'elles ne surviennent. Les algorithmes d'IA, en analysant les données médicales du patient (antécédents, constantes biologiques, mode de vie), peuvent générer des **recommandations** sur les ajustements de traitement, les comportements à adopter ou encore les interventions médicales à programmer.

Par exemple, une IA peut détecter des signes précoces de dégradation de la santé chez un patient atteint d'insuffisance cardiaque, en analysant les fluctuations des constantes vitales mesurées par des objets connectés. Cela permet d'adapter le traitement rapidement, avant que l'état du patient ne s'aggrave.

Optimiser la gestion des soins

L'intelligence artificielle permet aussi d'**optimiser la gestion des soins**, en aidant les soignants à prioriser les interventions, à organiser les tournées de soins à domicile, ou encore à identifier les moments critiques pour certains patients. Les technologies d'IA sont capables de repérer des **modèles de comportement** ou des **anomalies** dans les données des patients, ce qui permet aux soignants de concentrer leurs efforts là où ils sont les plus nécessaires.

4. Vers une prise en charge plus humaine malgré la technologie

Si la technologie joue un rôle majeur dans la personnalisation des soins, il est essentiel de **maintenir une approche humaine** dans la relation de soin. La technologie ne doit pas remplacer les interactions humaines, mais au contraire les enrichir, en libérant du temps pour les soignants et en améliorant la qualité de l'accompagnement.

L'humain au centre de la technologie

La technologie doit être un **outil au service de l'humain**, et non une finalité en soi. L'usage des technologies de santé permet de soulager les soignants des tâches répétitives ou administratives, et de leur permettre de consacrer plus de temps à l'**écoute**, à l'**empathie**, et à l'accompagnement psychologique des patients. Ce **temps relationnel** est fondamental pour créer une relation de confiance et pour mieux comprendre les besoins émotionnels du patient.

Former les soignants aux nouvelles technologies

Pour que cette approche personnalisée et technologique fonctionne, il est important de **former les soignants** à l'usage des nouvelles technologies. Cela inclut non seulement la maîtrise des outils technologiques (applications, objets connectés, plateformes de gestion), mais aussi une compréhension des **limites** de la technologie. Il est essentiel que les soignants sachent utiliser la technologie de manière **éthique** et **respectueuse**, en veillant à toujours prendre en compte la volonté et le bien-être du patient.

- Le rôle central de l'aide-soignant dans la gestion des défis sociétaux (vieillissement de la population, soins chroniques).

Le **rôle de l'aide-soignant** est devenu **central** face aux défis sociétaux actuels, notamment le **vieillissement de la population** et la gestion des **soins chroniques**. Avec l'allongement de l'espérance de vie et l'augmentation des maladies chroniques, les besoins en soins de longue durée se sont considérablement accrus. Dans ce contexte, l'aide-soignant, en première ligne au quotidien, joue un rôle indispensable dans l'accompagnement des personnes âgées et des malades chroniques. Son action ne se limite plus seulement aux soins de base : il est au cœur d'un système de prise en charge qui s'adapte à des enjeux complexes, à la fois humains, sociaux, et médicaux.

1. L'accompagnement du vieillissement de la population

Le **vieillissement démographique** est l'un des principaux défis auxquels les systèmes de santé sont confrontés. Avec une proportion croissante de personnes âgées au sein de la société, les besoins en **soins de longue durée** augmentent de façon exponentielle. Les personnes âgées nécessitent souvent un accompagnement continu, non seulement pour les soins médicaux, mais aussi pour les activités quotidiennes et le maintien d'une qualité de vie décente.

Prise en charge de la dépendance liée à l'âge

L'aide-soignant joue un rôle crucial dans la **gestion de la dépendance** chez les personnes âgées, qu'il s'agisse de dépendance motrice, cognitive, ou des deux. Au quotidien, il intervient pour aider les patients à accomplir des tâches essentielles, comme la **toilette**, l'**habillage**, ou les **soins corporels**. Ces soins de base permettent aux personnes âgées de maintenir leur dignité et de rester aussi autonomes que possible dans leur propre environnement.

L'aide-soignant est souvent l'un des seuls liens entre les personnes âgées et le monde extérieur, particulièrement pour celles qui vivent isolées ou en établissements. En étant présent au quotidien, il tisse un **lien de confiance** qui devient essentiel pour le bien-être des patients. Ce rôle d'accompagnant va bien au-delà de l'aspect technique des soins, car il inclut aussi une dimension relationnelle et humaine, indispensable pour surmonter la solitude et les angoisses liées au vieillissement.

Prévention des risques et maintien de l'autonomie

Une des missions centrales de l'aide-soignant est de prévenir la perte d'autonomie chez les personnes âgées. Il veille à adapter les soins en fonction de l'état de santé du patient, tout en encourageant l'**autonomie** dans la mesure du possible. Par exemple, il peut accompagner une personne âgée dans ses exercices de **mobilité**, ou ajuster son environnement pour prévenir les **chutes** (aménagement du domicile, utilisation d'aides techniques).

En outre, l'aide-soignant joue un rôle clé dans la **prévention des complications** liées à l'immobilité, comme les **escarres** ou les **infections urinaires**, par la surveillance de l'état de santé des personnes qu'il accompagne. Cette vigilance constante permet d'éviter des hospitalisations inutiles et contribue à alléger la pression sur le système de santé.

2. La gestion des soins chroniques : un défi grandissant

La prise en charge des **maladies chroniques**, comme le diabète, l'insuffisance cardiaque ou les maladies respiratoires, est un autre défi majeur auquel les aides-soignants sont confrontés. Avec l'augmentation de l'incidence de ces pathologies dans la population, notamment chez les personnes âgées, le rôle de l'aide-soignant dans la gestion quotidienne des soins devient incontournable.

Suivi des traitements et accompagnement des patients

L'aide-soignant est en première ligne pour accompagner les patients atteints de **maladies chroniques**, en assurant un **suivi rigoureux** des traitements prescrits et en veillant à la bonne observance des soins. Même si l'administration des médicaments relève de la compétence des infirmiers, l'aide-soignant joue un rôle essentiel dans la **surveillance de l'état général** du patient, notamment en signalant tout signe de détérioration de la santé à l'équipe médicale.

Dans le cadre de maladies chroniques, le quotidien des patients peut être rythmé par des soins répétitifs et contraignants. L'aide-soignant intervient pour **soulager la charge** physique et psychologique de ces soins, tout en aidant à maintenir une **qualité de vie**. Son rôle consiste aussi à **éduquer** les patients sur les gestes à adopter pour mieux gérer leur maladie, comme surveiller leur alimentation, pratiquer des exercices adaptés, ou gérer les symptômes au quotidien.

Soutien psychologique et émotionnel

Les patients souffrant de maladies chroniques peuvent être confrontés à des périodes d'anxiété, de frustration ou de **découragement** face à la gestion continue de leur maladie. L'aide-soignant, par sa proximité quotidienne avec le patient, apporte un soutien émotionnel essentiel. Il est souvent le premier à détecter des signes de **détresse psychologique** et à encourager le patient dans son parcours de soins. Son rôle dépasse donc celui de technicien des soins pour devenir un véritable **accompagnant** dans les moments difficiles, apportant de la **consolation** et une écoute bienveillante.

3. Un acteur clé dans la coordination des soins

La prise en charge des patients âgés ou souffrant de maladies chroniques implique souvent plusieurs professionnels de santé. Dans ce contexte, l'aide-soignant joue un rôle central dans la **coordination des soins** et la communication entre les différentes parties prenantes. Il est le lien direct entre le patient, les infirmiers, les médecins, les kinésithérapeutes et les familles.

Communication des observations aux équipes de soins

L'aide-soignant est souvent celui qui passe le plus de temps avec le patient. De ce fait, il est en mesure de **surveiller l'évolution** de son état de santé de manière quotidienne. Il observe les signes de détérioration, les progrès ou les changements dans le comportement du patient, et transmet ces informations cruciales aux **équipes médicales**. Ce rôle d'observation et de communication est essentiel pour ajuster les soins en fonction des besoins réels du patient.

En transmettant ces informations, l'aide-soignant contribue à une prise en charge **réactive** et mieux adaptée, évitant des complications qui pourraient passer inaperçues sans cette vigilance quotidienne. Ce travail de collaboration améliore la continuité des soins et permet de garantir une meilleure qualité de vie aux patients.

Coordination avec les familles et les proches aidants

En plus de travailler avec les équipes médicales, l'aide-soignant est souvent l'**interlocuteur privilégié** des familles. Il aide à établir une communication fluide entre les professionnels de santé et les proches du patient, en les informant sur l'état de santé de la personne, les soins en cours et les éventuelles recommandations médicales. Ce lien avec la famille est crucial, car il permet d'assurer une prise en charge plus **complète** et plus **personnalisée**, en tenant compte des besoins et des attentes de la famille.

L'aide-soignant peut également aider les proches à mieux comprendre les gestes à adopter pour accompagner leur parent dans la vie quotidienne, ou les soutenir dans des périodes de **découragement** ou de **fatigue**. Il devient ainsi un partenaire clé dans l'accompagnement des familles, en leur apportant du répit et en leur permettant de mieux vivre la situation de dépendance de leur proche.

4. Défis à venir : vers une reconnaissance accrue du rôle des aides-soignants

Alors que la population vieillit et que la prise en charge des maladies chroniques devient plus complexe, le rôle des aides-soignants est appelé à se renforcer et à se diversifier. Cependant, pour relever ces défis, il est indispensable que leur **rôle soit pleinement reconnu** et que leur formation continue soit adaptée aux nouvelles exigences de la prise en charge.

Formation continue et spécialisation

Les aides-soignants doivent être formés aux **nouvelles technologies** de santé (objets connectés, domotique), aux **soins**

chroniques spécifiques (diabète, insuffisance cardiaque), et à la **gestion des situations complexes** telles que les soins palliatifs ou la prise en charge des troubles cognitifs (Alzheimer, démence). La formation continue est essentielle pour leur permettre d'acquérir ces compétences supplémentaires et de devenir des acteurs encore plus autonomes dans les équipes de soins.

Reconnaissance et valorisation

Enfin, la **valorisation** du travail des aides-soignants est un enjeu sociétal majeur. Il est essentiel de mieux reconnaître leur **rôle fondamental** dans la chaîne de soins, que ce soit à travers une meilleure reconnaissance salariale, des conditions de travail améliorées, ou encore une intégration plus forte dans les décisions médicales. Les aides-soignants sont des **pilotes**dans la gestion des soins quotidiens, et leur expertise doit être pleinement prise en compte pour améliorer la qualité des services de santé.

- **Les soins à domicile : un métier d'avenir, un métier de cœur**
  - Pourquoi les étudiants et novices devraient envisager cette carrière.

Les étudiants et novices devraient sérieusement envisager une **carrière d'aide-soignant**, car c'est une profession profondément **humaine** et **enrichissante**, offrant non seulement des opportunités professionnelles solides, mais aussi la satisfaction de contribuer de manière tangible au **bien-être des autres**. Ce métier, qui se situe au cœur des soins à la personne, permet de développer des compétences variées, d'avoir un impact direct sur la qualité de vie des patients, et de jouer un rôle clé dans un secteur en pleine expansion. Pour ceux qui recherchent une carrière qui allie **sens**, **engagement**, et **stabilité**, le métier d'aide-soignant est une option à envisager avec sérieux.

1. Un métier profondément humain et valorisant

L'un des principaux attraits du métier d'aide-soignant est qu'il place l'**humain** au centre de son action. Ce métier permet de travailler directement avec des personnes en situation de dépendance ou de fragilité, qu'il s'agisse de personnes âgées, de malades chroniques, ou de personnes en situation de handicap. L'aide-soignant n'est pas seulement là pour apporter des soins physiques, il joue aussi un rôle essentiel dans le **soutien moral** et le **bien-être psychologique** de ses patients.

Accompagner les personnes dans leur quotidien

Les aides-soignants sont en contact direct avec leurs patients et ont un rôle clé dans leur quotidien. Ils les aident à effectuer des gestes de la vie courante, comme se lever, se laver, s'habiller ou manger. Ces actes, bien que simples en apparence, sont souvent des moments où la **dignité** et l'**autonomie** des personnes sont en jeu. En offrant une aide adaptée et respectueuse, l'aide-soignant permet à ces personnes de **maintenir leur dignité** et leur qualité de vie, malgré la perte d'autonomie.

Créer un lien de confiance

Le **lien** qui se crée entre l'aide-soignant et le patient est souvent très fort. Les patients, en particulier ceux en situation de dépendance ou de vulnérabilité, apprécient la présence et le soutien des aides-soignants, qui deviennent souvent des **repères de sécurité** dans leur quotidien. Pour les novices, choisir cette carrière signifie s'engager dans une voie où la **relation humaine** est centrale, et où le sentiment de faire une réelle différence dans la vie de quelqu'un est particulièrement gratifiant.

2. Une carrière avec des perspectives d'emploi solides et stables

Le secteur des soins est l'un des rares à offrir des **perspectives d'emploi stables** et en **forte croissance**. En raison du **vieillissement de la population** et de l'augmentation des maladies chroniques, les besoins en personnel soignant, en particulier pour les soins de longue durée, ne cessent de croître. Devenir aide-soignant garantit donc non seulement un accès à un emploi, mais aussi une **sécurité professionnelle** dans un domaine où la demande est continue.

Un secteur en plein essor

Avec l'allongement de la durée de vie et le vieillissement des baby-boomers, la demande en soins pour les personnes âgées et les malades chroniques est en pleine expansion. Les établissements de santé, qu'il s'agisse de maisons de retraite, de services de soins à domicile ou d'hôpitaux, recherchent constamment du personnel qualifié pour assurer la prise en charge des patients. Les aides-soignants sont donc **très demandés**, et cette tendance va continuer à croître dans les décennies à venir.

Des opportunités variées et évolutives

La carrière d'aide-soignant offre également la possibilité de travailler dans une **grande variété de contextes** : à domicile, dans des hôpitaux, des maisons de retraite, des centres de rééducation, ou des cliniques spécialisées. Cette diversité de lieux de travail permet à chacun de trouver un environnement qui lui convient le mieux. De plus, les aides-soignants peuvent évoluer vers des **postes à responsabilités**, comme devenir **assistant en soins infirmiers**, **coordinateur de soins**, ou même poursuivre des études pour devenir **infirmier**.

3. Un métier au cœur des soins de santé

Les aides-soignants jouent un rôle **fondamental** dans le système de santé. Ils sont souvent les premiers à observer des signes de changement dans l'état de santé des patients, et leur **vigilance** permet de prévenir des complications. En travaillant aux côtés d'infirmiers, de médecins et d'autres professionnels de santé, les aides-soignants sont des **acteurs-clés** dans la chaîne de soins.

Un rôle crucial dans la continuité des soins

Les aides-soignants sont au **premier plan** pour assurer la continuité des soins. Ils suivent les patients au jour le jour, les accompagnent dans leurs soins d'hygiène et de confort, et transmettent les informations cruciales aux équipes soignantes. Cette proximité avec les patients les place dans une **position privilégiée** pour comprendre leurs besoins et pour contribuer à l'élaboration des plans de soins. Pour les novices, cette opportunité de participer activement à l'amélioration de la qualité des soins est une source de motivation et de satisfaction.

Développer des compétences variées et précieuses

Devenir aide-soignant permet de développer un ensemble de **compétences variées** : des gestes techniques de soin (toilette, aide à la mobilité, prise des paramètres vitaux) à la gestion des relations humaines, en passant par des capacités d'observation et de communication. Ces compétences sont précieuses et très recherchées dans le domaine de la santé. Elles permettent également d'envisager des évolutions de carrière vers des postes plus spécialisés.

4. Une profession pleine de sens

De plus en plus de jeunes recherchent une carrière qui a du **sens**, où ils peuvent se sentir utiles et accomplis. Le métier d'aide-soignant répond parfaitement à cette quête de **valeurs** et d'**engagement**. En choisissant cette voie, on s'engage à être au service des autres, à les accompagner dans des moments parfois difficiles de leur vie, et à leur apporter du **réconfort** et de la **dignité**.

Apporter une différence concrète dans la vie des gens

Ce métier permet de voir l'impact direct de ses actions sur la vie des personnes accompagnées. Que ce soit en aidant une personne âgée à conserver son autonomie ou en apportant du soutien à un patient en fin de vie, l'aide-soignant est là à des moments charnières de la vie des autres. Ce sentiment d'**utilité** et de **service** est une des raisons pour lesquelles cette profession est si valorisante.

Une carrière qui allie engagement et humanité

Pour les jeunes qui souhaitent allier travail et valeurs humaines, le métier d'aide-soignant est une **vocation**. Il s'agit d'un métier qui demande de l'**empathie**, du **respect**, de la **patience** et de la **bienveillance**. Pour ceux qui trouvent de la satisfaction à être au contact des autres et à les soutenir, devenir aide-soignant est une carrière qui permet de donner du sens à sa vie professionnelle, en contribuant chaque jour au bien-être et à la dignité des personnes vulnérables.

- L'importance d'être un professionnel à la fois technique et humain, et le sens profond de ce métier.

Le métier d'aide-soignant se distingue par une double exigence : être à la fois **un professionnel technique** compétent et **un être humain attentif** et bienveillant. Cette combinaison est essentielle pour répondre aux besoins multiples des patients, qui attendent non seulement des soins de qualité, mais aussi un soutien émotionnel, une écoute et un respect de leur dignité. C'est dans cette **fusion entre compétence technique et relation humaine** que réside toute la richesse et le sens profond de ce métier.

1. L'importance des compétences techniques : un socle de sécurité et de qualité des soins

L'aide-soignant doit maîtriser un ensemble de **compétences techniques** qui garantissent la qualité et la sécurité des soins qu'il dispense. Ces gestes sont le fondement de sa pratique professionnelle et constituent une part essentielle de son rôle auprès des patients.

Maîtriser les soins de base et les techniques spécifiques

Le métier d'aide-soignant repose sur la capacité à réaliser des **gestes techniques** précis. Cela comprend les soins d'hygiène et de confort, comme la **toilette**, l'**habillage**, l'**aide à l'alimentation**, mais aussi la surveillance des **paramètres vitaux** (température, tension artérielle, fréquence respiratoire). Ces gestes, souvent répétés quotidiennement, sont essentiels au bien-être des patients et à leur maintien en bonne santé.

L'aide-soignant doit également être capable d'intervenir dans des situations complexes, comme l'aide à la mobilisation des patients dépendants ou l'accompagnement de personnes en fin de vie. Sa compétence technique garantit que ces soins sont effectués en toute sécurité, en respectant les protocoles médicaux et les recommandations de l'équipe soignante.

Adapter les soins aux besoins spécifiques des patients

Être techniquement compétent signifie aussi savoir **adapter** les soins à chaque patient. Chaque personne est unique, et l'aide-soignant doit ajuster ses gestes en fonction de l'âge, de la pathologie ou du degré d'autonomie de la personne. Par exemple, un patient en soins palliatifs nécessitera une attention particulière pour soulager la douleur et apporter du confort, tandis qu'une personne âgée en rééducation aura besoin d'aide pour retrouver de la mobilité.

L'**observation** est une compétence clé dans cette adaptation. L'aide-soignant, par son contact quotidien avec le patient, est souvent le premier à remarquer des changements subtils dans son état de santé ou son comportement. Ces observations sont précieuses pour ajuster les soins et informer l'équipe médicale, contribuant ainsi à une prise en charge optimale.

2. La dimension humaine : au-delà des gestes, un soutien émotionnel et moral

Si les compétences techniques sont fondamentales, le cœur du métier d'aide-soignant repose sur la capacité à **tisser une relation humaine** avec le patient. Cette dimension est cruciale, car le soin ne se résume pas à des gestes techniques : il implique aussi une attention à l'autre, une présence bienveillante et un accompagnement psychologique.

Être à l'écoute des patients et de leurs émotions

Le métier d'aide-soignant nécessite une **écoute attentive** des besoins non seulement physiques, mais aussi **émotionnels**des patients. Beaucoup d'entre eux traversent des moments de vulnérabilité, qu'il s'agisse de maladie, de vieillesse ou de solitude. Le simple fait d'être **présent**, d'écouter leurs préoccupations ou de partager un moment de dialogue peut considérablement améliorer leur bien-être.

Cette écoute permet aussi de détecter des signes de **détresse émotionnelle**, comme la dépression ou l'anxiété, souvent présentes chez les personnes âgées ou en fin de vie. En apportant un soutien moral, l'aide-soignant aide à apaiser ces souffrances invisibles et participe à la **préservation de la dignité** du patient.

Apporter du réconfort et de la dignité dans les moments difficiles

Le rôle de l'aide-soignant ne se limite pas aux soins corporels ; il est également un **soutien psychologique** lors des moments difficiles. Cela est particulièrement vrai pour les personnes gravement malades ou en fin de vie. Dans ces situations, l'aide-soignant doit faire preuve d'**empathie**, de **patience** et de **douceur**, pour accompagner le patient et ses proches avec **respect** et **humanité**.

Il s'agit aussi de garantir la **dignité** du patient à tout moment, en respectant ses choix, ses rythmes, et en veillant à ce qu'il ne se sente jamais réduit à une « prise en charge technique ». La dimension humaine du soin est ici primordiale, car elle touche à l'essence même de ce que signifie « prendre soin » de quelqu'un.

3. Le sens profond du métier : une vocation tournée vers les autres

Devenir aide-soignant, c'est choisir un métier qui a du **sens**. C'est une profession où l'on se met au service des autres, où chaque geste, chaque parole, a un impact direct sur la qualité de vie et le bien-être d'autrui. Ce métier trouve son sens dans le **lien humain** qui se tisse avec les patients, mais aussi dans la **solidarité** et le **soutien** que l'aide-soignant apporte à ceux qui en ont le plus besoin.

Un engagement quotidien pour améliorer la qualité de vie

L'aide-soignant est un **acteur-clé** de la santé au quotidien. Il ne s'agit pas seulement de soigner des pathologies, mais de **prendre soin de la personne dans sa globalité**, en respectant son humanité, ses émotions, et ses besoins. Chaque jour, l'aide-soignant participe à améliorer la qualité de vie de ceux qui, souvent, ne peuvent plus accomplir seuls des gestes aussi simples que se lever ou manger.

Cet engagement donne une dimension **profonde** et **satisfaisante** à ce métier, car il s'inscrit dans une logique de **don de soi** et d'**entraide**. L'aide-soignant se trouve au carrefour de la technique et de l'humanité, contribuant à rendre le quotidien de ses patients plus supportable et plus digne.

Le sens de la responsabilité

Être aide-soignant, c'est aussi accepter une grande **responsabilité**. Le bien-être physique et psychologique des patients repose en partie sur la qualité des soins prodigués et sur la relation de confiance établie avec eux. Chaque geste doit être effectué avec le plus grand soin, chaque interaction avec le respect le plus total.

Cette responsabilité donne un sens profond au métier : l'aide-soignant devient un **pilier** pour les personnes vulnérables, un soutien essentiel à leur équilibre, et souvent une source de réconfort dans des moments de grande difficulté. Ce sens des responsabilités contribue à donner à la profession une **noblesse**, car il s'agit d'être là pour les autres, dans des moments de leur vie où ils sont le plus fragiles.

4. Une carrière enrichissante et humaine

Le métier d'aide-soignant offre des **opportunités d'épanouissement personnel**. Travailler au service des autres, dans un environnement où l'humanité prime, est une expérience enrichissante, tant sur le plan professionnel que personnel. Il s'agit d'un métier où l'on se sent utile, où l'on voit l'impact direct de ses actions sur la vie des gens.

Développer des compétences humaines et relationnelles

Travailler en tant qu'aide-soignant permet de développer des **compétences humaines** exceptionnelles : la capacité à écouter, à soutenir, à s'adapter aux besoins des autres. Ces compétences, au-delà de leur utilité professionnelle, enrichissent la vie personnelle de ceux qui choisissent cette voie. Elles permettent de mieux comprendre les autres, de faire preuve d'une plus grande **empathie** et d'apporter un soutien concret à ceux qui en ont besoin.

Un métier en constante évolution

Le métier d'aide-soignant est en constante évolution, avec des **perspectives d'évolution** de carrière intéressantes. Il est possible de se spécialiser, de continuer à se former, ou de progresser vers des postes à plus grande responsabilité, comme celui d'infirmier ou de coordinateur de soins. Cette dimension dynamique permet aux professionnels de continuer à **apprendre** et à **se développer**, tout en restant au service des autres.

- Mot de remerciement et encouragement aux lecteurs : l'aide-soignant, un pilier essentiel du soin humain.

Chers lecteurs,

À vous qui vous êtes plongés dans ces pages, je tiens à vous adresser mes plus sincères remerciements. Que vous soyez étudiants, novices dans le domaine des soins, ou simplement curieux d'en savoir plus sur le métier d'aide-soignant, votre intérêt pour ce rôle si essentiel au sein de notre système de santé est précieux.

L'aide-soignant n'est pas seulement un exécutant de gestes techniques : il est un **pilier fondamental du soin humain**. Chaque jour, par sa présence attentive et bienveillante, il contribue à maintenir la **dignité** des patients, à alléger leur souffrance, et à offrir un réconfort souvent silencieux, mais inestimable. C'est un métier où l'**humanité** se rencontre à chaque geste, où l'accompagnement de l'autre devient une **mission de cœur**, un acte de solidarité.

Je vous encourage à poursuivre ce chemin, à vous engager avec passion dans ce métier qui, bien qu'exigeant, est l'une des plus nobles expressions de l'**entraide humaine**. Être aide-soignant, c'est devenir un **acteur essentiel** du bien-être des autres, c'est participer à la guérison, à la prise en charge des plus fragiles, et à la préservation de ce qu'il y a de plus précieux : la **vie**, dans toute sa dignité.

Que cette aventure humaine et professionnelle vous apporte la satisfaction d'un travail bien fait, la reconnaissance des patients que vous accompagnez, et surtout, l'accomplissement personnel que l'on ressent lorsqu'on se dévoue à aider autrui.

Avec toute ma gratitude et mes encouragements,

Idées annexes supplémentaires :

1. **Un journal de bord pratique pour l'aide-soignant** : intégrer un modèle de carnet de suivi des soins à domicile.

Un **journal de bord pratique** pour l'aide-soignant travaillant à domicile est un outil essentiel pour assurer un **suivi rigoureux** et **personnalisé** des soins prodigués. Ce carnet permet de centraliser les informations sur l'état de santé des patients, les soins effectués, ainsi que les observations importantes. Il contribue à la **continuité des soins**, facilite la **communication** avec les autres membres de l'équipe médicale, et aide l'aide-soignant à structurer son travail quotidien.

Voici un **modèle de carnet de suivi des soins à domicile**, conçu pour être à la fois simple et complet, et adapté aux besoins des aides-soignants.

Modèle de carnet de suivi des soins à domicile

Page de garde : Identification du patient

- Nom et prénom du patient :
- Date de naissance :
- Adresse :
- Numéro de téléphone d'urgence :
- Contact principal (famille/aidant) :
- Pathologies principales :
- Médecin référent :
- Numéro de sécurité sociale :
- Numéro d'identification du dossier médical :
- Allergies/Contre-indications :

1. Journal quotidien des soins

Date	Heure d'arrivée	Heure de départ	Soins réalisés	Observations et remarques	Signature
Exemple :	08h30	09h15	Toilette complète, aide à l'habillage, prise des paramètres vitaux (température, tension)	Patient fatigué ce matin, tension légèrement basse (9/6). A exprimé des douleurs articulaires dans les mains. A bien pris son petit-déjeuner. Doit être surveillé de près pour voir si la fatigue persiste.	

2. Tableau de suivi des paramètres vitaux

Date	He	Tempéra	Tension	Fréquence	Saturatio	Poi	Observations
Exem	08	36.7 °C	120/80	75 BPM	98 %	75	Paramètres normaux. Patient en forme. Aucune

3. Tableau de suivi de la médication

Date	Médicament	Posologie	Heure d'admin	Remarques	Signat
Exem	Paracétamol	1 compri	12h30	Le patient a bien pris ses médicaments, aucun effet	

4. Suivi de la mobilité et des exercices

Date	Activité ou exercice réalisé	Du	Remarques sur la mobilité et l'évolution	Signat
Exe	Marche avec déambulateur	15	Patient fatigué après 10 min, mais a bien réalisé les exercices. Mobilité	

5. Suivi de l'hygiène et de la nutrition

Date	Repas (petit-	Quantité	Problèmes d'alimentation	Remarques
Exe	Petit-déjeuner	100 %	Aucun problème à signaler.	Le patient a bien mangé, appétit normal.

6. Communication avec les autres intervenants et la famille

Date	Interve	Observations ou échanges avec l'équipe médicale,	Remarques/ Actions à	Signat
Exem	Infirmière	Discussion avec l'infirmière concernant la gestion de la douleur du patient. Prescription	Signaler si le patient exprime encore des	

7. Observations générales et incidents

Date	Description de l'incident	Actions prises	Résultat ou suivi
Exem	Le patient a fait une chute dans la salle de bain.	Immédiatement relevé le patient, vérifié l'absence de	Surveillance recommandée pendant les

8. Remarques générales et bien-être émotionnel

Date	Remarques sur l'état d'esprit ou le	Suggestions pour améliorer le confort et le bien-être du	Signat nat
Exem	Le patient semblait triste et renfermé aujourd'hui. A	Proposer plus d'activités sociales, comme une sortie avec l'aide d'un proche ou une visite	

9. Liste des contacts d'urgence

- **Médecin traitant :**
- **Infirmier référent :**
- **Service d'urgence (hôpital) :**
- **Famille ou contact proche :**
- **Numéro des secours :**

Utilisation du carnet :

1. **Mise à jour quotidienne** : Chaque jour, renseignez les informations dans les sections appropriées (soins, médicaments, observations).
2. **Observation et signalement** : Utilisez la section "Observations" pour noter toute modification dans l'état de santé du patient ou tout incident.
3. **Communication fluide** : Le carnet sert de lien entre les différents soignants (aide-soignants, infirmiers, médecins)

pour assurer une continuité des soins et une prise en charge optimale.
4. **Suivi des traitements** : Notez systématiquement la prise de médicaments et le respect des prescriptions.
5. **Archivage** : Ce journal peut être utilisé pour documenter l'évolution du patient sur plusieurs semaines ou mois.

Ce **carnet de suivi des soins à domicile** permet d'assurer une prise en charge **structurée**, tout en garantissant que chaque aspect du soin et du bien-être du patient soit suivi et documenté. L'aide-soignant peut s'appuyer sur cet outil pour offrir une prise en charge **personnalisée**, et les informations contenues dans le carnet facilitent la communication avec les autres professionnels de santé ainsi que les proches du patient.

www.ingramcontent.com/pod-product-compliance
Lightning Source LLC
Chambersburg PA
CBHW052138220526

45471CB00004B/1425